Reine Arzneimittellehre

Von Dr. med. Samuel Hahnemann

Unveränderter Nachdruck der Ausgabe letzter Hand

Band 3

5. Nachdruck

Karl F. Haug Verlag · Heidelberg

CIP-Titelaufnahme der Deutschen Bibliothek
Hahnemann, Samuel:
Reine Arzneimittellehre / von Samuel Hahnemann. –
Unveränd. Nachdr. d. Ausg. letzter Hand, Studienausg. /
mit e. Einf. von Klaus-Henning Gypser. – Heidelberg : Haug.
ISBN 3-7760-1059-2 kart.
ISBN 3-7760-0515-7 Hldr.
Unveränd. Nachdr. d. Ausg. letzter Hand, Studienausg. /
mit e. Einf. von Klaus-Henning Gypser
Bd. 3. – 5. Nachdr. - 1991

© 1979 Karl F. Haug Verlag GmbH & Co., Heidelberg
Alle Rechte, insbesondere die der Übersetzung in fremde Sprachen, vorbehalten. Kein Teil dieses Buches darf ohne schriftliche Genehmigung des Verlages in irgendeiner Form – durch Photokopie, Mikrofilm oder irgendein anderes Verfahren – reproduziert oder in eine von Maschinen, insbesondere von Datenverarbeitungsmaschinen, verwendbare Sprache übertragen oder übersetzt werden.
All rights reserved (including those of translation into foreign languages). No part of this book may be reproduced in any form – by photoprint, microfilm, or any other means – nor transmitted or translated into a machine language without written permission from the publishers.
1. Nachdruck 1955
2. Nachdruck 1979
3. Nachdruck 1983
4. Nachdruck 1989
5. Nachdruck 1991
Titel-Nr. 2059 · ISBN 3-7760-1059-2
Gesamtherstellung: Weihert-Druck GmbH, 6100 Darmstadt

Reine

Arzneimittellehre,

von

Samuel Hahnemann.

Dritter Theil.
Zweite, vermehrte Auflage.

Dresden, 1825.
in der Arnoldischen Buchhandlung.

Nota bene für meine Recensenten.

(Zum Zeugnisse, wie viel Anfeindung die bessere Heilkunst bis zum Jahre 1817 von den allopathischen Aerzten erlitten, mögen die folgenden Zeilen auch in dieser zweiten Ausgabe stehen bleiben, und zwar um desto mehr, da es auch in den letzten sieben Jahren, bis jetzt, an öffentlichen Verleumdern der Wahrheit und ihres Begründers nicht gefehlt hat.)

Ich habe mehre schiefe Bekrittelungen über den zweiten Theil meiner reinen Arzneimittellehre, besonders über die voran stehende Abhandlung: „Geist der homöopathischen *) Heillehre", gelesen.

*) Welche ausgezeichnete Gelehrsamkeit verrathen nicht meine Herren Recensenten! Ich will nur diejenigen hier berühren, welche h o m o p a t h i s c h und H o m o p a t h i e statt homöopathisch und Homöopathie schreiben und drucken lassen, und dadurch verrathen, dafs sie den himmelweiten Unterschied von ὁμὸν und ὅμοιον gar nicht kennen, sondern beide für synonym halten. Sollten sie denn noch kein Wörtchen davon gehört haben, was doch die ganze Welt weifs, wie die unendliche Differenz zwischen ὁμοούσιος und ὁμοιούσιος einst die ganze christliche Kirche in zwei unvereinbare Theile zerspaltete? Sollten sie nicht einmal so viel Griechisch verstehen, um zu wissen, dafs (einzeln und in Zusammensetzung) ὁμὸν g e m e i n s a m, g l e i c h, d a s s e l b e

Nun könnte ich wohl nach herkömmlicher Schriftstellerart sie gerade hier abfertigen und in ihrer Blöfse darstellen. Ich werde es aber nicht thun. Ich mag die Sünde nicht auf mich laden, diese Thorheiten und ihre Urheber zu verewigen, und möchte der gewifs einsichtsvollern Nachwelt die Schwächen meiner Mitwelt lieber nicht aufdecken.

Nur so viel im Allgemeinen!

Wort- und Sinn-Verdrehungen, unverständiges Geschwätz, was gelehrt aussehen soll, Schmähungen und theoretisch zweifelsüchtiges Kopfschütteln, wo factische Beweise des Gegentheils stehen sollten, deuchten mir allzualberne Kniffe gebedeutet (z. B. εἰς ὁμὸν λέχος εἰσαναβαίνοι, Iliad. 9.); ὅμοιον aber nur ähnlich, sich dem Gegenstande nähernd, nie aber ihn an Natur und Art erreichend, nie zur Identität mit ihm kommend, bedeutet?

Nie hat die homöopathische Heillehre durch dieselbe und gleiche Potenz, von welcher die Krankheit erzeugt worden war, diese Krankheit heilen wollen — diefs ist den unverständigen Widersachern schon oft genug, aber, wie man sieht, vergeblich eingekauet worden; — nein! blofs durch eine mit der Krankheitsursache nie übereinstimmende, nie gleiche Potenz, vielmehr durch eine Arznei, die nur einen ähnlichen Krankheitszustand (ὅμοιον πάθος) eigenthümlich hervorbringen kann, heilet sie naturgemäfsest.

Können denn diese Menschen nicht einmal den Unterschied zwischen „Gleich" („Dasselbe") und „Aehnlich" fühlen? Kränkeln sie denn alle homopathisch an derselben Krankheit des Stumpfsinns? Sollte denn der nicht wenigstens einen Anfangs-Begriff des Wortes Homöopathie haben, der sich unterfängt, als Recensent des „Geistes der homöopathischen Heillehre" aufzutreten?

gen ein Wesen, wie die Homöopathie ist; sie mahnen mich an die Peter-Männchen, welche die leichtfertigen Knaben, aus Pulver geknetet, abbrennen, um die Leute zu necken — aber die Dinger können nur zischen und sprützeln, machen aber keinen sonderlichen Effect und nehmen sich schlecht aus.

Mit solchen Possen, deren Elendigkeit blofs auf ihre Urheber zurückfällt, läfst sich die Homöopathie nicht sprengen.

Da weifs ich Ihnen, meine Herren Brüder auf der Gegenbank! einen kräftigern Rath zu geben, um, wo möglich, diese Lehre zu stürzen, welche Ihre Vermuthungskunst zu ersticken und ihrem ganzen Arznei-Plunder den Garaus zu spielen droht. Folgen Sie mir!

In der systematischen Darstellung derselben, dem „Geist der homöopathischen Heillehre", sind Ihre Versuche, wie Sie sehen, verunglückt. Lassen sie den! Es ist auch mit den Geistern, wie dieser, nicht zu spafsen. Es soll ihrer geben, deren Erscheinung eine lebenslängliche Unruhe in dem Gewissen der Frevler und der wider besser Wissen Handelnden zurückläfst und sie nächtlich foltert für die Unterlassung anerkannter und dennoch unterlassener Menschenpflichten! Merken Sie sich das; Sie möchten sonst den laut gewordenen innern Richter dann nicht wieder zum Schweigen bringen können!

Nein! Es giebt eine andre Methode, diese Lehre, wo möglich, zu stürzen, eine unfehlbare.

Diese Lehre beruft sich nämlich nicht nur hauptsächlich, sondern einzig auf den Ausspruch der Erfahrung — „macht's nach!" ruft sie laut, „aber macht's genau und sorgfältig nach, und ihr werdet sie auf jedem Schritte bestätigt finden" — und (was keine Arzneilehre, kein medicinisches System, keine sogenannte Therapie bisher that oder thun konnte) **sie dringt darauf,** „nach dem Erfolge beurtheilt seyn zu wollen."

Da haben wir die Homöopathie gerade da, wo wir sie haben wollten; hier können wir ihr (folgen Sie nur, liebe Herren! es wird gut gehen) von dieser Seite den Todesstreich versetzen.

Nehmen Sie einen Krankheitsfall nach dem andern, zeichnen Sie ihn nach Anleitung des Organons speciell nach allen seinen auffindbaren Symptomen so genau auf, dafs der Urheber der Homöopathie selbst nichts an der Genauigkeit des Aufgezeichneten aussetzen könnte (versteht sich, dafs jeder ein Fall sey, wofür schon unter den, nach ihren eigenthümlichen Symptomen bekannt gemachten, eine homöopathisch ähnliche Arznei zu finden ist), und wenden die passendst homöopathisch aufgefundene Arzneisubstanz rein und unvermischt gegen den jedesmaligen Krankheitsfall an, in einer Gabe von Kleinheit, wie sie diese Lehre vorschreibt, doch, wie die ausdrückliche Vorschrift lautet, **unter Entfernung aller andersartigen arzneilichen Einflüsse auf den Kranken,** und beschämen, wenn es nicht hilft, nicht bald hilft, nicht gelind hilft, nicht dauerhaft hilft, beschämen Sie, sage ich, durch Vorlegung der aktenmäfsig beglaubigten Kur-Geschichten **nach streng befolgter homöopathischer Lehre,** diese, der alten Finsternifs so ernstlich drohende Lehre öffentlich.

Aber nehmen Sie sich, ich bitte Sie, vor irgend einem Falsum dabei in Acht! — alle Schurkerei kommt an den Tag

und brandmarkt mit unauslöschlichen Warnungszeichen *).

Wenn dann, nach Ihrem gewissenhaften Vorgange jeder andre, ebenfalls gewissenhafte und sorgfältige, ärztliche Nachversucher denselben Erfolg findet — wenn das Alles nicht zutrifft, was die homöopathishe Lehre nach ihrer treuen Befolgung verheifst — dann ist die Homöopathie schon so gut als verloren; sie ist verloren, wenn sie nicht hülfreich, ja selbst wenn sie nicht ausgezeichnet hülfreich ist.

Oder wissen Sie es besser, meine Herren auf der zunftmäfsigen Oppositionsbank! wie dieser verwünschten Lehre mit ihren, durch die Seele des auch viel bepanzerten Alt- und Neu-Dogmatikers schneidenden **) Wahrheiten — *ignea inest illis vis*

---

*) Man sehe zur Warnung z. B. die berüchtigte (allerliebst erzählte) Geschichte einer Krankheit, die Kotzebue erlitten haben, und woran er durch die Erregungs-theoretische Methode wie durch Wunder geheilt worden seyn sollte. Sie war aber, wie sich bald auswies, rein erdichtet, erdichtet zu Gunsten der damaligen Erregungstheorie, und die Schande dieses Betrugs lastet noch jetzt, lastet ewig auf dem Namen des Thäters.

**) Die Wahrheit dieser einzigen Lehre mufste, wenn nur noch ein Fünkchen von Menschenverstand in diesen Herren glimmte, ihre Ueberzeugung ergreifen und ergriff sie zum Theil wirklich, wie man hie und da in ihrem Geschreibsel aus dem Jammergeschrei um den nahe zu befürchtenden Hinsturz ihres uralten Zunftgebäudes deutlich abnehmen kann.

Aber, siehe, sie fühlen ihr Gehirn von den hunderttausend Quer-Ideen, den Wahnsatzungen, Systemen und Dogmen und der Last des ewigen praktischen Wustes so voll angepfropft, und unfähig förder, diese unnütze Geräthschaft bei Seite zu legen, um dann, freien Sinnes, eine so einfache Lehre, wie die Homöo-

et coelestis origo — wie dieser Lehre, die, wie man für gewifs versichern will, nur an Vorurtheilpathie ist, vorurtheillos zum Segen für die Menschheit in Ausübung zu bringen, so unfähig, sage ich, dafs der Unmuth hierüber wie ihr Inneres, so ihre Geberde verzuckt und sich nicht anders auszusprudeln weifs, als durch unmächtige Schmähungen des ihnen unerreichbaren Bessern.

Fast dauern sie mich; denn die alten, ihnen als Wahrheiten so oft vorgepredigten Lügen schweben ihnen unablässig vor dem Gedächtnisse, immer noch als Wahrheiten; die ihnen als Glaubensartikel vorgetragnen, mit berühmten, vornehmen Namen beglaubigten Fictionen sind so oft als wichtige und richtige Dinge durch ihre Ohren gedrungen, dafs sie noch fort und fort darin ertönen; die Wahn-Lehrsätze und als Axiome ihnen dargestellten Vermuthungen, apriorischen Erklärungen, Definitionen und Distinctionen der Schule sind so oft von ihnen gedruckt und abermals gedruckt gelesen worden, und praktische Observanz hat ihrer ganzen Handlungsweise schon eine so geläufige Schlendriansfertigkeit eingeübt, dafs sie nun nicht mehr dem Drange dieser allgewöhnlichen, ihnen zur andern Natur gewordnen Dinge widerstehen können, und sie nun auch wider Willen fortdenken und forttreiben müssen — (schon beim ersten Anblick des Kranken fällt ihnen eine anatomische Stelle im Körper als unbezweifelter Sitz der Krankheit ein, drängt sich ihnen ein Name aus der Pathologie für die Krankheit auf, fühlen sie in ihren Fingern schon das componirte, elegante Recept, was sie auf die nächste Streife Papier hinzuwerfen gedenken) — so dafs, wenn sie auch ernstlich wollten umkehren und in Einfachheit und Wahrheit ein neues Arzt-Leben führen, würdig des allsehenden Urhebers unsers zum Heile der kranken Menschheit geschaffenen Geistes, sie nun nicht mehr können.

So sind die sogenannten Recensenten der verbesserten Heilkunst und ihre Consorten beschaffen; wie könnten wohl ihre Recensionen anders ausfallen? Gott genade ihrer armen Seele!

losigkeit und gesunden Menschenverstand zu appelliren braucht, um Eingang in unverdorbenen Sinn zu finden und auf unausbleiblich heilsamen Erfolg der treu ausgeführten Vorschriften pochen kann, und so über alle Verstocktheit zu siegen gewifs ist; wissen Sie's besser, meine Herren! wie anders und kräftiger diese Lehre zu unterdrücken wäre?
Ja! Sie scheinen es besser wissen zu wollen.

Fahren Sie dann fort, in Recensionen und Büchern, recht in's Blaue hinein das Alltags-Geschwätz Ihrer Schule bis zum Ekel zu erheben und was Unwissenheit nicht verdrehet, durch bösen Willen zu verdrehen und zu verdeuteln; fahren Sie fort, zu verleumden, zu schmähen, zu schimpfen: — und der Unbefangene wird nun deutlich inne werden, auf wessen Seite die böse, auf wessen die gute Sache sey.

Die verbesserte (homöopathische) Heillehre wird gegen diesen Nonsens nur desto vortheilhafter abstechen und (— wer wollte an dem Wahrheitssinne der bessern Menschheit verzweifeln? —) wird die Nacht der verjährten Thorheiten verscheuchen, indem sie gewisse Hülfe in Krankheiten bringen lehrt, wo bisher nur verstandlos gelehrtes Gewäsch, am Bette des selig Verstorbenen, den Schaden von Pfund- und Zweipfund-Flaschen voll zweckwidriger Gemische ungekannter, Leben angreifender Arzneien vergeblich zu vertuschen suchte.

Und was sagt Ihr dazu, wenn Ihr den Urheber und ersten Lehrer der Homöopathie nebst seinen ächten Schülern nach Verhältnifs **weit mehr** Kranke und an den schlimmsten, langwierigsten Uebeln Leidende mit ganz weniger, milder, nicht übelschmeckender Arznei unbeschwerlich und dauerhaft herstellen seht? Kann eure sogenannte

Kunst das? Spottet ein solcher Erfolg nicht Eurer armen, theoretischen Zweifelsucht und dem unmächtigen Schlendrian Eurer zunftmäfsigen Praxis?

Wollt Ihr's eben so gut haben, so macht's verständig und redlich nach!

Wollt Ihr's nicht? nun, so leiert — wir hindern Euch nicht — leiert so fort auf Euerm trostlosen Wege blinder Observanz, in erträumter Systeme Mitternacht, hie und dahin gelockt von den Irrlichtern Eurer gefeierten Autoritäten, die gerade da, wo Hülfe Noth thut, Euch im Stiche lassen, — blenden und verschwinden.

Und häuft Euer unseliges Arztgeschäft, wo gewöhnlich das **nicht** erfolgt, was Ihr beabsichtigt, wünscht und versprecht, grämliche Galle in Euch an, die sich zu entladen sucht durch Verleumdung des Bessern, so fahrt fort, die Trauben da oben, welche Zunftstolz, Wirrköpfigkeit, Schwäche oder Bequemlichkeit Euch zu erreichen hindert, sauer zu nennen und sie würdigern Erreichern zu überlassen.

Fahrt fort, wenn's Euch behagt, die hehre Kunst neidisch zu lästern; doch wifst, dafs Neid vergeblich an felsenfester Wahrheit nagt, nur dem Neider selbst das Mark aus den Knochen frifst *).

Leipzig, im Februar 1817.

Dr. Samuel Hahnemann.

*) Λυόνα βροτοῖς, Aeschyl. Eumen. 329.

Beleuchtung der Quellen der gewöhnlichen Materia medica.

Nächst der Kenntnifs des Heil - Objects, der Kenntnifs, was an den Krankheiten, das ist, an jedem unsre Hülfe suchenden Krankheitsfalle zu heilen sey, kann es für den ausübenden Arzt keine nöthigere Kenntnifs geben, als die der **Heilwerkzeuge**, nämlich zu wissen, was jede der Arzneien ganz gewifs heilen könne.

Diefs zu erforschen und den Weg ausfindig zu machen, auf welchem man sicher zum Ziele dieser Kenntnifs gelangen könne, darum hat man sich nun 2300 Jahre gemühet. Aber vergeblich. Man ist durch alle Anstrengungen um keinen Schritt näher gekommen.

Wenn in dieser so langen Zeit die Millionen damit beschäftigter Aerzte **auch nur den Weg zu der Kenntnifs, wie gedachtes Ziel** (die Ausfindung der Heilbestimmungen jeder Arznei) **zu erreichen sey**, gefunden hätten, so wäre schon gar viel, fast schon alles gewonnen gewesen; dann hätte man auf diesem Wege fortgehen können, und der Eifer und die Anstrengung der Bessern unter ihnen müfste bald ein ansehnliches Gebiet von Wifsthum in Besitz genommen haben, so dafs das noch zu erforschende Uebrige dann auch bald in unsre Gewalt gekommen wäre.

Aber, siehe, noch nie berührte ihr Fufs den Weg, der gewifs und sicher zu diesem Ziele führte. Alle defshalb betretenen Pfade waren, wie ein Jahrhundert dem andern sagen mufste, Irrwege. Wir wollen sie etwas durchgehen.

* * *

Die erste Quelle der bisherigen *Materia medica* ist platte Vermuthung und Fiction, welche die allgemein-therapeutischen Tugenden der Arzneien angeben wollte.

Genau wie es vor 17 Jahrhunderten im Dioskorides lautete: diefs und das ist auflösend, zertheilend, Harn, Schweifs, Monatzeit treibend, Schmerz, Krampf stillend, Leib eröffnend u. s. w. — eben so lautet es noch in den neuesten Arzneimittellehren; dieselben Angaben von allgemeinen Tugenden der einzelnen Arzneimittel, die nicht zutreffen, dieselben allgemeinen Behauptungen, die sich am Krankenbette nicht bewähren. Die Erfahrung sagt, dafs eine solche Arznei höchst selten im menschlichen Körper verrichtet, was diese Bücher von ihrer allgemein-therapeutischen Tugend behaupten, und dafs, wenn sie je dergleichen thun, diefs nur ein entweder aus andern Ursachen herrührender, oder doch nur palliativer, überhingehender Effect (erste Wirkung) ist, wovon das Gegentheil hinterdrein desto gewisser nachzufolgen pflegt, zum gröfsern Schaden des Kranken.

Wenn nun das für Harn, das für Schweifs, das für Monatzeit treibend Gepriesene — würde es allein gebraucht — unter vielen Krankheitsfäl-

der gewöhnlichen Materia medica.

len einmal, bei besondern Umständen, einen solchen Erfolg gehabt zu haben geschienen hätte, könnte es wohl dieses gewöhnlichen Falles wegen (absolut) dergleichen wirkend, ausgegeben, das ist, mit dem bestimmten Ruhme eines Schweifs treibenden, Monatzeit treibenden, Harn treibenden Mittels belegt werden? So müfste man auch den, der sich nur in seltnen Fällen als einen ehrlichen Mann zu zeigen scheint, geradezu mit dem kostbaren Namen eines ehrlichen Mannes beehren, und den, der nur in seltnen Fällen nicht lügt, mit dem Ehrennamen eines Wahrhaften, eines Mannes von Worte!

Sollen so sehr die menschlichen Begriffe verdreht und umgekehrt werden?

Aber diese seltnen Fälle beweisen auch nicht einmal seltnen gewissen Erfolg. Denn in vielen hundert Fällen ward eine solche Substanz kaum einmal allein und einzeln gebraucht, sondern fast stets nur mit andern Arzneien in Verbindung.

Wie wenige Aerzte hat es wohl von jeher gegeben, die einem kranken Menschen eine einzige, eine einzelne, blofs einfache Arznei eingegeben und ihre alleinige Wirkung abgewartet hätten, unter gänzlicher Vermeidung jeden Nebengebrauchs irgend eines andern arzneilich wirkenden Dinges? Es ist ja nichts, als Gemisch mehrer Medicamente, was die gewöhnlichen Aerzte verordnen! Und wenn sie ja einmal eine einfache Substanz, z. B. in Pulver, geben, so mufs doch immer der und jener Kräuterthee (andersartige Arznei) diefs und jenes anders-arzneiliche Klystir, oder ein Umschlag, oder eine Bähung von andern Kräutern daneben gebraucht werden. Anders thun sie's nicht. **Diese Erbsünde hängt jedem gemeinen Prak-**

tiker so pechartig an, dafs er sich nie davon losmachen kann. Es fehlt ihm hinten und vorne, und er könnte weder ruhen, noch rasten, wenn nicht noch diefs und jenes und noch mancherlei Anderes daneben von ihm verordnet würde.

Und dafür haben sie dann mancherlei Ausreden.

Sie geben vor, jenes (was sie aber seiner eigenthümlichen, reinen Kraft nach nicht kennen) sey doch das Hauptmittel in ihrem gemischten Recepte, und alle Wirkung müsse ihm beigelegt werden; die andern Substanzen wären von ihnen blofs so beizu angebracht worden, theils um ihrem Hauptmittel zu helfen, theils es zu verbessern, es hie und dahin im Körper zu leiten, und was sie sonst noch den (ihrer reinen Wirkung nach unbekannten) sogenannten Nebenmitteln für Instructionen auf den Weg mitgeben, gleich als wären es Wesen mit Verstand, gutgeartetem Willen und sittlicher Folgsamkeit begabt, so dafs sie im Innern des kranken Körpers gerade das verrichten müfsten, was der Herr Doctor ihnen befohlen, und kein Härchen mehr!

Hören aber diese Nebenmittel etwa nach Euerm Geheifse auf, mit ihrer besondern, ungekannten, arzneilichen Kraft dazwischen und dagegen zu wirken und nach den ewigen Gesetzen ihrer inwohnenden Natur Effecte zu erregen, die nicht geahnet, nicht vermuthet (blofs durch reine Versuche ausgemittelt und zu unsrer Kenntnifs gebracht) werden können?

Ist es nicht thöricht, den Erfolg **einer Potenz** beizumessen, während andersartige Kräfte zu-

der gewöhnlichen Materia medica.

gleich mit im Spiele waren, die oft hauptsächlich, obschon gemeinsam, den Effect bereiten halfen?

Nicht thörichter würde es seyn, wenn uns Jemand überreden wollte, er habe ein gutes Ernährungsmittel im Kochsalze aufgefunden; einem halb Verhungerten habe er es verordnet, welcher davon sogleich wie durch Wunder erquickt, gesättigt, gestärkt worden wäre; das Loth Kochsalz sey als Basis und Hauptmittel dieses Ernährungs-Receptes von ihm verordnet worden, welches er *lege artis in quantum satis* siedendem Wasser, als dem Excipiens und Vehiculum, habe auflösen, dann als Corrigens ein gut Stück Butter und hierauf als Adjuvans ein Pfund fein geschnittenes Roggenbrod hinzufügen lassen. Diese Mixtur (Suppe) habe der Hungrige auf einmal, wohl umgerührt, einnehmen müssen, wodurch dann die volle Sättigung erfolgt sey; alles Letztere sey nur Nebensache in der Formel gewesen, das Loth Kochsalz aber das Hauptmittel; dieses sey als Basis des ganzen Receptes von ihm verordnet worden, und, siehe! es habe sich in seinen Händen und pünktlich nach dieser Vorschrift bereitet, stets vom heilsamsten Erfolge erwiesen.

Wenn hienach in der Küchen-*Materia medica* zum Artikel *Sal culinare*, die Tugenden *saturans, analepticum, restaurans, reficiens, nutriens* hinzugedruckt würden, so wäre es gewiſs nicht elender oder kindischer, als wenn der Arzt in seinem Recepte willkürlich irgend eine Substanz als Basis des zum Harntreiben bestimmten Mittels obenan setzt, dann noch zwei, drei, vier andre kräftige (ungekannte) Arzneisubstanzen (meinetwegen in der weisen Absicht, als *corrigens, dirigens, adjuvans excipiens* zu dienen) hinzufügt, und den Kranken beim Einnehmen der Mischung, unter stetem Herumgehen in der kalten Kammer, reichlich warme Rheinwein-Molken, wohl mit Zucker versüfst, dazwischen trinken läfst, und er dann den erstaunenswürdigen Succefs der von ihm verschriebenen Basis: „der Kranke habe mehr Urin gelassen, als zu gewöhnlichen Zeiten" — triumphirend bekannt macht. In seinen Augen sind die zugesetzten Dinge und das Regimen beim Gebrauche nur unbeträchtliche Nebendinge, und unschuldig am Erfolge, um nur der Substanz, die er im Recepte als Hauptmittel obenan gesetzt, für die er sich vorzüglich, er weifs selbst nicht warum, interessirt, und welcher er vorzüglich gern zu Ehren helfen möchte, den Erfolg allein zuschreiben zu können. Da geht es dann ganz natürlich zu, wenn durch solche willkürliche und geflissentliche Zutheilung von Lobsprüchen an eine Arznei, die man besonders in Affection genommen, und der man besonders etwas bestimmt Heilkräftiges nachzurühmen, sich nun einmal durchaus vorgesetzt hat, die unverdienten und erschlichenen Lobsprüche: *diureticum, emmenagogum, resolvens, sudoriferum, expectorans, antispasmodicum* in die gutwillige *Materia medica* einfliefsen, worin sie dann als Wahrheiten figuriren, zur Täuschung der Nachahmer.

Also auf Rechnung dieser zusammengebrauchten Arzneien müfste dieser seltne Erfolg geschrieben werden! Wie wenig Antheil ungewissen Ruhms eines Harn, Schweifs oder Monatzeit treibenden, oder diefs und jenes erregenden oder stillenden Mittels käme da auf jene einzelne Arznei!

Unwahrheiten folglich sind die dem Dioskorides und seiner Descendenz nachgelogenen allgemein-therapeutischen Tugenden, die den gröfsten

der gewöhnlichen Materia medica.

Raum in den Arzneimittellehren selbst unsrer Tage einnehmen, dafs dieses oder jenes Mittel Harn, Schweifs u. s. w. treibend, durch den Stuhl abführend, Brustauswurf befördernd, Blut und Säfte reinigend u. s. w. sey. *)
Die Angaben, dafs diese oder jene Arznei auflösend, zertheilend, Sensibilität, Irritabilität oder Reproduction potenzirend oder depotenzirend sey, schweben ebenfalls nur auf aus der Luft gegriffenen hypothetischen Voraussetzungen. Schon dafs dergleichen überhaupt in Krankheiten unmittelbar zu bewerkstelligen nöthig sey, war eine fingirte, hypothetische Annahme, die keinen nachweisbaren Grund und kein reelles Object vorzeigen kann. Wie sollten nun solche an sich schon nichtige Tugenden den einzelnen Arzneien vernünftiger Weise ohne Beweis zugeschrie-

*) Wenn sie den Arzneien keine andern Wirkungen anzudichten wufsten, so mufsten es doch wenigstens ausleerende seyn. Ausleerend auf diese oder jene Art sollten und mufsten sie seyn, denn ohne auszuleeren, ohne den Krankheitsstoff auszuleeren, den ihre grobmateriellen Begriffe in allen Krankheiten suchten, konnten sie sich nicht denken, dafs eine Arznei heilen könne. Da nun von dem hypothetisch angenommenen Krankheitsstoffe, ihnen zufolge, die Erzeugung und die Fortdauer der Krankheiten herrühre, so sannen sie auf alle die möglichen Ausscheidungswege aus dem Körper, durch welche sie diesen fatalen Stoff durch die Arzneien wollten ausführen lassen, und die Arzneien mufsten ihnen schon den Gefallen thun, das Amt des Ausklaubens und Auslesens dieser fingirten Krankheitsstoffe aus den mancherlei Gefäfsen und Säften, so wie des Ausfegens und Fortschaffens derselben durch Harn, Schweifs, Speichel, Brustauswurf und Stuhl zu übernehmen. Diefs waren die Hauptwirkungen, die sie von den Arzneien verlangten und hofften; daher schier alle Arzneien in der Materia medica dergleichen Rollen übernehmen mufsten.

ben werden dürfen, auch abgesehen davon, dafs diese Arzneien fast nie einzeln, sondern fast immer nur im Gemische mit andern verordnet wurden? Da wird jede solche Behauptung zur handgreiflichen Lüge.

Was hat man je von Arzneien im Innern des menschlichen Körpers **auflösen, zertheilen** gesehen? Durch welche Thatsache hat man sich von einer, **lebendige** Theile im Organism auflösenden Kraft solcher Arzneien überzeugt? Warum führt man die unumstöfslichen Beweise solcher von einer dergleichen Substanz offenbar ausgeübten Kraft nicht an? Oder, da es unmöglich ist, solche **mechanische** und **chemische Wirkungen** einer Arznei **auf lebendige Theile** im Innern des nie erforschten, nie zu erforschenden Organisms wahrzunehmen, warum schämt man sich wenigstens nicht, solche Erdichtungen für Wahrheit und für Dogmen auszugeben und Arzneien solche Wirkungen mit frecher Stirne anzulügen, da Irrthum bei der wichtigsten und bedenklichsten aller irdischen Verrichtungen, bei Menschenheilungen, von den traurigsten Folgen seyn mufs, Lüge aber hier das gröfste Verbrechen, Hochverrath an der Menschheit ist?

Und wo giebt es etwas im verborgnen, lebenden Innern aufzulösen oder zu zertheilen, was der durch die richtige Arznei zur Gesundheit geleitete menschliche Organism nicht selbst, wo nöthig, aufzulösen vermöchte?

Ist denn auch das, was die Meinung wähnt, von aufsen im Innern auflösen zu müssen, auch wirklich vorhanden? Hat nicht unser **Sömmering** bewiesen, dafs die angeschwollenen, seit undenklichen Zeiten für verstopft gehaltenen Drüsen im Gegentheile in ihren Gefäfsen allzu sehr erweitert befunden werden? Ist es nicht an gesunden Bauerkerlen erwiesen worden, dafs in ihren Gedärmen durch geflissentliche Versuche mit vielen Kämpfischen Klystiren gerade dieselben scheufslichen Abgänge künstlich erzwungen und ausgeleert werden können, die Kämpf für schon im Leibe fast aller langwierig Kranken, als Verstopfungen, Infarcten und Versessenheiten vorhanden, hypothetisch annahm, ob er gleich erst durch seine vielgemischten Kräuterbrühen in oft mehren hundert Klystiren die Gedärme kunstmäfsig dahin gebracht hatte, dergleichen widernatürlich zu erzeugen uud dann aller Welt zum Abscheu an den Tag zu bringen; und siehe, leider! die übrigen Aerzte wurden damals fast sämmtlich seine Anhänger und sahen nun im Geiste bei fast allen Kranken nichts als Verstopfungen der feinsten Gefäfse des Unterleibes, Infarcten und Versessenheiten, nahmen die unsinnig gemischten Kräuterbrühen Kämpfs für ächt zertheilend und auflösend an, und klystirten die armen Kranken, auf lauter Hypothese hin, mit grofser Strenge und Beharrlichkeit fort und fort, auch wohl fast zu Tode, dafs es eine Sünde und Schande war.

Nun selbst die fingirten Fälle einmal als wahr angenommen, dafs es im kranken menschlichen Körper etwas aufzulösen oder zu zertheilen geben könnte, wer hat, wenn der Kranke geneset, diese Auflösung oder Zertheilung unmittelbar von den Arzneien im Innern bewirken gesehen, so dafs die sonst alle Verrichtungen im Organism beherrschende Lebenskraft hier einmal eine unthätige Zuschauerin geblieben wäre, und die Arznei eigenmächtig in das angeblich Verstopfte und Verhärtete hätte hinein arbeiten lassen, wie ein Gerber in die Häute?

Vom Gebrauche des Kalomels ward, nach einer Krankengeschichte (Hufel. Journ. 1815. Dec. S. 121.), ein chronisches Erbrechen nach den Mahlzeiten gehoben; das soll nun durchaus eine Verhärtung des Magens und Magenmundes gewesen seyn, das behauptet der Verfasser mit der gröfsten Keckheit, ohne die mindesten Beweise beizubringen, blofs um auf diese Weise dem Kalomel eine so unbedingte Auflösungskraft zuzueignen und sich die Ehre anzumafsen, ein Uebel, was so selten, als unheilbar ist, geheilt zu haben. Eben so dichtete ein Andrer (Hufeland's Journal 1813. S. 63.) aus Magendrücken, Magenkrämpfen (?), Aufstofsen und Erbrechen seinem Kranken organische Fehler des Magens, Skirrhositäten, Geschwülste und Verhärtungen an, und wähnt, da durch langwieriges Trinken des Queckentrankes (und doch wohl dabei angeordneter besserer Lebensordnung und Diät?) sich jene Beschwerden verloren, dadurch bewiesen zu haben, dafs die Quecke fähig sey, (keck und ohne Beweis vorausgesetzte) Skirrhositäten des Magens aufzulösen. Allein, Magendrücken, Aufstofsen und Erbrechen nach der Mahlzeit, wenn es auch von altem Datum ist, sind gar nicht seltne, bei gehörig gebesserter Lebensordnung oft leicht heilbare Uebel, welche für sich noch gar keinen Beweis von Verhärtung und Skirrhus des Magens oder Magenmundes geben; hiezu gehört die Gegenwart **weit beschwerlicherer** Symptome, als Drücken, Aufstofsen und blofses Erbrechen sind.

Das ist aber eben die hochlöbliche Art, einer Arznei zu der unverdienten Ehre eines auflösenden, zertheilenden u. s. w. Heilmittels zu verhelfen, nämlich durch blindes Vermuthen und dreistes Voraussetzen irgend eines nie vorhanden gewesenen, nie gesehenen, ni beweifslichen innern gewaltigen Fehlers.

* * *

Die **zweite Quelle** für die in der Materia medica angegebnen Tugenden der Arzneien sollte angeblich einen sichern Grund haben, nämlich **die sinnlichen Eigenschaften derselben**, woraus man ihre Wirkungen erschliefsen wollte; man wird aber sehen, wie trübe auch diese Quelle ist.

Hier erlasse ich dem gewöhnlichen Arzneiwesen die Demüthigung, sie an die Thorheit jener ältern Aerzte zu erinnern, welche nach der **Signatur**, das ist, nach Farbe und Form, der rohen Arzneidroguen auf ihre Heilkräfte schlossen, die hodenartige Orchiswurzel zur Herstellung der Mannskraft, die Stertmorchel zur Befestigung wankender Erectionen, die gelbe Kurkumey heilsam in der Gelbsucht, und die beim Quetschen einen rothen Saft von sich gebenden, gelben Blumen des *Hypericum perforatum* für **Sanct Johannis Blut**, dienlich in Blutungen und Wunden u. s. w. ausgaben; ich erlasse sie den jetzigen Aerzten, obgleich noch Spuren genug von diesem Unsinne selbst in den neuesten Arzneimittellehren mit fortgeführt werden.

Ich will nur etwas von den nicht viel weniger thörichten Bemühungen, selbst der Neuern, erwähnen, durch **Geruch** und **Geschmack** die Kräfte der Arzneien errathen zu wollen.

Sie wollten es den Arzneien anschmecken und anriechen, welche Wirkungen sie auf den menschlichen Körper ausüben könnten, und auch hierzu ersannen sie sich allgemein-therapeutische Ausdrücke.

Die **bitter** schmeckenden Gewächse sollten und mufsten, so decretirten sie, eine und dieselbe Wirkung haben, blofs **weil sie bitter schmeckten**.

Aber, wie höchst verschieden sind nicht schon die bittern Geschmacke unter sich selbst! Soll diese grofse Verschiedenheit nicht auf verschiedene Wirkung hindeuten?

Doch, wie kommt der bittre Geschmack überhaupt zu der Ehre, die ihm die Arzneimittellehre und die praktischen Aerzte zutheilen, ein Beweis der sogenannten magenstärkenden und tonischen Kräfte der Arzneien und ein Beweis gleichförmiger und identischer Wirkungen derselben zu seyn, so dafs alle *Amara* nach dieser willkührlichen Satzung nichts als diese Arzneiwirkung besitzen sollen?

Haben auch einige derselben dazu die eigenthümliche Wirkung, Uebelkeit, Ekel, Magendrücken und Aufstofsen bei Gesunden zu erregen und defshalb homöopathisch ein Uebelfinden ähnlicher Art zu heilen; so hat doch jedes dieser Gewächse noch besondre, ganz andre, bisher unbeachtete Arzneikräfte, die oft weit wichtiger, als jene, sind, wodurch sie unter einander ungemein abweichen. Die bitter schmeckenden Dinge also ohne Unterschied, eins statt des andern, als gleichwirkend zu verordnen, oder sie gar unbedenklich unter einander in Ein Recept zu mischen und sie so überhaupt unter dem Namen *Amara* (*Extracta amara*) als unbezweifelt identische Arzneien von blofs stärkender, Magen verbessernder Wirkung auszugeben, verräth den seichtesten, gröbsten Schlendrian!

Und wenn nach diesen dictatorischen Aussprüchen der *Materia medica* und Therapie die Bitterkeit allein hinreichend seyn soll, alles, was bitter schmeckt (*Amara!*), für absolut und einzig stärkend und Verdauung verbessernd auszugeben, dann müssen auch Coloquinten, Meerzwiebel, Lerchenschwamm, die dickrindige, so sehr verschriene Augustura, das Kunigundenkraut, die Saponaria, die *Myrica Gale*, die Lupina, der Giftlattig, die Blausäure und das Bohon-Upas-Gift als *Amara* das gleiche Recht haben, unter die tonischen, Magen stärkenden Arzneien gezählt zu werden.

der gewöhnlichen Materia medica.

Man sieht hieraus leicht, wie vernunftlos willkührlich die Satzungen der *Materia medica* gewöhnlichen Schlages sind, wie sehr sie sich der reinen Unwahrheit nähern! Und, Unwahrheiten zum Grunde der Krankheitsbehandlungen zu legen — — welches Verbrechen!

Die Chinarinde fand man bittern und zusammenziehenden Geschmacks. Diefs war ihnen genug zur Beurtheilung ihrer innern Kräfte. Nun mufsten sofort alle bitter und zusammenziehend schmeckende Substanzen und Rinden **gleiche** Arzneikräfte mit der Chinarinde haben. — So vorurtheilig und voreilig schlofs man in den Arzneimittellehren aus dem blofsen Geschmacke auf die Wirkung im menschlichen Körper! Und doch bleibt es ewig Lüge, dafs Weidenrinde oder ein Gemisch aus Aloe und Galläpfeln **dieselben** Arzneikräfte als Chinarinde habe. Wie viele solche *Chinae factitiae* sind nicht schon als Ersatzmittel der wahren Chinarinde von hochbetitelten Aerzten öffentlich angerühmt, fabricirt, verkauft und von den Aerzten recht treuherzig den Kranken statt jener eingegeben worden!

So ward Leben und Wohlseyn der Menschen vom Gutdünken einiger Wirrköpfe abhängig gemacht, und was sie in ihrem Hirn zusammensudelten, das hiefs man *Materia medica*.

Auf gleiche Weise wurden auch einige Menge unglaublich verschiedener Gerüche sämmtlich in eine Brühe geworfen und mit dem gemeinsamen Namen *Aromatica* belegt, um ihnen solchergestalt **bequemlich** einerlei Arzneiwirkung andichten zu können. Sie wurden, geradezu und unbedenklich, überein für **Kräfte erhebend** (excitirend) und **Nerven stärkend**, zertheilend u. s. w. ausgegeben.

Also das unvollkommenste, das täuschendste aller Sinnenwerkzeuge des cultivirten Menschen, der

Geruch*), der so wenig Begriffe von sinnlicher Verschiedenheit durch Worte ausdrücken läfst — dieser soll zur Beurtheilung der dynamischen Arzneikräfte im menschlichen Körper hinreichen, da doch alle unsre Sinne zusammengenommen, wenn sie eine Arzneisubstanz nach ihrem Aeussern auch noch so sorgfältig prüfen, keine, auch nicht die geringste Auskunft über dieses wichtigste aller Geheimnisse der in den Naturkörpern inwohnenden geistigen Kraft, das Befinden des Menschen zu verändern, das ist, über ihre wahre Arznei- und Heilkraft geben können, die in jedem wirksamen Mittel so abweichend verschieden von der eines jeden andern vorhanden ist, und sich blofs beim Einnehmen und beim unmittelbaren Einwirken auf die Lebensthätigkeit des Organisms offenbaren kann!

Oder sollen Maiblumen, Krausemünze, Angelike, Arnica, Sassafras, Serpentarie, Weifs-Sandel, Coriander, Chamille, Liebstöckel und Sumpf-Porst etwa defshalb gleiche Arzneiwirkungen haben, weil es der Nase der Herren Arzneimittellehrer beliebt, sie sämmtlich blofs aromatisch riechend zu finden?

Sollte wohl ein solches Durcheinanderwerfen höchst verschiedner und eben durch ihre Wirkungsverschiedenheit so höchst wichtiger Arzneisubstanzen in eine Brühe etwas Besseres, als voreilige Keckheit, und gewissenlose, unwissende Selbstgenügsamkeit in der *Materia medica* ausgesprochen haben?

Kein, auch noch so niedres Handwerk hat sich einer so leichtfertigen Erdichtung des Zweckes und der Wirkungen seiner Materialien und Werkzeuge schuldig gemacht. Man probirte doch immer erst

---

*) Gerade die heftigsten Arzneien, Belladonna, Fingerhut, Brechweinstein, Arsenik u. s. w. haben fast gar keinen Geruch.

das anzuwendende Mittel auf kleineren Theilen des zu bearbeitenden Gegenstandes, um die Veränderungen wahrzunehmen, die es darauf hervorzubringen fähig wäre, ehe man es zu der kostbaren Arbeit im Grofsen verbrauchte, wo der Schaden von einem Mifsgriffe von Belange gewesen seyn würde. Der Baumwollbleicher versuchte doch erst die, alle Gewächssubstanz zerstörende, oxygenisirte Kochsalzsäure auf einigen Baumwollzeugen, und vermied es so, die sämmtlichen Waarenvorräthe damit in Gefahr zu setzen. Der Schuhmacher hatte sich vorher schon von der Eigenschaft des Hanfgarns überzeugt, ob es haltbarer in der Faser sey, ob es durch ein Anschwellen in der Nässe die Stichlöcher im Leder besser ausfülle und der Fäulnifs kräftiger zu widerstehen vermöge, als der Flachs, ehe er diesem das Hanfgarn zum Nähen aller Schuhe vorzog; und das war doch nur ein Schuster - Handwerk!

In der stolzen Arzneikunst gewöhnlichen Schlages aber wird das heilwerkzeugliche Material, werden die Arzneien blofs nach trüglichem, oberflächlichem Scheine, nach vorgefafsten Meinungen der Arzneimittellehrer und ihren desultorischen Aburtheilungen, also auf die Gefahr von Täuschung, Irrung und Unwahrheit hin, frischweg zu dem wichtigsten Werke, was ein Mensch an seinem Menschenbruder verrichten kann, zu einer Verrichtung, worauf Leben und Tod, ja das Wohl und Weh oft ganzer Familien und ihrer Nachkommen beruht, das ist, zur Behandlung der Menschenkrankheiten verbraucht und zwar — um auch hier nicht gewahr zu werden, was jedes Einzelne thue — unter einander gemischt in Recepten, unbekümmert der unabsehbaren Folgen!

So viel über die ungegründeten Angaben allgemein - therapeutischer Tugenden der einzelnen Arzneien in der *Materia medica*, die von blinder Vermuthung, Vorurtheil, wunderlichem Einfall und kecker Fiction zu Dogmen erhoben wurden; so viel über diese zweite trübe Quelle der sogenannten Arzneimittellehre bisheriger Art!

* * *

Noch hat sich die Chemie angemafst, eine Quelle zur Erkennung der allgemein-therapeutischen Kräfte in den Arzneien zu eröffnen. Wie trübe aber auch diese dritte Quelle der *Materia medica* gewöhnlichen Schlages sey, wollen wir gleich sehen.

Schon vor einem Jahrhunderte unter Geoffroy, noch mehr aber, seit die Medicin zur Kunst ward, suchte man zur Aufhellung der Arzneimittellehre in ihr, was man auf andern Wegen nicht hatte finden können.

Ich sage gar nichts von den blofs theoretischen Verirrungen, wo den Arzneikörpern, nach Baume, Steffens und Burdach, die bekannten Gas-Substrate und gewisse chemische Bestandtheile, angeblich die einzigen arzneilichen in ihnen, willkührlich erst zugeschrieben, zugleich aber auch für diese hypothetisch fingirten Grundtheile nach Gutdünken gewisse Arzneikräfte, eben so willkührlich angenommen wurden, dafs es eine Lust war, wie leicht und bald diese Herren mit Erschaffung der medicinischen Kräfte der einzelnen Arzneisubstanzen aus Nichts fertig werden konnten. Da man keine Natur, keine Versuche am lebenden menschlichen Organism, keine Beobachtungen, keine Erfahrungen dazu brauchte, sondern blofs Phantasie, rührige Finger und Dreistigkeit, so war freilich das Machwerk schnell zu Stande.

Nein, von den ernstlichen Hoffnungen und redlichen Bemühungen der Neuern rede ich, vorzüglich durch Phyto - und Zoochemie hinter die wahren, reinen Wirkungen der Arzneien im menschlichen Körper zu kommen, woran es, wie man wohl fühlte, der hergebrachten Arzneimittellehre immer noch fehle.

Wahr ist es, die Chemie, jene oft erstaunenswürdige Wunder vor unsern Augen hervorbringende Kunst zur Erkenntnifsquelle der *Materia medica* zu machen, hatte weit mehr Anschein für sich, als alle jene alten und neuen Tändeleien und literarischen *Salti mortali*, deren wir eben gedacht haben, und diese Hoffnung bethörte dann auch wirklich Viele, doch nur diejenigen am meisten, welche entweder die Chemie nicht verstanden (und unendlich mehr in ihr suchten, als sie geben konnte und als in ihr lag), oder die Heilkunst und ihre Bedürfnisse nicht, oder beide nicht.

Die Zoochemie kann aus Thiersubstanzen blofs solche todte Theile aussondern, die ein verschiednes chemisches Verhalten gegen chemische Reagenzen zeigen. Aber nicht diese, durch Zoochemie abgesonderten Thier-Bestandtheile sind es, auf welche die Arzneien bei Umstimmung des menschlichen Befindens und bei Heilung der Krankheiten des lebenden Organisms weder in der Geschiedenheit, wie der Scheidekünstler sie uns vorzählt, noch unmittelbar wirken. Die aus dem Muskelfleische chemisch geschiedenen Theile: Thierfaserstoff, koagulable Lymphe, Gallerte, Thiersäure und die übrigen Salze und Erden, sind himmelweit von dem verschieden, was der lebende, mit Reizbarkeit begabte Muskel in seiner organischen Vollkommenheit im gesunden und kranken Menschen war; die aus ihm losgetrennten Theile haben gar nicht die entfernteste Aehnlichkeit mit dem lebenden Muskel. Was soll aus diesen getrennten, todten Theilen auf die Beschaffenheit des lebenden Organisms, oder auf das, was die einzelnen Arzneien an Befindens-Veränderungen in ihnen, im Lebenden hätten hervorbringen können, geschlossen werden? Oder wird etwa aus dem wenigen Natrum und Phosphorsalze im Magensafte die Verdauung (jene wundernswürdige Veränderung der verschiedenartigsten Speisen zum Behufe des Ergänzungs-Bedarfs des lebenden Menschen für seine so abweichenden thierischen Organe und Säfte) begreiflich, oder wird nur der materielle, geschweige der dynamische Grund einer krankhaften Verdauung und Ernährung aus dem, was die Chemie im Magensafte findet, erklärlich, so dafs man ein sicheres Heilverfahren drauf gründen könnte? Nichts weniger, als diefs!

Und so ist auch an den durch Phyto-Chemie abgesonderten chemischen Bestandtheilen der Pflanzen, auch der arzneikräftigsten Pflanzen, nichts zu riechen, nichts zu schmecken, was jene so verschiedene Wirkungen, die jede einzelne dieser Arzneien besonders auf Umänderung des menschlichen Befindens in Gesundheit und Krankheit erfahrungsmäfsig äussern kann, auszusprechen und an den Tag zu legen vermöchte.

Das davon destillirte Wasser oder Oel, oder das aus der Pflanze geschiedne Harz ist auch gar nicht der wirkende Grundstoff derselben selbst; dieser wohnte nur, unsichtbar, in diesen jetzt ausgezognen Theilen, dem Harze, dem Oele, dem destillirten Wasser, und ist unsern Sinnen an sich gar nicht erkennbar; nur dann fallen seine Wirkungen in unsre Sinne und werden laut und offenbar, wenn das destillirte Wasser, das Oel, das Harz, oder vorzüglich die Pflanze selbst vom lebenden Menschen eingenommen wird, und sie auf den geistig-thierischen empfindlichen Organism auf geistige Art dynamisch einwirken.

Und was sollen vollends die andern chemisch aus den Pflanzen gezognen Theile Arzneiliches bedeuten, der Pflanzenfaserstoff, die Erden, die Salze, das Gummichte, der Eiweifsstoff u. s. w., die in nicht grofser Abweichung in allen, auch den verschiedenst arzneikräftigen Gewächsen fast gleichförmig angetroffen werden? Wird etwa durch den wenigen zuckersauern Kalk, den die Chemie aus der Rhabarberwurzel zieht, geoffenbart, dafs diese Arznei bei Gesunden einen so krankhaft abgeänderten Schlaf, eine so sonderbare Körperhitze ohne Durst erzeugt, und bei ähnlichen Krankheitszuständen heilsam ist?

Was können alle diese, auch noch so sorgfältig chemisch geschiedenen Theile über die Kraft jeder einzelnen Pflanze, den lebenden menschlichen Körper auf die eigenthümlichste, mannichfaltigste Weise in seinem Befinden virtuell zu verändern, für Auskunft geben?

Der Scheidekünstler Gren, der von der Heilkunst nichts verstand, will in seiner Pharmakologie, voll der keckesten Aussprüche, die Aerzte bereden: „dafs nur die Kenntnifs der vorwaltenden Grundtheile der Arzneimittel, die die Chemie kennen lehre, die Wirksamkeit der Mittel bestimme."

Kennen? Ei! was lehrt denn die Chemie an den todten, nicht redenden Arzneibestandtheilen kennen? Antwort: blofs ihre chemische Bedeutung lehrt sie; sie lehrt, dafs sie sich so und so zu den chemischen Reagenzen verhalten, und daher Gummi, Harz, Eiweifsstoff, Schleim, Erden und Salze dieses oder jenes Namens genannt werden; — sehr gleichgültige Dinge für den Arzt. Diese Benennungen offenbaren nichts von dem, was die Pflanze oder das Mineral, jedes nach der Eigenthümlichkeit seiner unsichtbaren, innern, virtuellen Natur besonders und abweichend, für Veränderungen im Befinden des lebenden Menschen hervorzubringen vermag; und dennoch beruht einzig blofs hierauf alles Heilen! Nur was beim arzneilichen Gebrauche am Menschen von dem wirkenden Geiste jeder einzelnen Arzneisubstanz offenbar wird, belehrt den Arzt über die Wirkungssphäre der Arznei in Hinsicht der damit zu erreichenden Heilzwecke; der Name der aus jeder chemisch abgesonderten Theile, die in den meisten Pflanzen fast dieselben sind, belehrt ihn hierüber nicht.

Dafs z. B. das weifse Kalomel aus sechs bis acht Theilen Quecksilber mit einem Theile muriatischer Säure, durch Sublimation vereinigt, besteht, und mit Kalkwasser gerieben schwarz wird, das kann die Chemie lehren; aber ob diefs Präparat im Menschen jenen Speichelflufs mit specifischem Gestanke hervorbringe, das weifs die Chemie, als Chemie, nicht, das kann keine Chemie lehren. Diefs dynamische Verhältnifs des versüfsten Quecksilbers zum menschlichen Körper lehrt blofs die ärztliche Anwendung und Erfahrung beim Einnehmen dieses Präparats, wenn es dynamisch und virtuell auf den lebenden Organism einwirkt, und so kann blofs Versuch und Erfahrung bei Einwirkung der Arzneisubstanzen auf das Leben des Menschen ihre dynamischen Verhältnisse zu ihm, das ist, ihre Arzneikräfte bestimmen, aber keine Chemie, die in ihren Arbeiten blofs unorganische Substanzen auf einander wirken läfst.

Die Chemie kann wohl den unwissenswürdigen Aufschlufs geben, dafs Belladonnablätter mit dem Braunkohl und unzähligen andern Gewächsen ziemlich gleiche Bestandtheile: Eiweifsstoff, Kleber, Extractivstoff, grünes Harz, Gewächs-Säure, Kali, Kalk-

Kieselerde u. s. w. enthalte; wenn aber nach Gren diese Kenntnifs der vorwaltenden Bestandtheile, so weit sie die Chemie durch ihre Reagenzen, das ist, chemisch kennt, die medicinische Wirksamkeit der Mittel bestimmte, so müfste man sich hienach an einer Schüssel Belladonnagemüfse eben so vortheilhaft und unnachtheilig satt essen können, als an einem Gerichte Braunkohl. Will der Chemist das? Und doch kann eine, die Arzneikräfte der Naturkörper nach den abzusondernden chemischen Bestandtheilen zu bestimmen sich anmafsende Chemie nicht umhin, wo sie gleiche Bestandtheile durch ihre Reagenzen findet, auch gleiche arzneiliche Wirksamkeit anzunehmen, folglich Braunkohl und Belladonna entweder für gleich unschuldige Gemüfse, oder für gleich giftige Gewächse zu erklären, woraus die Lächerlichkeit ihrer Anmafsung und ihre Incompetenz, über die Arzneikräfte der Naturkörper urtheilen zu können, sonnenklar hervorleuchtet.

Merken die Grenianer denn gar nicht, dafs die Chemie nur chemische Aufschlüsse über die Anwesenheit dieser oder jener materiellen Bestandtheile in irgend einem Naturkörper ertheilen kann, folglich diese nichts als chemische Körper für die Chemie sind? Ihre chemischen Verhältnisse gegen Reagenzen kann die chemische Analyse angeben, diefs einzig ist ihr Wirkungskreis, aber was jede einzelne Arznei, mit dem lebenden Körper in Berührung gebracht, für dynamische Veränderungen in seinem Befinden hervorbringe, das kann sie uns weder im Auflösungs- noch im Digerirkolben, noch in der Retorte und eben so wenig in der Vorlage zeigen.

Ueberhaupt kann jede Wissenschaft nur von Gegenständen ihres Fachs urtheilen und Auskunft geben; Aufschlüsse aber über Gegenstände andrer Wissenschaften von ihr zu erwarten, ist Thorheit.

Der Hydrostatik kommt es zu, die specifische Schwere des feinen Silbers gegen die des feinen Goldes genau zu bestimmen; sie maſst sich aber nicht an, das verschiedne Werthverhältniſs des einen gegen das andre im Handel zu bestimmen. Ob Gold zwölf, dreizehn oder vierzehn Mal mehr Werth, bei gleichem Gewichte, gegen Silber in Europa oder in China habe, kann die Hydrostatik nicht entscheiden, nur die Seltenheit und das Bedürfniſs des einen oder des andern im Handel setzt dieſs Verhältniſs fest.

Auf gleiche Weise; so unentbehrlich auch dem ächten Landwirth **die Kenntniſs der genauen Gestalt der Gewächse und ihre Unterscheidung nach ihren äussern Theilen, die Botanik**, ist, so erfährt er durch die Botanik doch nie, ob ein genanntes Gewächs dem Schaafe oder dem Schweine als Nahrung dienlich oder unangemessen sey, und eben so wenig, welcher Samen oder welche Wurzel dem Pferde mehr Stärke, oder dem Rinde mehr Talg gebe; weder Tournefort's, noch Haller's, noch Linné's, noch Jussieu's botanisches System lehren ihn dieſs; bloſs reine, sorgfältige, vergleichende Versuche und Erfahrungen an den verschidenen Thieren selbst angestellt, können ihm hierüber Auskunft geben.

Jede Wissenschaft kann nur Gegenstände erörtern, die ihres Wirkungskreises sind.

Was findet die Chemie im gegrabnen Magnetsteine und dem künstlichen Magnetstahle? Im Magnetsteine findet sie bloſs einen reichen Eisenstein, mit Kieselerde, zum Theil auch mit Braunstein innig verbunden, und im Magnetstahle nichts, als reines Eisen. Selbst in der feinsten chemischen Analyse des einen oder des andern entdeckt kein chemi-

der gewöhnlichen Materia medica.

sches Reagenz auch nur eine Spur der gewaltigen Magnetkraft. Wohl aber eine andre Wissenschaft, die Physik, zeigt in ihren Versuchen die Gegenwart dieser wunderbaren Kraft im Magnetsteine und dem Magnetstahle, so wie ihre physische Beziehung und ihr Verhältniſs zur Aufsenwelt, ihre Anziehkraft zu Eisen (Nickel, Kobalt), die Richtung des einen Endes der Magnetnadel nach der Nordgegend, ihre Abweichung vom Nordpole in den verschiedenen Jahrzehnten und in den verschiedenen Weltgegenden theils nach Westen, theils nach Osten, so wie ihre verschiedene Neigung nach den verschiedenen Graden der Breite.

Die Physik weiſs also noch etwas Anderes vom Magnete zu sagen und von seinen Kräften zu entdecken, als die Chemie, nämlich seine Magnetkraft in physischer Beziehung zu lehren.

Aber durch beide, durch Chemie und Physik, ist die Kenntniſs des Wissenswürdigen vom Magnete nicht etwa erschöpft; keine dieser beiden Wissenschaften kann etwas Weiteres in ihm entdecken, als was ihres Wirkungskreises ist. Weder der Umfang der chemischen, noch der der physischen Kenntnisse von ihm können uns lehren, was die magnetische Kraft für mächtige, für besondre und charakteristische Einwirkung bei seiner Berührung auf das menschliche Befinden äufsert, und welche unersetzliche Heilkraft in den ihm geeigneten Krankheiten er besitzt; dieſs weiſs die Chemie so wenig als die Physik; sie müssen beide es den Versuchen und Erfahrungen des Arztes überlassen.

Da nun keine Wissenschaft sich das blos durch eine andre Wissenschaft zu Erörternde anmafsen kann, ohne lächerlich zu werden, so hoffe ich, dafs man nach und nach wohl so vernünftig werden wird, einzusehen, dafs die Chemie blos den Wirkungskreis habe, die chemischen Bestandtheile der Körper von einander zu scheiden, so wie sie zusammen zu vereinigen (und auf diese Art der Pharmacie technischen Nutzen zu leisten); ich hoffe, man wird anfangen, einzusehen, dafs die Arzneien für die Chemie nicht als Arzneien (d. i. Menschen-Befinden dynamisch verändernde Potenzen) existiren, sondern blofs inwiefern sie chemische Substanzen sind (d. i. inwiefern ihre Bestandtheile in chemischem Lichte anzusehen sind), dafs die Chemie folglich über die Arzneikörper blos chemische Aufschlüsse zu geben im Stande sey, aber nicht, welche geistig dynamischen Veränderungen sie im Befinden des Menschen hervorbringen können, nicht, welche Arznei- und Heilkräfte jede besondre Arznei-Drogue besitzt und im lebenden Organism auszuüben vermag.

*   *   *

Aus der vierten unreinen Quelle endlich flossen die klinischen und speciell-therapeutischen Nutzangaben (*ab usu in morbis*) in die gewöhnlichen Arzneimittellehren.

Diese allgemeinste unter allen Quellen für die *Materia medica*, aus der man die Kenntnifs der Heilkräfte der Arzneien zu schöpfen suchte, war die medicinische sogenannte Praxis, nämlich der Gebrauch derselben in Krankheiten selbst, wobei man zu erfahren wähnte, in welchen Krankheiten diese, in welchen jene Arznei helfe.

Diese Quelle hat man vom Beginn der Arzneikunst an verfolgt, und sie zwar von Zeit zu Zeit verlassen, um eine bessere Fundgrube für diese Kenntnifs anzuschürfen, sie aber doch immer wieder aufgesucht, da sie die natürlichste Veranstaltung schien, den Behuf der Arzneien, und wozu sie eigentlich nützten, zu erlernen.

Wir wollen auf einen Augenblick annehmen, diefs wäre der wahre Weg, ihre Heilkräfte zu entdecken; so hätte man doch glauben sollen, man würde zu diesen Versuchen am Krankenbette blos einzelne, einfache Arzneisubstanzen genommen haben, weil mehre, zusammengemischt eingegeben, nie lehren können, welcher unter ihnen der Erfolg zuzuschreiben sey. Man findet aber in den Geschichtbüchern der Medicin wenig oder keine Fälle, wo man den ganz natürlichen Gedanken, eine einzige Arzneisubstanz auf einmal in einer Krankheit anzuwenden, um gewifs zu werden, ob sie in dieser Krankheit vollkommne Genesung bringe, auch wirklich ausgeführt hätte.

Es blieb daher fast immer nur dabei, dafs man unter einander gemischte Arzneien in Krankheiten brauchte, und dadurch nicht und niemals erfuhr, wenn die Cur glückte, welchem Ingredienz des Gemisches der günstige Erfolg gewifs und mit Zuverlässigkeit zuzurechnen sey; man lernte, mit einem Worte, nichts daraus. Half hingegen das Arzneigemisch nichts, oder schadete es, wie gewöhnlich, so lernte man eben so wenig aus diesem Erfolge, welcher einzelnen Arznei unter diesen allen der üble Ausgang beizumessen sey.

Ich weifs nicht, sollte es Gelehrsamkeit-Affectation seyn, dafs man die Arzneien immer zusammengemischt in sogenannten Recepten verordnete, oder war es Aengstlichkeit, dafs man wähnte, eine einzelne Arznei sey zu unmächtig und möchte nicht zureichen, die Krankheit zu heben; genug, seit den ältesten Zeiten beging man diese Thorheit, mehre Dinge zusammen zu verordnen, und schon gleich nach

Hippocrates nahm man Arzneigemische statt einfacher Arzneien zur Cur der Krankheiten. Es giebt unter den vielen, dem Hippocrates fälschlich beigelegten, zu seinen Werken gerechneten Schriften, wovon die meisten bald nach seinem Tode unter seinem Namen geschrieben wurden, vorzüglich von seinen beiden Söhnen, Draco und Thessalus, so wie fernerhin von den Söhnen dieser beiden, dem Hippocrates III. und IV., nächst den von den Alexandrinern Artemidorus Capiton und seinem Verwandten Dioscorides unter Hippocrates Namen fabricirten Werken, kein einziges praktisches Buch, dessen Verordnungen in Krankheiten nicht aus mehren Arzneistoffen beständen, gerade wie die nachmaligen, die neuern und die neuesten Recepte.

Daſs aber aus der Anwendung gemischter Recepte gar nicht zu lernen sey, was jede einzelne Arzneisubstanz in Krankheiten vermöge, folglich keine *Materia medica* drauf gebauet werden könne, fingen erst die neuern Aerzte an einzusehen, und es beeiferten sich nun Mehre, damit sie in Erfahrung brächten, in welcher Krankheit diese und jene Arznei helfen könne, einfach zu verschreiben, machten auch in Schriften Curen bekannt, die durch ein einfaches, einzelnes Mittel bewirkt worden seyn sollten.

Aber die Ausführung dieses an sich vernünftig scheinenden Gedankens, wie war sie beschaffen? Wir wollen sehen.

Ich will zu dieser Absicht blos was davon in den drei Bänden des Hufelandischen Journals von 1813, 1814 und 1815 steht, durchgehen und zeigen, daſs man die Kraft diese und jene Krankheiten zu heilen, einzelnen Arzneien blos zugeschrieben, ohne sie doch einfach und allein *) darin angewendet zu haben.

---

*) Es ist wahr, ein Einziger in diesen drei Bänden, Ebers, stellte mit einem blos einzelnen Mittel Versuche in ver-

Also eine neue Täuschung statt der alten mit offenbar vielgemischten Recepten,

schiednen Krankheiten an (H u f e l. Journal 1813, Sept. und Oct.). — Mit Arsenik ganz allein. Aber welche Versuche? Wiederum solche, aus denen die Heilkraft dieser Substanz unmöglich klar werden konnte. Denn erstens wurden die Wechselfieberfälle, in denen er den Arsenik brauchte, gar nicht genau beschrieben, theils war die Gabe darnach, dafs weit mehr Schaden, als Nutzen daraus erfolgen mufste. Indefs sind seine offenen Geständnisse von dem damit angerichteten Schaden unendlich lobwürdiger, als die vielen angeblichen Heilgeschichten, die wir von Andern haben, wo Arsenik in den gröfsten Gaben nichts, als Gutes, und gar nichts Nachtheiliges gethan haben soll. E b e r s versichert, die Gabe, die er angewandt habe, sey so klein gewesen, dafs sie in den meisten Fällen noch nicht „einen Gran" betragen habe. Bei einer Kranken habe er in 24 Stunden zusammen „gar nur $\frac{2}{3}$ Gran gegeben" (St. 55), und sie kam in Lebensgefahr, woraus zu ersehen sey, dafs auch eine so geringe Gabe die fürchterlichsten Uebel erregen könne. Das wissen die r e d l i c h beobachtenden Aerzte schon längst; E b e r s stand aber, von der *Materia medica* verführt, in dem Wahne, dafs $\frac{2}{3}$ Gran in 24 Stunden eine sehr kleine Gabe Arsenik sey. E i n e u n g e h e u r e, e i n e in K r a n k h e i t e n u n v e r a n t w o r t l i c h e G a b e i s t e s, spricht die reine Erfahrung! Wo hat der Arsenik jemals von sich hören lassen, dafs er in Krankheiten granweise oder auch nur zehntelgranweise gebraucht seyn wolle? Vielfältige Erfahrungen mit immer kleinern und kleinern Gaben (in immer mehr und mehr verdünnter Auflösung) haben gezeigt, dafs e i n Tropfen, welcher ein Decilliontel eines Grans Arsenik in Auflösung enthält, eine in vielen Fällen noch a l l z u s t a r k e Gabe sey, selbst wo der Arsenik genau für den Krankheitsfall pafst. Hätte er diefs gewufst, er würde sich nicht gewundert haben, dafs seine $\frac{2}{3}$ Gran die Kranke in Lebensgefahr gestürzt haben. Also auch aus diesen, sonst offenbar sehr ehrlichen Versuchen ist nichts zu lernen, selbst das nicht, was der Arsenik n i c h t h e i l e n k ö n n e, weil die un-

Dafs **Wasserfenchel** eine Vereiterung der Lunge geheilt habe, soll aus einer Krankheitsgeschichte (Hufel. Journal 1813, August) bewiesen werden, aus welcher aber (S. 110) hervorgeht, dafs **Huflattig, Senega** und **Isländermoos** zugleich gebraucht ward. Mit welchem Rechte kann da der Anpreiser seines Verfahrens (was doch so gemischt war) zu Ende sagen: „Nach meiner **Ueberzeugung** hat der Mann seine wiedererhaltne Gesundheit diesem Mittel **allein** zu verdanken" —?

Solche Art von Ueberzeugungen gaben eben die unreine Quelle der Nutzanpreisungen der einfachen Arzneistoffe in der *Materia medica!*

So soll auch (ebend. 1813. Febr.) eine, verschiednen Quecksilberzubereitungen nicht weichende, veraltete Syphilis (im Grunde war's Quecksilberkrankheit!) binnen vier Wochen mit **Ammonium** geheilt worden seyn, wobei nichts, gar nichts Anderes gebraucht ward — als **Kampher** und **Opium!** Das ist also nichts?

Eine **Fallsucht** ward (ebend. 1813, März) blos durch **Baldrian** in 14 Monaten geheilt, wobei nichts Anderes gebraucht ward — als zugleich *Oleum tartari per deliquium,* die *Tinctura Colocynthidis* und **Bäder von Kalmus, Münze** und andere gewürzhafte Substanzen (S. 52. 53.). **Das ist also nichts?**

In einem andern Falle von Epilepsie (ebend. S. 57). ward zur Heilung auch nur **Baldrian** angewendet, doch auch noch anderthalb Unzen **Pomeranzenblätter. Das ist also nichts?**

(Ebend. 1814. Jan.) Blofs von vielem **kalten Wasser Trinken** soll Wahnsinn mit **Nympho-**

gehenern Gaben allen guten Erfolg hinderten und unmöglich machten.

der gewöhnlichen Materia medica.

manie geheilt worden seyn. Es ward aber recht weislich **Baldrianaufguſs** mit *Tinctura Chinae Whyttii* (S. 12) dabei gebraucht, damit die Wirkung des kalten Wassers ja recht bis zur Unkenntlichkeit getrübt würde; und so auch eine andre Kranke, welche diese starken Nebenmittel **weniger** oft (S. 16) dabei genommen habe.

Da will **Tymon** (ebend. 1814, Aug. S. 38.) im **Aderlassen bis zur Ohnmacht** das specifische Heilmittel der **Hundswuth** erprobt haben. Aber, siehe, er lieſs dabei **alle zwei Stunden 300 Tropfen Laudanum in Klystiren** geben und **alle drei Stunden ein Quentchen Quecksilbersalbe** einreiben. **Heiſst das, Aderlassen als alleiniges wahres Heilmittel der Wasserscheu erweisen?**

Eben so war's (ebend. 1814, April), wo ein Aderlaſs mit einer ganzen Stunde Ohnmacht drauf, einem Wasserscheuen einzig und specifisch geholfen haben sollte; es wurden aber (S. 102) **blos noch starke Gaben Mohnsaft, Jamespulver und Calomel bis zum Speichelflusse** dabei angewandt. Ist das nichts?

Wenn der Fall (ebend. 1815. Jul. S. 8—16) die Heilkraft eines bis zur Ohnmacht getriebenen Aderlasses in schon ausgebrochener Wasserscheu, wie der Verfasser wünscht, beweisen sollte, so durften nicht **spanische Fliegen** aufgelegt und eingestreut, und noch weniger **alle zwei Stunden Quecksilbersalbe** eingerieben und **groſse Gaben Calomel mit Mohnsaft bis zum heftigen Speichelflusse** dabei gebraucht worden seyn. Lächerlich ist es, wenn uns der Verfasser zu bereden sucht (S. 20): „daſs es des **Calomels** kaum bedurft hätte."

Diese Kunst, für ein Lieblingsmittel den Ruhm einer Heilung zu erschleichen, während die andern dabei angewendeten, nicht weniger starken Mittel sich ihn wenigstens zu gleichen Theilen zueignen können, ist unter den gewöhnlichen Aerzten eingeführte Sitte; der geneigte Leser wird gebeten, ein Auge zuzudrücken, und dem Verfasser zu erlauben, alles daneben Angewandte für **nichts wirkend** auszugeben.

Einen Tetanus (ebend. 1814. Sept. S. 119) soll blos **Begiefsung mit kaltem Wasser** geheilt haben. **Opium ward zwar dabei gebraucht, „weil aber der Kranke selbst dem Begiessen allein die Besserung zugeschrieben habe, so sey blos dem Begiefsen die Heilung beizumessen.‟** Das heifse ich eine reine Quelle für die Arzneitugend-Lehre!

So soll auch (ebend. 1815, Sept. S. 128) die Heilkraft des **Kali** in der **häutigen Bräune** dargethan werden*); aber es wurden dabei noch andere sehr kräftige Substanzen gebraucht, nämlich beim Anfange des (vermutheten?) Uebels half zweien Kindern Weinsteinsalz mit dem **Aufgusse der Senegawurzel**. Soll nun, was beiden Substanzen zukommt, nur auf Rechnung der einen, des Laugensalzes geschrieben werden? Nach welcher unerhörten Logik?

Eben so soll **Graphit** (ebend. 1815. Nov. S. 40.) eine Menge alter **fistulöser Geschwüre** geheilt haben, und doch **war ätzender Sublimat in der Mischung!** Die Ausrede in der Note, dafs Sublimat schon vorher vergeblich dagegen gebraucht worden, hilft hier nichts, er ward **nicht allein**

---

*) Der eine Fall, wo das Laugensalz allein geholfen haben sollte, war der eines Kindes auf dem Lande, **was der Verfasser nicht zu sehen bekam, und nur aus der Beschreibung diese Krankheit vermuthete.**

gebraucht, sondern in Verbindung mit Mohnsaft, einer Menge Holztränken und der lieben *China factitia*, — ward also durch die adstringirenden Theile dieser Nebenarzneien gröfstentheils oder ganz zerstört, wie andere Metallsalze dadurch zerstört und zersetzt werden, und konnte also seine Hülfskraft unter diesem Gemische nicht zeigen. Und noch weniger gilt die Beschönigung des mercurialischen Zusatzes zum Graphit in derselben Note: ,,dafs der Sublimat hier nur als Adjuvans dienen sollte." Wenn diefs gälte, so müfsten die Arzneien auf Befehl des ordinirenden Arztes, nicht was ihre Natur mit sich brächte, nein! blos was der Arzt ihnen zu thun beföhle oder erlaubte (nicht mehr und nicht weniger), ausrichten. Kann man Willkühr und Anmafsung weiter treiben? Welcher gesunde Menschenverstand kann den nach ewigen Gesetzen wirkenden Arzneien eine solche sklavische Folgsamkeit zumuthen? Wollte der Verfasser sehen, ob der Graphit allein helfen könne, und auch seine Leser davon überzeugen, so mufste er ihn allein geben; setzte er aber zum Graphite Sublimat, so mufste dieser wirken, was Sublimat wirken kann und seiner Natur nach mufs, nicht was dem verordnenden Arzte beliebt, dafs er thun oder nicht thun soll. Da haben wir wieder eine Cur, aus der nichts zu lernen ist. Graphit wird vorgespiegelt, allein geholfen zu haben, und doch war die ungeheure Arzneipotenz, Sublimat, dabei gebraucht worden.

Wo möglich noch ungegründeter ist die Heilung einer floriden Lungensucht durch Kohlenpulver. Da ward das Lindenkohlenpulver nie allein gebraucht, sondern stets Purpurfingerhut dabei. Also der rothe Fingerhut in der Mischung wirkt wohl nichts? Gar nichts? Ein so ungeheueres Medicament! Ist diefs Selbstverblendung, oder will man uns etwas weifs machen und uns zum Besten haben?

Angelikwurzel soll (ebend. 1815. April. S. 19. 20.) eine Wassersucht, eigentlich einen unbekannten Krankheitsfall mit Gesckwulst-Symptomen (die *quid pro quo* ausgebende Pathologie rafft alles auch nur entfernt Aehnliche dieser Art unter dem Einen Namen „Wassersucht" zusammen) geheilt haben. O nein! es ward der Angeliktinctur noch Mohnsafttinctur und Aether, zuletzt auch Calmus noch zugesetzt. Kann ein verständiger Mensch nun den Erfolg allein auf Rechnung der Angeliktinctur setzen?

Niemand wird dem Driburger Mineralwasser grosse Arzneikräfte absprechen; aber wenn die Heilungen, welche in Hufel. Journ. 1815. April. S. 75. 80. 82. angeführt werden, demselben allein zugeschrieben werden, so mufs man diefs, da so viele starke Arzneien dabei gebraucht wurden, für täuschende Behauptung erklären, und eben so wenig kann die angebliche Heilung eines Magenkrampfs und öftern Erbrechens durch diefs Wasser (S. 85 bis 93.), so wenig als die der Hypochondrie und Hysterie (S. 94 bis 97.) etwas für die Heilkraft des Driburger Wassers beweisen, theils wegen der Zweideutigkeit und Vieldeutigkeit dieser Krankheitsnamen, theils aber, und vorzüglich, wegen der immerdar zugleich angewendeten Arzneien anderer Art. Eben so wenig, sage ich, können sie für das Mineralwasser beweisen, als wenn man einem einzelnen Manne nachrühmen wollte, dafs er allein einen grofsen Felsen gehoben habe, ohne die übrigen vielen, zugleich thätigen Mitarbeiter und die beihülflichen Maschinen mit in Anschlag zu bringen. Was sie alle zusammen in Vereinigung thaten, wäre sehr lächerlich, einem einzigen derselben zuzuschreiben.

Diefs sind einige wenige Pröbchen von den vielen, die ich aus den Schriften der neuern Aerzte anführen könnte, Pröbchen von angeblich einfacher Behandlung der Krankheiten, deren jede man mit einem einzelnen Mittel — um doch endlich einmal dessen wahren Nutzen auszufinden — geheilt zu haben vorgab, neben denen man aber immer noch eine und die andere Arznei, die oft noch kräftiger, als jene war, beizu brauchte. Obgleich der Arzt dabei auch noch so hoch betheuert: „jene einzelne Arznei", der er den Ruhm der Heilung gern zueignen möchte, „habe es **seiner Ueberzeugung nach allein** gethan", „der Kranke selbst habe den guten Erfolg blos diesem Mittel allein zugeschrieben", „ihr **traue** er die Heilung **allein zu**", „die Nebenarznei habe er **nur als** Adjuvans gebraucht", oder „sie sey vorher schon einmal ohne Nutzen angewendet worden"; so helfen doch alle diese Ausflüchte nichts, um einen vernünftigen Mann, wenn noch andere, oder auch nur ein einziges Nebenmittel bei der Cur gebraucht worden, zu überreden, die Heilung sey **einzig** demjenigen zuzuschreiben, dem der Arzt aus Vorliebe gern die Ehre der Heilung zuwenden möchte. Es bleibt ewig unwahr, dafs diesem die Heilung allein zukomme, und die *Materia medica*, die nun diesem Mittel, auf die Versicherung eines dergleichen unreinen Beobachters, eine solche Heilkraft beilegt, verbreitet blos Lüge, deren traurige Folgen für die Menschheit unabsehbar sind.

Jch will nicht leugnen, dafs die Heilungen, wovon ich eben Proben anführte, sich der Einfachheit **näherten**. Sie kamen allerdings der Behandlung der Krankheit mit einem einzigen, einzelnen Mittel (ohne welches Verfahren man nie gewahr werden kann, ob die Arzneisubstanz das wahre Werkzeug der Heilung gewesen ist) **näher, viel näher, als** die jener allgewöhnlichen Schlendrianisten, welche eine Ehre darin suchen, mehre zusammengesetzte Arzneiformeln neben einander ihren Kranken einzugeben, auch wohl täglich ein oder etliche neue Recepte dazu zu verschreiben.

Aber nur näher dem Einzelgebrauche gekommen zu seyn, heifst dennoch das ganze wahre Ziel wirklich und völlig verfehlt haben. Sonst könnte man auch Jemandem Glück wünschen, dessen Nummer in der Lotterie nur um eine einzige Ziffer, nur um eine Einheit von derjenigen Nummer verschieden gewesen, die das grofse Loos gewann; oder einen Jäger rühmen, der das Wild bei einem Haare getroffen hätte; oder einen gescheiterten Schiffsregierer, der dem Schiffbruche beinahe entgangen wäre, hätte nur ein Daumenbreit Entfernung von der Klippe nicht gefehlt.

Welchen Glauben mögen nun wohl die Angaben der Tugenden der Arzneien *ab usu in morbis* in der gewöhnlichen *Materia medica* verdienen? Was soll man zu ihren Lobpreisungen der Arzneien in diesem oder jenem Uebel sagen, da die *Materia medica* sie nur aus solchen Beobachtungen, oft auch nur aus den Ueberschriften der Beobachtungen der Aerzte zog, welche fast nie mit einem einzelnen Arzneistoffe heilten, sondern fast immer mit mehr oder weniger andern Mitteln gemischt, wodurch es, welcher von ihnen der Erfolg zuzuschreiben sey, eben so ungewifs blieb, als hätten sie nach dem Schlendriane einen grofsen Mischmasch von Arzneien verordnet. Was soll man zu diesen, in der *Materia medica* den einfachen Arzneien mit Zuversicht beigelegten Heilwirkungen sagen, da die Arzneien fast nie einfach probirt worden sind? Nichts, als: dafs unter Tausend solcher Angaben und Lobpreisungen kaum eine einzige Glauben verdient, weder eine allgemein-therapeuti-

der gewöhnlichen Materia medica.

sche, noch eine klinische oder speciell-therapeutische Angabe. Es ist daher nicht zu leugnen:

Jedes Prädicat für eine Arzneisubstanz, die nie ohne Beigebrauch anderer, also nicht rein, folglich so gut als gar nicht geprüft worden war, ist Täuschung und Lüge.

* * *

„Wie aber, wenn alle Aerzte von jetzt anfingen,
„ein neues Leben zu führen, und in jedem Krank-
„heitsfalle nur eine einzelne, ganz einfache Arznei
„verordneten? Würden wir da nicht zu der Kennt-
„niſs gelangen, was jede Arznei heilen könne."

Dazu wird es nie kommen, so lange ein Hufeland lebt, welcher die Angaben der gemeinen *Materia medica*, auch aus den trübsten Quellen gezogen, für Wahrheit hält und recht ernstlich dem Gebrauche der Vielgemische von Arzneien in Krankheiten das Wort redet, in der guten Meinung: „Eine Arznei
„könne den mehren Indicationen in einer Krankheit
„nicht genügen; es müſsten ihrer mehre zur Befrie-
„digung der mehren Indicationen zugleich verordnet
„werden."

Diese eben so schädliche, als gut gemeinte Behauptung stützt sich auf zwei ganz irrige Voraussetzungen, die eine, wodurch angenommen wird,
„daſs die ungegründeten Angaben der Tugenden der
„einfachen Arzneistoffe in den praktischen Büchern
„und der aus ihnen compilirten *Materia medica* ge-
„gründet wären und also die in dem Krankheitsfalle
„verlangten Indicationen wirklich decken könn-
„ten" (welches, wie wir gezeigt haben, und noch zeigen werden, unwahr ist) — die andere, „daſs

„man defshalb mehre Arzneien zur Befriedigung der
„mehren Indicationen in einer Krankheit zusammen
„verordnen müsse, weil eine einzelne Arznei nicht
„viel mehr, als einer einzelnen, aber nicht mehren
„und vielen Indicationen leisten könne."

Was weifs aber die gemeine *Materia medica*, die nur aus ärztlichen unreinen Beobachtungen vom Erfolge des Gebrauchs mehrer Arzneien in einer Krankheit anführt, was den Aerzten beliebt hatte, einem einzelnen Ingredienze des Gemisches für Kräfte eigenmächtig zuzuschreiben, was weifs sie von dem grofsen Reichthume der Wirkungen eines einfachen Arzneistoffs, sie, die nie die Kräfte einer einfachen Arznei einer reinen Prüfung, das ist, an gesunden, nicht mit Krankheitssymptomen beladenen Menschen unterwarf? Soll das, was die *Materia medica* aus den, in pathologisch benannten, fast nie genau beschriebenen, Krankheiten gemischt verordnenden Schriftstellern von den Kräften der Arzneien Falsches oder Halbwahres zusammengebettet hatte, etwa der Umfang des ganzen Reichthums von Wirkungen seyn, die der Allmächtige seinen Heilwerkzeugen anerschaffen konnte? Nein! unentdeckte (doch mit Gewifsheit zu entdeckende) Wunder seiner Weisheit und Güte hat er in die Heilwerkzeuge gelegt, dafs sie Wohl und Hülfe seinen geliebten Menschenkindern bringen könnten in unendlich reicherer Mafse, als die fehlsichtige *Materia medica* alter Schule auch nur ahnet.

* * *

So gewifs aber auch immer eine einzelne Arzneisubstanz auf einmal zur vernünftigen und zweckmäfsigen Behandlung eines Krankheitsfalles genüget,

der gewöhnlichen Materia medica.

so bin ich doch weit entfernt, die Arzt-Welt zu bereden, deshalb einfach, das ist, ein einzelnes Arzneimittel in jeder Krankheit zu verordnen, um zu erfahren, welche Arznei in dieser, und welche in jener Krankheit helfen könne, so dafs daraus eine (*Materia medica*) Lehre der Tugenden der Arzneien *ab usu in morbis* entstände.

Fern sey es von mir, dergleichen anzurathen — ungeachtet diese Idee den gewöhnlichen Aerzten die erfolgreichste zu diesem Zwecke dünken konnte und gedünkt hat.

Nein! nun und nimmermehr kann die Lehre von den Arzneikräften die mindeste brauchbare Wahrheit aus den Krankheitsheilversuchen, selbst mit einzelnen Arzneien, in Absicht ihres *usus in morbis* schöpfen.

Diefs wäre eine eben so unlautere Quelle, als alle genannten übrigen, bisher gangbaren; nie könnte eine nutzbare Wahrheit in Absicht des Heilzweckes jeder einzelnen Arznei daraus hervorgehen.

Man höre mich!

Ein solches Probiren der Arzneien gegen Krankheiten wäre nur zwiefach möglich. Entweder es müfste eine einzelne Arznei durch alle Krankheiten durchprobirt werden, um zu erfahren, in welcher von ihnen der Arzneistoff wirklich heilsam sey; oder es müfsten gegen eine bestimmte Krankheit alle Arzneien durchprobirt werden, um zu erfahren, von welchem Mittel sie am gewissesten und vollkommensten geheilt werden könne.

Zuerst, von dieser letztern Unternehmung; so wird sich ergeben, was man auch von der erstern zu halten habe.

Durch ein millionfaches Probiren aller erdenklichen einfachen Substanzen in der Hausmittelpraxis gegen eine fest bestimmte, sich gleichbleibende Krankheit könnte allerdings, obgleich nur *casu fortuito*, ein wahres, gewifs helfendes, specifisches Heilmittel von der grofsen Zahl der, an derselben Krankheit leidenden Menschen und ihren Freunden ausgefunden werden.

Wer weifs jedoch, wie viel Jahrhunderte die Bewohner tiefer Thäler an ihren Kröpfen leiden mufsten, ehe der Zufall, nach vergeblichem Durchprobiren vieler Tausende von Arzneien und Hausmitteln, den wunderlichen Einfall in den Kopf eines Menschen führte, dafs der **geröstete Badeschwamm** das besthelfende dafür sey; wenigstens gedenkt erst im dreizehnten Jahrhunderte Arnald von Villanova seiner **Kröpfe heilenden Kraft.**

Man weifs wie viele Jahre lang nach ihrem ersten Emporkommen die **Venusseuche** von den schulgerechten damaligen Aerzten durch Hungercur, Abführungs- und andre nichtige, gegen den Araber-Aufsatz eingeführte Mittel vergeblich und unglücklich bekämpft ward, indefs den vielen tausend Hülfe suchenden Kranken, unter vielen Vorschlägen der sie behandelnden Empiriker doch nach langem Ausprobiren einer unzähligen Menge Dinge gegen dieses schreckliche Uebel noch endlich das **Quecksilber** in die Hände fiel und sich als Specificum gegen diese Krankheit, trotz alles heftigen theoretischen Widerspruchs der arabistisch schulgerechten Aerzte, bewährte.

Das in den Sumpfgegenden des südlichen America's von jeher einheimische Wechselfieber, welches mit unserm **Sumpf-Wechselfieber** sehr übereinstimmt, hatte die daran leidenden Peruaner schon längst darauf geführt, unter den vielleicht unzähligen dagegen ausprobirten Arzneisubstanzen die **Rinde des Chinabaums** als die heilsamste dagegen zu erkennen, als sie erst im Jahre 1638 den Europäern in dieser Eigenschaft von ihnen bekannt gemacht ward.

Und lange mufste man die Uebel von Stofs, Fall, Quetschung und Verheben (Verbrechen, Verstauchen) ertragen, ehe der Zufall die Wohlverleih und ihre specifische Heilkraft darin, dem in harter Arbeit beschädigten gemeinen Volke bekannt maehte; wenigstens war im sechszehnten Jahrhunderte Franz Joel der erste, der diese ihre Tugend erwähnt, bis im achtzehnten Jahrhunderte nach ihrer allgemeineren Anerkennung sie von J. M. Fehr und J. D. Gohl umständlicher bekannt gemacht ward.

So wurden durch tausend und abermal tausend blinde Proben, mit vielerlei Substanzen vielleicht von Millionen Menschen angestellt, endlich die passenden, die specifischen Hülfsmittel gegen die genannten Uebel durch Zufall gefunden. Nicht der Anwendung des Verstandes und reifer Kenntnisse, die der Allweise seinen Menschen zur Bedingung, sich von den, ihre Gesundheit beeinträchtigenden, unabwendbaren Uebeln in der Natur und ihren Verhältnissen — von den zahllosen Krankheiten — zu befreien, gemacht hatte, bedurfte die träge Menschheit zur Auffindung der Heilmittel gegen die genannten wenigen Uebel; es bedurfte keiner ächt heilkundigen Kenntnisse dazu. Bloses Durchprobiren aller erdenklichen, ihnen in den Kopf oder in die Hände fällenden Mittel war, freilich erst vielleicht nach Jahrhunderten, hinreichend, ihnen das Helfende zuletzt durch Zufall zu entdecken, was dann immerdar half, wie ein specifisches Mittel.

Diese wenigen specifischen Mittel gegen diese wenigen Krankheiten sind auch das einzige, was die bändereiche, gewöhnliche *Materia medica* an Wahrheit aufzuweisen hat, gröfstentheils, ja fast einzig in der Hausmitte praxis erfunden.

„Warum konnten aber auf diese Art gegen die
„benannten Uebel specifische, immerdar hülfreich be-
„fundene Heilmittel ausgefunden werden und nicht
„auch durch ähnliches Probiren ächte Heilmittel ge-
„gen die übrigen unzähligen Krankheiten?"

Weil alle übrigen Krankheiten blos als einzelne, von einander abweichende Krankheitsfälle vorkommen, oder als nie da gewesene, nie genau so wieder erscheinende Epidemien. Gegen jene wenigen genannten Uebel aber konnten defshalb, blos mittels Durchprobirens aller erdenklichen arzneilichen Dinge an ihnen, endlich festständige, specifische Heilmittel aufgefunden werden, weil das Heilobject, die Krankheit, festständig war; — es sind sich immer gleichbleibende Uebel, theils von einem, durch alle Generationen sich gleichbleibenden Miasm erzeugt, wie die venerische Schanker-Krankheit, theils sonst von gleicher Entstehungsursache hervorgebracht, wie das Wechselfieber von Sumpfaushauchungen, der Kropf der Bewohner tiefer Thäler und ihrer Ausgänge und die Quetschungen von Fall und Stofs.

Hätten die übrigen namenlosen Krankheiten auch mittels gleich blinden Probirens aller erdenklichen Substanzen an ihnen, ihr passendes (specifisches) Heilmittel zufallsweise finden lassen sollen, so hätten sie sämmtlich eben so festständig in der Natur bleibend existiren und stets auf dieselbe Weise, in derselben Gestalt erscheinen, und so immer als sich selbst gleiche Uebel zum Vorschein kommen müssen, wie jene wenigen genannten Krankheiten.

Nur für ein festständiges Bedürfnifs ist eine festständige Befriedigung denkbar.

der gewöhnlichen Materia medica.

Dieses Erfordernifs zur Auffindung der passenden Hülfe auf empirischem Wege, und dafs die sämmtlichen Krankheiten erst selbst festständig und sich selbst gleich seyn müssen, für die man eine gewisse Hülfe verlangt, dieses Erfordernifs scheint die Arztwelt aller praktischen Schulen nicht nur geahnet, sondern tief gefühlt zu haben. In gewissen, bestimmten Formen, dachten sie, müfsten sie sich die sämmtlichen Krankheiten des Menschen vorhalten können, wenn sie Hoffnung haben sollten, für jede eine passende, zuversichtliche Hülfe aufzufinden, nämlich (da sie keinen andern, bessern — scientivischen — Weg zur Anpassung von Hülfsmitteln auf Krankheiten kannten) mittels Durchprobirens aller vorhandnen Arzneien an ihnen —, eine Methode, die bei den gedachten wenigen festständigen so gut gelungen war.

Dieses Unternehmen, die sämmtlichen übrigen Krankheiten einzeln in bestimmter fester Form aufstellen zu können, deuchtete ihnen Anfangs gewifs sehr thunlich und ausführbar.

Diefs ins Werk zu setzen, kamen sie auf den Einfall, aus dem unübersehbaren Heere aller verschiednen Krankheitsfälle, die in einiger Rücksicht einander ähnlichen, als selbstständige Formen anzunehmen, sie, mit eignen Namen versehen, in Pathologieen aufzustellen und sich durch die steten Abweichungen derselben bei ihrem Vorkommen in der Natur nicht abhalten zu lassen, dieselben für in sich abgeschlossene Krankheitsarten zu erklären, die sie vor sich haben müfsten, um für jede derselben dann ein besondres Heilmittel finden zu können, wie sie sich schmeichelten.

So zogen sie die unendlichen Krankheitsfälle in einige selbst geformte Krankheits-Gebilde zusammen, ohne zu bedenken, dafs sich die Natur nicht ändert, die Menschen mögen sich auch diese oder jene falsche Vorstellung von ihr machen. Auf gleiche Weise zieht das vor die Augen gehaltene polyedrische Collektiv-Glas eine Menge äufserer, sehr verschiedner Gegenstände in ein einziges täuschendes Bild zusammen; sieht man aber hinter dasselbe genau in die Natur, so erblickt man ganz andre, ungleichartige Elemente.

Es entschuldigt sie nicht, dafs sie diese eigenmächtige und naturwidrige Zusammenschmiedung angeblich festständiger Krankheitsformen aus der guten Absicht begingen, um so für jede einzelne eine sichre Hülfe aufzufinden mittels Durchprobirens der mancherlei vorhandenen Arzneien an ihnen, oder durch Zufall. Sie fanden natürlich auf diese Art keine sicher heilenden Hülfsmittel für ihre künstlich abgesonderten Krankheitsbilder, denn gegen Figmente und Phantasie-Gespenster sind reelle Waffen undenkbar!

* * *

Was demnach die *Materia medica* für Nutzangaben und Tugenden einzelner Arzneien in diesen erschlichenen und fingirten Krankheits-Arten aufweisen will, kann selbst auf die mindeste Gewifsheit nicht Anspruch machen.

Denn was hat man gegen die erkünstelten pathologischen Krankheits-Arten und Krankheitsnamen mit allen, auch den vielen neu erfundnen Arzneien in den vielen Jahrhunderten Zweckmäfsiges ausgerichtet? Welche zuverlässige Hülfsnormen hat man gefunden?

der gewöhnlichen Materia medica. 53

Ist es nicht damit noch gerade so beim Alten, wie vor 2300 Jahren, dafs durch alle die verschiednen Arzneien an den unzähligen in der Natur vorkommenden Krankheitsfällen zwar mancherlei gewaltsam umgeändert, aber gewöhnlich nur verderbt, am wenigsten zur Genesung gebracht wird? Und war es wohl eine Möglichkeit, dafs es sich, selbst in diesem ungeheuern Zeitraume, hiemit ändern, bessern konnte, da das Alte blieb, wie es war, nämlich **fingirte Heil-Objekte und fingirte Tugenden der Heil-Werkzeuge, deren wahre, reine Wirkung man nicht kannte**? Wie konnten aus der Anwendung dieser gegen jene achte Hülfswahrheiten entspriefsen?

Man werfe nicht ein: „dafs doch nicht ganz selten in der Welt manche schwere Krankheit — die der Eine mit diesem, der Andre vielleicht mit einem andern pathologischen Namen belegte — dennoch, entweder durch ein einfaches Mittel in der Hausmittelpraxis, oder von den Aerzten durch ein ihnen glücklich in die Hände gerathenes Medicament oder Recept, wie durch Wunder geheilt worden sey."

Allerdings ist diefs zuweilen geschehen; kein weltkundiger Mann wird diefs leugnen. Daraus ist aber nichts anders zu entnehmen, als was wir Alle schon wissen: „dafs Arzneien Krankheiten heilen „können"; aber es ist aus diesen *casibus fortuitis* nichts zu lernen; sie stehen bis jetzt einsam in der Geschichte, noch ganz ohne Nutzen für die Praxis.

Blos dem Elenden, dem diese seltne Schickung zu Theil ward, durch dieses **ungefähre** Mittel schnell (und dauerhaft?) geheilt zu werden, ist Glück zu wünschen. Aus dieser seiner wundervollen Heilung ist aber nicht das mindeste gelernt worden, nicht die mindeste Bereicherung hat man für die Heilkunst daraus gewinnen können.

Aber eben diese Glücksfälle von ungefähren Heilungen haben, wenn sie Aerzten begegneten, die *Materia medica* gerade am meisten mit falschen, verführerischen Angaben von Heilwirkungen einzelner Arzneien *ab usu in morbis* angefüllt.

Denn da der gewöhnliche Arzt den Krankheitsfall fast nie genau beschreibt, auch umständliche Beschreibung eines Krankheitsfalles nach allen Symptomen für nichts Brauchbares hält, wenn er ihm nicht einen pathologischen Namen (benanntes Krankheits-Trugbild) zutheilen soll, so unterläfst er dann auch nicht, seinem ihm begegneten Glücksfalle einen jener pathologischen Trugnamen beizulegen, der folglich sammt dem Recepte oder dem Einzelmittel, welchem er im gemischten Recepte die Heilung allein zuschreibt, unter dem Anscheine eines Wahrheits-Fundes, den geraden Weg in die *Materia medica* findet, die zu ihren Nutzangaben ohnehin nichts anderes als pathologische Krankheits-Namen brauchen kann.

Wer dann in der Folge Lust und Belieben hat, einen ihm vorkommenden Krankheitsfall für dieselbe pathologische Krankheits-Art anzusehen (die Schule lehrt ihn so! wer hindert ihn also daran?), der macht sogleich von diesem herrlichen Recepte, von diesem köstlichen Specificum Gebrauch, auf das Wort des ersten Versicherers hin, oder nach der *Materia medica*. Er hat aber unter demselben pathologischen Trugnamen in der That einen, im Umfange seiner Symptome gewifs sehr verschiednen Krankheitsfall vor sich, und da erfolgt dann, was erfolgen mufs, es hilft nicht; es schadet, wie natürlich.

der gewöhnlichen Materia medica. 55

Diefs ist die unreine, diefs die unselige Quelle aller Angaben von Heiltugenden der Arzneien *ab usu in morbis* in der gewöhnlichen *Materia medica*, die dann jeden Nachahmer auf den Fehlweg führet.

Hätten die sogenannten Beobachter — was sie fast nie thaten — diese ihre durch Ungefähr geglückten Heilungen blofs mittels genauer Zeichnung des Krankheitsfalles nach allen Symptomen und mittels Angabe des gebrauchten Mittels der Welt bekannt gemacht, so hätten sie doch Wahrheit geschrieben, und die *Materia medica* hätte (da sie keinen pathologischen Namen bei ihnen fand) keine Lüge daraus ziehen können. Sie hätten, sage ich, Wahrheit geschrieben, die aber doch nur den einzigen Nutzen gehabt haben würde, jeden künftigen Arzt den genauen Krankheitsfall zu lehren, aufser welchem des Mittel nicht angewandt werden dürfe, wenn es passen und helfen solle; da dann jede falsche, also unglückliche Nachahmung hätte unterbleiben müssen. Aus einer solchen blofs genauen Beschreibung würde es offenbar geworden seyn allen Nachfolgern, dafs derselbe, genau derselbe Krankheitsfall sich nie wieder in der Natur ereignet, folglich nie wieder durch Wunder geheilt werden könne.

So würden alle die vielen hundert trügerischen Angaben von Heilwirkungen einzelner Arzneien in der gewöhnlichen *Materia medica* unterblieben seyn, deren Treue und Glauben bisher darin bestand und noch besteht, dafs sie die von den Schriftstellern rein fingirten allgemein-therapeutischen Arzneitugenden getreulich nachbetete, so wie die speciell-therapeutischen Angaben derselben *ab usu in morbis* als baare Münze aus den Glücksfällen von Heilungen aufnahm, nämlich den vom sogenannten Beobachter seinem Krankheitsfalle untergeschobenen, pathologischen Krankheitsart-Namen, der präsumtiven Einzelarznei, als heilwirkender Potenz, beigesellte, welcher der Arzt unter allen dabei gebrauchten Mitteln in den gemischten Recepten den Heilerfolg vorzüglich, ja einzig, zugetrauet und beigemessen hatte.

So trübe und unrein sind die Quellen der gemeinen *Materia medica!* und so nichtig ist ihr Inhalt!

Welche Heilkunst mit so sehr gemifskannten Arzneien!

Aus dem Umstande, dafs bereits für jene, obschon wenigen, feststündigen Krankheiten feststündige Heilmittel wirklich gefunden werden konnten*), scheint offenbar zu folgen, dafs auch für alle faststündige Uebel überhaupt feststündige (specifische) Heilmittel möglich seyn werden.

Es sind auch schon, seit der einzig zuverlässige, homöopathische Weg, um sie zu finden, redlich und eifrig betreten ward, die specifischen Heilmittel, für mehre der noch übrigen feststündigen Krankheiten ausgefunden worden.**)

---

*) Freilich nur mittels blinden Durchprobirens aller nur erdenklichen Arzneien, weil es der bisherigen Medicin gänzlich an einem kunstgemäfsen Auffindungswege fehlte.

**) Auf solchem homöopathischen Wege, das ist, nach dem Inbegriffe der Symptome des ehemals in Europa als ansteckende Seuche von Zeit zu Zeit herrschenden, glatten Scharlachfiebers, mit rothlaufartiger Hellröthe (welches seit 1800 von dem aus der Gegend der Niederlande her in unsre Länder eingebrochenen Purpurfriesel —

der gewöhnlichen Materia medica. 57

Die übrigen bei Menschen vorkommenden, so äusserst unter einander abweichenden Krankheitsfälle rothem Hund — fast gänzlich verdrängt und von, jenes nicht kennenden, Aerzten fälschlich mit dem Namen ,, Scharlachfieber " verwechselt worden war) fand ich das specifische Heil- und Vorbauungsmittel jenes ächten, glatten Scharlachfiebers in den kleinsten Gaben der **Belladonna**, welche ein sehr ähnliches Fieber, mit sehr ähnlicher, krebsrother Hautröthe eigenthümlich selbst zu erzeugen fähig ist.

Eben so fand ich nach dem Symptomen-Inbegriffe, welche das erwähnte **Purpurfriesel** in der besondern Art seines rein entzündlichen Fiebers mit agonisirender Angst und Unruhe zeigt, dafs der **Napell-Sturmhut** das specifische Heilmittel (zuweilen mit rohem Caffee abgewechselt) seyn mufste und die Erfahrung bewies, dafs es so sey.

Die Symptome der **häutigen Bräune** finden sich in der reinen Arzneimittellehre unter den Symptomen, welche **Röstschwamm** und **kalkerdige Schwefelleber** für sich hervorbringen, in Aehnlichkeit, und, siehe, beide in Abwechselung und kleinster Gabe heilen diese fürchterliche Kinderkrankheit, wie ich zuerst fand.

Keine bekannte Arznei vermag die eignen Zustände des epidemischen **Keichhustens** in Aehnlichkeit darzubieten, als der **Sonnenthau**, und diese bei aller Anstrengung der allopathischen Medicin entweder ins Chronische sich ausdehnende oder tödliche Kinderkrankheit wird sicher und gewifs, wie ich mich zuerst überzeugte, von dem kleinsten Theile eines Tropfens der decillionfachen Verdünnung des Saftes der *Drosera rotundifolia* in wenigen Tagen geheilt.

Welcher Arzt vermochte vor mir und vor Erscheinung der reinen Arzneimittellehre die innere Feigwarzenkrankheit sammt ihren äussern Auswüchsen gründlich zu heilen? Man war damit zufrieden, blofs die Auswüchse so oft zu brennen, zu ätzen, abzuschneiden oder abzubinden, so oft sie auch wieder aus dem Innern hervorprofsten; Niemanden gelang es, sie zu **heilen**. Aber die Symptomen der *Thuya occidentalis* belehrten mich, dafs sie diese Krankheit heilen musse und, siehe, ihr sehr

aber, sie mögen nun acute oder chronische seyn, wenn man letztere nicht auf irgend eine festsständiges Ur-Uebel zurückführen kann, sind, zum Behufe der Heilung, jeder als eigenartig anzusehen und nach dem Inbegriffe ihrer auffindbaren Symptome mit einem, ähnliche Symptome in seiner reinen Wirkung auf gesunde Körper zeigenden Arzneimittel heilkräftig zu behandeln.

Diese verbesserte Heilkunst, das ist die homöopathische, schöpft nicht aus jenen un r e i n e n Qu ellen der bisherigen *Materia medica*, geht nicht jene uralten, träumerischen Irrwege, die wir hier erzählt haben, sondern den naturgemäfsen Weg. Sie wendet die Arzneien n i c h t e h e r gegen das Uebelbefinden des Menschen an, als bis sie ihre reinen Wirkungen, nämlich das, was jede im Befinden des gesunden Menschen ändern kann, erst in Erfahrung gebracht hat — r e i n e A r z n e i m i t t e l l e h r e.

Hiedurch erst wird das Vermögen derselben auf das menschliche Befinden kund; hiedurch erst offen-

verdünnter Saft in sehr kleinen Gaben heilt wirklich die innere Feigwarzenkrankheit, so dafs auch die äussern Auswüchse verschwinden — also gründlich.

Mit einem Aufwande von unzähligen, empirisch ergriffenen Mitteln quält der Allopath die Herbstruhr-Kranken, und mit welchem erbärmlichen Erfolge! Die Symptomen des ätzenden Quecksilbersublimats aber (m. s. die r. Arzneimittellehre) sind denen der Herbstruhr so ähnlich, dafs diese Arznei ihr specifisches Heilmittel seyn mufs, wie mich auch schon vor vielen Jahren die Erfahrung überzeugte, dafs gewöhnlich nur eine einzige Gabe von einem kleinen Theile eines Tropfens der trillionfachen Verdünnung der Auflösung eines Grans von *mercurius sublimatus corrosivus* zur schnellen vollkommnen Heilung derselben hinreiche.

der gewöhnlichen Materia medica.

baret sich von selbst ihre wahre Bedeutung, das eigenthümliche Wirkungsbestreben jeder einzelnen Arznei hell und klar, ohne allen Trug, ohne alle Täuschung oder Vermuthung; in den von ihnen erfahrnen Symptomen liegen schon alle Heil-Elemente derselben offen da, liegt schon die ganze Beziehung auf alle die Krankheitsfälle, die jede passend (specifisch) heilen kann.

Die Krankheitsfälle werden nach dieser verbesserten Heil-Lehre, wie sie sich auch in ihrer unendlichen Verschiedenheit aussprechen mögen (so lange sie nicht auf irgend ein tiefer liegendes, festständiges Ur-Uebel zurückgeführt werden können) jedesmal als neu und nie vorgekommen, das ist, genau so wie sie sich zeigen, angesehen und mit allen Sinnen nach ihrer Gestalt, das ist, nach den an ihnen bemerkbaren Symptomen, Zufällen und Befindensveränderungen aufgezeichnet, um nun aus den nach ihren Wirkungen auf die ungetrübte Gesundhheit vorher ausgeforschten Arzneien diejenige als Heilmittel auszuwählen, welche die dem Krankheitsfalle ähnlichsten Symptome, Zufälle und Befindensveränderungen eigenthümlich selbst erreg, und sie dann auch, wie die Erfahrung lehrt, in sehr kleiner Gabe besser und vollkommner heilt, als jede bisherige Heilmethode.

Eine solche Lehre der reinen Wirkungen der Arzneien verspricht keine täuschende, lügenhafte Hülfe für Krankheits-Namen, erdichtet keine allgemein-therapeutischen Arznei-Tugenden, enthält aber stillschweigend die Heil-Elemente für die genau erkannten (nach allen ihren Symptomen ausgeforschten) Krankheitsfälle, und wird so dem, welcher für diese jene nach der passendsten Aehnlichkeit zu wählen sich die Mühe nimmt, zur reinen unerschöpflichen Quelle Menschen errettender Hülfsleistungen.

Leipzig, im April 1817 und Köthen im Januar 1825.

Samuel Hahnemann.

Inhalt.

Chamille.

Chinarinde.

Christwurzel.

Haselwurzel.

Ipekakuanha.

Meerzwiebel.

Stechapfel.

Weiſsnieſswurzel.

Chamille - Mettram. (Feld - Chamille, Hälmerchen.)

(Der aus der ganzen Pflanze, *Matricaria Chamomilla*, frisch ausgepreſste und mit gleichen Theilen Weingeist gemischte Saft.)

Man wird aus folgenden Chamille - Symptomen, ob sie gleich noch lange nicht vollzählig genug sind, doch ersehen, daſs diese Pflanze offenbar zu den vielnützigen (Polychrest-) Arzneien zu zählen ist. Die Hausmittelpraxis des gemeinen Mannes hat sich daher auch ihrer häufig in allerlei, vorzüglich schnell entstandenen Uebeln bedient. Aus lächerlichem Stolze achteten sie deſshalb die Aerzte nicht als Arznei, belegten sie mit dem verächtlichen Namen „Hausmittel", und erlaubten sie Händevoll im Aufgusse als Thee oder Klystir ihren Kranken, nach Belieben, neben ihren Recept - Arzneien *), zu ge-

---

*) Um der Entehrung auszuweichen, eine so gemeine Pöbel-Pflanze, wie die Feld-Chamille ist, in ihren eleganten Recepten verschrieben zu haben, zogen sie, wenn ja dergleichen verlangt wurde, die theurere und vornehmere *Chamomilla romana off.* vor — ohne zu bedenken, daſs diese, als eine ganz verschiedne Pflanze, und selbst von einem ganz andern Pflanzengeschlechte (*Anthemis no-*

brauchen, gleich als sey die Chamille als gemeines Hausmittel für nichts zu achten. Eben so liefsen sie die Blüthen in gewärmten Säckchen in Menge auf schmerzhafte Stellen von den Kranken nach ihrem Belieben auflegen, während sie selbst dabei ganz andre Arzneien innerlich einnehmen liefsen. Hebammenlehrer liefsen den Hebammen und Müttern zu, fast in alles Getränke und in die Speisen der Säuglinge und Säugenden Chamillenthee zu thun, als eine stets heilsame, blos gesunde, nie schädliche, wenigstens ganz unbedeutende und gleichgültige Sache.

So weit ging die Verblendung der Aerzte in Hinsicht eines Gewächses, welches unter die starken Arzneien gehört, dessen genaue Kraft und Bedeutung zu erforschen ihre Pflicht war, um nicht nur selbst einen blos vernünftigen und heilsamen Gebrauch von ihr machen zu lernen, sondern auch um dem Mifsbrauche derselben bei dem Pöbel Einhalt zu thun, und ihn zu lehren, in welchen besondern Fällen die Chamille einzig heilsam anzuwenden, und in welchen sie zu meiden sey.

Aber nichts von aller dieser ihrer Schuldigkeit thaten bisher die Aerzte; vielmehr wetteiferten sie mit dem Pöbel in unbesonnener Anrathung oder Zulassung dieser starken Arzneipflanze in allen Krankheitsfällen, ganz ohne Unterschied, in jeder dem Kranken beliebigen Menge oder Gabe.

Es gehört aber wenig Menschenverstand dazu, um einzusehen, dafs keine Arznei in der Welt in allen Krankheiten heilsam seyn könne, und dafs jede nur einen genau bestimmten heilsamen Wirkungskreis

bilis L.) auch verschiedne Eigenschaften und Wirkungen haben müsse. Doch was kümmert sich ein Mann um die eigenthümlichen Wirkungen der Arzneien, der zum **Receptschreiben blos ihre Namen** nöthig hat?

Chamille.

habe; über welchen hinaus jede stark arzneiliche Substanz, wie die Chamille *) durchaus schädlich wirken müsse, und zwar um so schädlicher, je wirksamer ihre Kräfte sind —, dafs folglich um nicht ganz als Quacksalber zu handeln, der Arzt nicht nur die Fälle, worin die Chamille heilsam seyn mufs, sondern auch jene im voraus einsehen müsse, wo sie nachtheilig angewandt werden würde, und endlich, dafs er auch die Gabe genau zu bestimmen wisse, welche weder zu grofs, noch zu klein für das Uebel sey, dessen Heilung durch diese Pflanze dann auch mit der gröfsten Gewifsheit zu erwarten wäre bei Anwendung der angemessenen Gabe.

Wenn man nicht aus tausend andern Beweisen wüfste, in welchem traurigen Zustande, in welcher unbegreiflichen Blindheit die praktische sogenannte Arzneikunst so viele Jahrhunderte hindurch dahergeschwankt ist, und wie sie so ganz alles gethan, um in Vernunft mit dem Pöbel zu wetteifern, so dürfte man jeden Unbefangenen nur aufmerksam machen auf der Aerzte Verfahren mit der so kräftigen Arzneipflanze, Chamille.

Denn da eine, auch noch so vielnützige, Arznei bei der so unaussprechlichen Zahl verschiedner Krankheitszustände, die es in der Natur giebt, unmöglich in einem Zehntheile derselben dienlich und heilsam seyn kann, so kann es auch die Chamille nicht.

Wir wollen aber den unmöglichen Fall annehmen, die Chamille könne in einem Zehntheile aller vorkommenden Krankheiten heilsam seyn, mufs sie denn nicht, wenn sie, wie bisher, fast in allen Krankheitsfällen ohne Unterschied gebraucht wird, in den übrigen neun Zehntheilen schaden? Ist es weise,

---

*) Alles, was starke Beschwerden heilen kann, mufs, natürlich, eine starke Arznei seyn.

durch neunfachen Schaden einen einfachen Vortheil*) zu erkaufen? „Was, Schaden?" erwiedert der gemeine Praktiker, „ich sehe keinen Schaden von der Chamille." Ja, so lange Du die Krankheitssymptome und Uebel, die die Chamille als kräftige Arznei im gesunden menschlichen Körper für sich und eigenthümlich erzeugt, nicht kennst, kannst Du freilich auch bei ihrem Gebrauche in Krankheiten die von ihr herrührenden Uebel nicht als Nachtheile von der Chamille erkennen, und giebst sie, unwissend genug, für eine Folge der Krankheit selbst, für Krankheits-Böslichkeit aus, und betrügst so dich selbst und die armen geplagten Kranken.

Siehe in diesen Spiegel, siehe in beifolgende Chamille-Symptome und erkenne, wenn du deine Alltags-Sudelei mit dem unbegränzten Beigebrauche der Chamille fortübst, an den nachtheiligen, sich hervorthuenden Symptomen und Beschwerden, wie viele von ihnen Chamille-Symptome sind, wie viel Beschwerden und Quaal du also dem Kranken verschaffest durch den Mifsbrauch dieser kräftigen Pflanze

---

*) Höchst thöricht wäre es schon, wenn jemand die Loose einer Klassenlotterie zusammenkaufen wollte, um die einzelnen Gewinne darin sich zu verschaffen, ohne zu bedenken, dafs er dadurch einen offenbaren Verlust von zehn Procent erleidet. Welche Thorheit wäre aber mit der zu vergleichen, wenn es Lotterien gäbe, welche ihren Theilnehmern offenbare neun Zehntheile Verlust brächten; und jemand diese Loose zusammenkaufen wollte, um 9 muthwillig zu verlieren, während er 1 nur gewinnen kann? Und dennoch ist der Alltags-Anwender der Chamille, in allen und jeden Fällen, noch ungleich thörichter; er bringt ein noch weit gröfseres Verhältnifs von Schaden hervor, nur mit dem Unterschiede, dafs der Schaden nicht seine Haut trifft, sondern die des armen Kranken.

Chamille.

in den unpassenden Fällen und in übermäfsigen Gaben. *)

Sieh aus diesem, obgleich noch unvollzähligen, Verzeichnisse ein, wie oft, wenn die Krankheit auch schon für sich gewichen seyn würde, du die Leiden des Kranken durch Erregung gehäufter, eigenthümlicher Chamillen-Beschwerden bei dem sinnlos fortgesetzten Mifsbrauche dieser Arznei verlängert, verdoppelt, vervielfältigt hast! So lange du freilich, was die Chamille für sich an eigenthümlichen Leiden erregt, nicht wufstest, nicht ahnetest, sündigtest du nur aus Unwissenheit; nun aber ein reines Verzeichnifs der Chamllie-Beschwerden hier vor dir liegt, wirst du wohl anfangen, dich der Sünde zu schämen, so viele Leiden durch Alltags-Anwendung der Chamille oder unbegränzte Erlaubung derselben in den unpassenden Fällen und noch dazu in so grofsen Gaben deinen Kranken anzuthun, welche Verkürzung ihrer Leiden, Heilung und Hülfe von dir erflehten.

Aus den Symptomen und Beschwerden, die die Chamille für sich in gesunden Menschen erregt (und diefs ist der Fall bei allen dynamisch wirkenden Arzneien), ersiehet man, welche natürlichen Krankheits-Zustände sie schnell, mit Gewifsheit und dauerhaft

*) Oft wo in der gemeinen Praxis von Ungefähr die Chamille auch in einem passenden Falle angewendet wird (denn eine vielnützige Arznei, die überall gebraucht wird, mufs doch zuweilen einmal plumper Weise auch auf den für sie passenden Krankheitsfall hingerathen), schadet sie dennoch durch die Uebermenge in der man sie brauchen läfst; sie hebt da zwar die homöopathischen Beschwerden des Uebels, erregt aber daneben viel unnöthige Leiden, indem sie ihre übrigen starken Symptome hervorbringt, welche bei einer kleinen Gabe nicht laut werden würden, und schadet so auch selbst in den für sie geeigneten Fällen durch die unvernünftig starke Gabe.

heilen kann, heilen wird, heilen mufs. Ich brauche keine aazugeben dem, welcher sie homöopathisch zu brauchen weifs.

In den aus dieser Gegeneinander-Haltung der Symptome der Krankheit mit den eigenthümlichen Chamille-Symptomen resultirenden, geeigneten Gebrauchs-Fällen dieser Pflanze wirkt sie, wenn (wie in jeder nicht unvernünftigen Kurart geschehen sollte) alle andre fremdartig arzneilichen Einflüsse vom Kranken entfernt gehalten werden, in sehr kleinen Gaben volle Heilung. Ich habe den oben angegebenen Saft der Pflanze in einer quadrillionfachen Verdünnung zu einem einzigen Tropfen auf die Gabe nicht nur hinreichend, sondern auch zuweilen (wo der Kranke sehr empfindlich war) noch etwas zu stark befunden. Wer Vergnügen daran findet, diese Gaben mit den gewöhnlichen von ein Paar Loth Chamillenblumen als Theeaufgufs, auch wohl zugleich in Klystiren und Umschlägen angebracht, wie die kopflose Schlendrians-Observanz mit sich bringt, in Vergleichung zu stellen, der mzg es; auf meiner Seite ist die geprüfte Wahrheit.

Die Chamille wirkt nicht lange, doch, in grofsen Gaben, einige, wohl auch mehre Tage.

Die Nachtheile von ihrer Anwendung in zu grofsen Gaben und am unrechten Orte werden, je nachdem die Symptome sind, theils von rohem Kaffee, theils von Ignatzsaamen, theils von Pulsatille —; sind es aber durch Bewegung des leidenden Theils sich mindernde, reissende und ziehende Schmerzen, von Sturmhut bald gehoben. Kaffee nimmt, wenn er nicht tägliches Getränk des Kranken war, ebenfalls viele Chamillen-Beschwerden hinweg, so wie er selbst in der Chamille oft (wo nicht vielmehr Krähenaugen, den Symptomen nach, angezeigt sind) ein kräftiges Antidot seiner Nachtheile findet. Wenn jedoch die Schädlichkeit des täglich fortgesetzten Kaffeetranks ununterbrochen sich erneuert, da kann freilich die Chamille den Kaffeetrinker so wenig krankheitfrei machen, als das Abtrocknen bei fortdauerndem Regen hilft.

Chamille scheint, in der kleinsten Gabe, vorzüglich das allzu empfindliche Gefühl für Schmerz oder die allzu lebhafte Afficirung der Gemüthsorgane durch den Schmerz ungemein zu mindern, daher auch viele Beschwerden vom Kaffeetrinken und von Curen mit narkotischen Palliativen zu mäfsigen, aus dieser Ursache aber bei im Schmerze gelassenen und gedultigen Personen nicht anwendbar zu seyn — eine Bemerkung, die ich als von gröfster Wichtigkeit aufstelle.

Selten habe ich die Chamille in neuern Zeiten als Heilmittel anwenden können. Gewöhnlich, wo bei neuen Kranken die Symptome auf Anwendung der Chamille hinwiesen, waren es nicht ursprünglich Krankheits-Symptome, sondern, wie die Erzählung auswies, Symptome von schon mifsbräuchlich angewendeter Chamille, so dafs ich nur gegen die Uebel von letzterer Gegenmittel anzuwenden hatte, um die dadurch künstlich gemachte Krankheit aufzuheben.

C h a m i l l e.

(Schwindel beim Vorbücken.)
Schwindel, vorzüglich beim Reden (n. 16 St.).
Schwindel nach dem Essen.
Bald nach dem Essen, beim Gehen, Schwindel zum Hinfallen, gleich als wenn der Kopf ein zu starkes Uebergewicht hätte.

5 Schwindel nach dem Kaffeetrinken.
Frühschwindel.
Trunkener, wankender Frühschwindel beim Aufstehen aus dem Bette
Schwindel mit Düseligkeit. *)
Abendschwindel, als wenn er sich nicht recht besinnen könnte.

10 (Schwindel und Trübsichtigkeit nach dem Niederlegen, mit flüchtiger Gesichtshitze.)
Ohnmachtschwindel.
Kleine Anfälle von Ohnmachtschwinddel (n. ¼ St.).
Stumpfsinnigkeit, verminderte Fassungskraft (n. 4, 5, 6 St.).
Freudenlose Stumpfsinnigkeit mit Schläfrigkeit, ohne jedoch schlafen zu können.

15 Er versteht die Frage unrecht und antwortet ver-

---

*) M. s. nächst den hier folgenden Symptomen von Duttenheit auch 232.

kehrt, mit gedämpfter Stimme, als wenn er delirirte (n. 6 St.).

Es wird leicht vom Nachdenken angegriffen.

Er versteht und begreift nichts recht, gleich als wenn ihn eine Art Taubhörigkeit, oder ein wachender Traum daran hinderte (n. 1½ St).

Ein zerstreutes Wesen; er sitzt wie in Gedanken.

Die Gedanken vergehen ihm.

20 Beim Schreiben und Reden läfst er ganze Worte aus.

Er stammelt, er verredet sich und verspricht sich (n. 4 St.).

Unachtsamkeit, Unaufmerksamkeit; äussere Dinge machen keinen Eindruck auf ihn; er ist gegen alles gleichgültig (n. 2 St.).

Düsterer, drückender Kopfschmerz beim Sitzen und Nachdenken.

Schwere im Kopfe.

25 Kopfweh, aus Schwere und Zerschlagenheit zusammengesetzt (n. 3 St.).

Kopfweh, während des Schlafes selbst fühlbar.

Kopfweh, früh im Bette, bei noch geschlossenen Augen, im halbwachenden Schlafe, welches beim völligen Erwachen und nach dem Aufstehen verschwindet.

Beim Erwachen aus dem Schlafe, Schmerz im Kopfe, als wenn er zerspringen sollte (n. 13 St.).

Anfallweise wiederkehrender, reifsender Kopfschmerz in der Stirne.

30 Ungeheurer reifsender Kopfschmerz in der Mitternacht, der jedoch wegen des allzutiefen Schlafs nur auf Augenblicke aus dem Schlafe aufweckt.

Halbseitiger, ziehender Kopfschmerz (n. 3, 4 St.).

Auf einer von beiden Seiten in den Schläfen, reifsendes Kopfweh.

Stechend reifsender Schmerz in der Stirne, welcher sich in die Brust zieht.

Knochenschmerz auf beiden Seiten der Stirne (n. 5 St.).

Chamille.

35 Es reifst und sticht zu den Schläfen heraus.
Einzelne Stiche in einer der beiden Gehirnhälften, vorzüglich der rechten (n. 11 St.).
Einzelne starke Stiche im Gehirne.
Starke Stiche in der einen Hälfte des Kopfs, wie nach Verkältung.
Feinstechendes Kopfweh.

40 Kopfschmerz wie Nadelstiche, als wenn die Augen aus dem Kopfe fallen sollten.
Ueberhingehende Anfälle von Klopfen in der einen Gehirnhälfte.
Klopfendes Kopfweh (n. 14 St.).
Einzelnes Pochen im Kopfe (n. ¼ St.).
Zuckendes Kopfweh in der Stirne, vorzüglich nach dem Essen.

45 Ein Knacken und Knarren in der linken Gehirnhälfte.
Die linke Schläfe ist geschwollen und schmerzt beim Befühlen (n. 6 St.).
Gedunsenheit des Gesichts und der Hände.*)
An der Stirnhaut ein fressendes Jücken.
Wenn das Besinnungsvermögen zurückkehrt und der Schlummer vergangen ist, werden die Pupillen erweiterter (n. 7 St.).

50 Sehr verengerte, doch mehr zur Verengerung geneigte Pupillen **) (n. mehren St.).
Verengerte Pupillen (d. ersten 4 St.).
Eine grofse Trockenheit (der Meibomschen Drüsen) am Rande der obern und untern Augenlider (n. 1 St.).
Gefühl von Wundheit in den äussrn Augenwinkeln und hautlose, wunde Lippen (n. 36 St.).
Die Augenwinkel, früh, voll Eiter.

55 Das Auge ist früh geschwollen und mit eiterartigem Schleime zugeklebt.
Nach dem Schlafe sind die Augenlider zusammengeklebt.

*) 46. 47. m. s. 83. 96. 97.
**) s. 392.

Chamille.

Unschmerzhafte Blutunterlaufung im Weifsen des innern Winkels des rechten Auges (n. 14 St.).

Drücken in den Augen; die Augen sind entzündet und früh voll Augenbutter.

Ein drückender Schmerz unter dem obern Augenlide bei Bewegung der Augen und beim Schütteln des Kopfs.

60 Starke Stiche in den Augen.

Gefühl, als wenn Feuer und Hitze aus den Augen käme.*) (sogleich).

Flimmern vor den Augen (sogleich).

Gesichtsverdunkelung seitwärts, wenn man den Blick auf einen weifsen Gegenstand heftet.

Augen trübe und blöde, des Morgens, seltner des Abends; beim Lichte scheint ein Lichtstrahl aus den Augen bis in die Lichtflamme zu gehen.

65 Trübsichtigkeit, bei Frostigkeit.

Rothes Friesel auf den Backen.

Reifsen in den Ohren, Ohrenzwang.

(Reifsen im rechten Ohrläppchen.)

Einzelne grofse Stiche im Ohr, besonders im Bücken, bei Uebelnehmigkeit und Aergerlichkeit über Kleinigkeiten.

70 Etliche Stiche neben dem Ohre am Halse.

Beim Bücken stumpfer Druck im innern Ohre, wie von einem Stofse.

Empfindung wie vou Verstopfung der Ohren, und es war, als wenn ein Vogel darin ruschelte und scharrte.

Abends ist es ihm dustrig vor den Ohren **) (n. 24 St.).

Sausen in den Ohren, wie von Wasserrauschen.

75 Ohrenklingen (n. 1, 3, 4 St.).

Nasenbluten.

Geschwürige Nasenlöcher; böse Nase.

Die Lippen bekommen Risse und schälen sich (n. 16 St.).

*) s. 393.
**) s. 391.

Chamille.

Die Unterlippe theilt sich in der Mitte in eine Schrunde (von der dritten bis zehnten Stunde).

80 Schorfige Verschwärungen am Lippenrande (von 1 bis 4 St.).

Zahnfleischgeschwulst.

Zahnwackeln.

Zahnweh mit Backengeschwulst. *)

Nach Mitternacht (3 Uhr), über Zahnweh aufgewacht (ein fressender Schmerz, wie wenn man am Nerven etwas abkratzte), welches früh um 7 Uhr aufhörte, so dafs nur einige stichähnliche Rucke zurückbleiben.

85 In den Zähnen der obern Kinnlade ein Mucken und Kriebeln.

Muckend ziehender Zahnschmerz in der Kinnlade.

Ziehender Schmerz in den Zähnen.

Zahnweh, wie von Verkältung, wenn man voll Schweifs sich der freien Luft aussetzt.

Zahnweh, wenn man etwas Warmes in den Mund bringt.

90 (Zahnweh erneuert sich in der warmen Stube.)

Zahnweh, nach warmen Getränken vorzüglich arg, besonders nach Kaffeetrinken.

Nach Essen und Trinken, vorzüglich von etwas Warmem, (doch auch nach kalten Dingen) kommt der Zahnschmerz entweder gleich, oder eine Minute darnach.

Ziehender Schmerz der Zähne nach Essen und Trinken.

Zahnweh nach Essen und Trinken, obgleich keins von beiden weder warm, noch kalt war (späterhin).

95 Bei Oeffnung der Kinnbacken, Schmerz, als wenn die Kaumuskeln klammartig weh thäten, welcher Schmerz sich zugleich in die Zähne verbreitet.

---

*) M. s 96. 97. auch 46. 47. Das Zahnweh, welches Chamille erregen kann (m. s. 81. bis 100), stimmt mit dem in neuern Zeiten so haufig herrschenden (meist vom Kaffeetrinken herrührenden) sehr ähnlich zusammen, und wird daher von der Chamille homöopathisch und specifisch geheilt mit kleinen Gaben.

Chamille.

In Anfällen abwechselnd wiederkehrender Zahnschmerz, mit Backengeschwulst und Speichelanhäufung, welcher hie und dorthin fährt, auch nach den Augen zu sich erstreckt, und sich vom Trinken kalten Wassers verschlimmert.

Reifsender Zahnschmerz in der Kinnlade, nach dem Ohre zu, mit Backengeschwulst.

In dem Unterkiefer, nach vorne zu, ziehender Zahnschmerz (n. ½ St.).

Ziehender Zahnschmerz, man weifs nicht, in welchem Zahne eigentlich, welcher während des Essens vergeht, und vorzüglich die Nacht tobt, wobei die Zähne wie zu lang sind. *)

100 Einzelne Stiche in der Kinnlade bis ins innere Ohr.

Krampfhaft ziehender Schmerz im Gaumen nach dem Rachen hin.

Auf und unter der Zunge Bläschen mit stechendem Schmerze.

Ein starkes Beifsen hinten auf der Zunge und an der Gaumendecke (n. 1 St.).

Einfacher Schmerz hinten im Halse, der bei Bewegung des Halses und beim Schlucken sich vermehrt.

105 Halsweh, wie von einem Pflocke im Halse, beim Schlingen (n. 4 St.).

Halsweh mit Geschwulst der Ohrdrüse (Parotis).

(Klopfender Schmerz in den Unterkieferdrüsen) (n. 4 St.).

Klopfen hinten im Halse (n. ¼ St.).

Speichelflufs.

110 Schleimige Zähne.

---

*) Ueberhaupt haben die Chamille-Schmerzen das Eigne, dafs sie in der Nacht am wüthendsten sind, und dann oft bis zu einem Grade von Verzweiflung treiben, nicht selten mit unablässigem Durste, Hitze und Röthe der einen Backe; auch wohl heifsem Kopfschweifse selbst in den Haaren. Die Schmerzen von Chamille deuchten gewöhnlich unerträglich und nicht auszuhalten (m. s. 428.). Alles diefs Charakteristische der Chamille deutet auf mit ihr homöopathisch zu hebende, ähnliche Krankheitsfälle hin.

Schleimiger Geschmack (n. 2 und 12 St.).
Saurer Geschmack (n. 3 und 18 St.).
Das Brod schmeckt sauer.
Alles, was er zu sich nimmt, schmeckt wie altes ranziges Fett (n. 2 St.).

115 Was er ausrakst, schmeckt faulig.
(Er hat Nachts einen faulen Geschmack im Munde.)
Es riecht ihm faul aus dem Munde, nach dem Mittagsessen, wie stinkender Athem (n. 3 St.).
Früh, bitterer Geschmack im Munde (n. 24 St.).
Mangel an Appetit.

120 Appetitlosigkeit, aber beim Essen kommt die Efslust zurück.
Er kat keinen Appetit, und es schmeckt ihm nichts; die Speisen wollen nicht hinunter.
Kein Verlangen auf Speisen; nichts schmeckt ihm gut.
Es schüttelt ihn, wenn er das Essen vor sich hat; es ist ihm zuwider.
Mangel an Appetit, als wenn ihn die Speisen anekelten, ob sie ihm gleich keinen unrechten Geschmack haben.

125 Kein Hunger und kein Appetit.
(Fleischbrühe ist ihm zuwider.)
Bier stinkt ihn an.
Kaffee ist ihm zuwider.
Nach dem Frühkaffee, brecherliche Uebelkeit, mit Erstickungszufällen.

130 Früh, nach dem Kaffeetrinken, Hitze über und über und Schweifs, mit Erbrechen bittern Schleimes; hinten nach bitterer Geschmack im Munde, Schwäche im Kopfe und Brecherlichkeit.
Heftiger Appetit auf Kaffee*) (n. 7 St.)
(Appetit auf rohes Sauerkraut.)
Widernatürlicher Hunger, Abends (n. 3 St.).
Beim Abendessen scheinen die Speisen blos in das Halsgrübchen herunterzugehen und daselbst ste-

---

*) 131. scheint eine Wechselwirkung mit 123 zu seyn.

Chamille.

hen zu bleiben, mit Empfindung von Vollheit, Brecherlichkeit und Aufstofsen.

135 Leeres Aufstofsen (n. ¼ St.).
Saures Aufstofsen.
Durch Aufstofsen verstärken sich die vorhandnen Schmerzen.
Oft ein einzelnes Schlucksen (n. 1 St.).
Während des Essens, Vollheit, und nach dem Essen, Uebelkeit.

140 Nach dem Essen, satte Vollheit im Magen, selbst bis auf den künftigen Tag; Brecherlichkeit.
Nach dem Frühstück, Brecherlichkeit, den ganzen Morgen über.
Nach dem Essen treibt's ihm den Unterleib auf.
Uebelkeit nach dem Essen.
Nach dem Essen, Vollheit, Aengstlichkeit und reifsender Schmerz im Rücken, der dann in den Unterleib geht.

145 Früh, Trockenheit im Munde, dann Auftreibung des Unterleibes, und der Stuhlgang geht nur unvollständig ab.
Brecherliche Uebelkeit, wie bei bevorstehender Ohnmacht.
Wabblichkeit und ohnmachtartige Uebelkeit.
Die Wabblichkeit (ohnmachtartige Uebelkeit) in der Herzgrube vergeht durchs Essen.
Brecherliche Uebelkeit mit Zusammenflufs des Speichels im Munde.

150 Früh, brecherliche Uebelkeit.
(Erbrechen, ohne vorgängiges Aufstofsen.)
(Saures Erbrechen; es riecht ihr auch sauer aus dem Munde.)
Die Speisen kommen durch Aufstofsen wieder heraus, schwulken heraus (n. 5 St.).
Erbrechen der Speisen, welches erst von der Vollheit des Unterleibes, dann aber von unerträglicher Uebelkeit erregt wird.

155 Nach Essen hnd Trinken, Hitze und Schweifs des Gesichts (n. 14 St.).

Nach dem Essen, Drücken in den Hypochondern und im Magen.
Er schreit ängstlich über einen Schmerz in der Herzgrube, als wolle es ihm das Herz abdrücken, und schwitzt ungeheuer dabei.*)
Schmerzhafte Aufblähung der Oberbauchgegend, früh.
In den Hypochondern stämmen sich die Blähungen herauf (späterhin).

160 Magendrücken, wie wenn ein Stein herabdrückte.
Drückender Schmerz im Magen und unter den kurzen Ribben, welcher das Athmen beengt, vorzüglich nach dem Kaffeetrinken (n. 1 St.).
Drückendes Leibweh über dem Nabel.
Blähungskolik: es drängen sich Blähungen bald dahin, bald dorthin mit grofser Gewalt, als wenn sie die Bauchmuskeln durchbohren wollten, mit lautem Knurren und Kollern; vorzüglich drängen sie nach den Bauchringen; wenn sich die Kolik legt, gehen nur wenige Blähungen ab, auch sind dann im Unterleibe fast keine zu spüren (n. 3 St.).
Blähungskolik (n. 1 und mehren St.).

165 Von Zeit zu Zeit wiederkehrende Kolik; in den Hypochondern häufen sich die Blähungen und es fahren Stiche durch die Brust (n. 8 St.).
Anhaltend spannender Schmerz in der Unterribbengegend, mit einem Spannen um das Gehirn (und trocknem Katarrh auf der Brust) (n. 1 St.).
Gluckern in der Seite bis in den Unterleib.
Zerschlagenheitsschmerz der Unterbauchmuskeln (n. 9 St.).
Harter, aufgetriebener Unterleib.

170 Zusammenpressender Schmerz im Unterleibe (sogleich).
Unerträgliches Bauchweh, früh bei Sonnenaufgang.
Aufserordentlicher Leibschmerz, wovor er nicht zu bleiben wufste.
Empfindung, als sey ihr der ganze Leib wie hohl, und dabei eine immerwährende Bewegung in

---

*) M. s. 234. 236. 428.

Chamille.

den Gedärmen (bei blauen Ringen um die Augen), und wenn der Anfall des Abends kommt, so ist auf kurze Zeit eine Aengstlichkeit damit verbunden (n. 24 St.).

Leibweh, mehr Schneiden, als Kneipen.

175 Leibweh, mehr Schneiden als Stechen, mit Zusammenflufs des Speichels im Munde.

Ziehender Schmerz im Unterleibe.

Einzelne Anfälle heftigen Kneipens im Bauche; jeder dieser Schmerzen hält wohl eine Minute an (n. 12 St.).

Kneipend reifsendes Leibweh in der Nabelgegend und weiter unten auf beiden Seiten mit einem Schmerze im Kreuze, als wenn es zerbrochen wäre.

Immerwährend refisender Leibschmerz, wie eine Kugel zusammengeballt, in der Seite des Unterleibes.

180 Unterleibsschmerz, wie bei Hartleibigkeit der zögernde Abgang des Stuhlganges verursacht. *)

Beschwerde im Unterleibe, wie von Leibesverstopfung (n. 4 St.).

Leibesverstopfung.

Leibesverstopfung von Unthätigkeit des Mastdarms, so dafs die Excremente blos mittels der Anstrengung der Bauchmuskeln herausgedrückt werden (n. 1, 4 St.).

Mitten unter scharf kneipendem Bauchschmerze gehen heller gefärbte Excremente ab (n. 12, 24 St.).

185 (Unverdaute Excremente.)

(Heifser, durchfälliger Stuhlgang von Fauleiergestanke.)

Unschmerzhafte, durchfällige, grüne, wässerige Stühle, aus Koth und Schleim zusammengesetzt.

Wässerige Diarrhöe mit (und ohne) Leibschneiden.

Nächtlicher Durchlauf mit Leibschmerzen, dafs sie sich ganz zusammen krümmen mufste.

---

*) 180. 181. 182. 183. Alle Leibverstopfungsbeschwerden sind Nachwirkung, d. i. Gegenwirkung des Organisms auf das Bestreben der Chamille, in erster Wirkung Durchfall zu erregen.

190 Excremente mit Schleim überzogen und mit Schleim in den Zwischenräumen der Kothstücke.
Blos weifsschleimiger Durchfall mit Leibweh (n. 1, 8 St.).
Stechender Mastdarmschmerz nach jedem Stuhlgange.
Ein Drängen nach dem Bauchringe, als wenn jetzt dieser Theil zu schwach wäre, zu widerstehen; wie wenn ein Darmbruch entstehen will (n. 3 St.).
Bewegungen zu blinden Hämorrhoiden.

195 Fliefsende Hämorrhoiden.
Blinde Hämorrhoiden.
Jückender Schmerz im After (n. ¼ St.).
(Harnabgang wird durch Bauchschmerzen zurückgehalten.)
Stechender Schmerz im Blasenhalse, aufser dem Harnen.

200 Brennen im Blasenhalse während des Urinirens.
Beifsender Schmerz in der Harnröhre unter dem Lassen des Urins.
Angst während des Harnens, ohne ein mechanisches Hindernifs.
Geschwächte Kraft der Harnblase; der Urin geht in einem matten Strahle ab (n. 20 St.).
Angst mit vergeblichem Harndrange, ohne dafs viel Urin in der Blase wäre.

205 Unwillkührlicher Harnabgang (n. 3, 4 St.).
Jücken des Hodensacks (n. 6 St.).
Geschlechtstrieb (späterhin).
Nächtlicher Saamenergufs.
Früh, im Bette, Steifigkeit des Gliedes.

210 Wundheit am Rande der Vorhaut.
Am Rande der Vorhaut jückend stechender Schmerz (n. 3 St.).
Schründendes Brennen in der Mutterscheide.
Gelber, beifsender Mutterscheidenflufs.
Scharfer, beifsender, wässeriger Abgang aus der Mutterscheide nach dem Mittagsessen.

215 Drang nach der Bärmutter, wie Geburtswehen, mit sehr häufigem Drange zum Uriniren.

Chamille.

Schneidender Leibschmerz und Ziehen in den Dickbeinen vor dem Monatlichen.
Unter starken Schmerzen wie zum Kinde und wie Geburtswehen in der Bärmutter, häufiger Abgang geronnenen Geblütes, mit reifsenden Schmerzen in den Adern der Unterschenkel.
Es zieht vom Kreuze vor, packt und greift ihr in die Bärmutter ein, und dann gehen allemal grofse Stücken Blut ab.
Mutterblutsturz.
220 Mutterblutsturz, selbst bei alten Personen.
(Beim Ausbruch des Monatlichen, verdriefslich, unleidlich und bis zum Zanken eigensinnig.)
Unterdrückung der Monatzeit, mit Geschwulst der Herzgrube und einem Schmerze, als wenn es ihr das Herz abdrücken wollte, nebst geschwollenem Unterleibe, wehenartigen Schmerzen und Hautwassersucht.

* * *

Verstopfung der Nase, wie von Stockschnupfen (n. 1 St.).
Stockschnupfige Nasenverstopfung mit Schleimausflufs aus der Nase.
225 Fünf- bis achttägiger Schnupfen (n. 2 St.).
Pfeifen, Giemen, Schnurcheln in der Luftröhre beim Athmen.
Heiserkeit von zähem, im Kehlkopfe sitzendem Schleime, der nur durch starkes Räuspern wegzubringen ist (n. 8 St.).
Katarrhalische Heiserkeit der Luftröhre, mit Trockenheit der Augenlider (n. 1 bis 8 St.).
Heiserkeit und Husten wegen schnurchelndem Schleime im obern Theile der Luftröhre, und wo der Schleim weggehustet worden ist, da thut die Stelle weh (n. 2 St.).
230 Ein Brennen in der Kehle.

Ein brennender Schmerz unter dem Brustbeine bis zum Munde.

Ein Brennen in der Brust, mit Dummheit des Kopfes,*) als wenn er nicht wüfste, wo er wäre, mit Aengstlichkeit.

Die Brust thut innerlich wie zerschlagen weh (n. 24 St.).

Ein drückender Schmerz unter dem Brustbeine, der den Athem nicht beklemmt, und sich weder beim Athmen, noch beim Befühlen vermehrt (n. 12 St.).

235 Ein drückender Schmerz unter dem Brustbeine, der den Athem beengt (n. 10 St.).

Es steht ihm auf dem Herzen **), das Herz thut ihm weh, es will ihm das Herz abdrücken.

Ein ziehender Schmerz oder Empfindung, als wenn die rechte Brust wiederholt einwärts gezogen würde (n. 12, 16 St.).

Zusammenziehen der Brust.

Beklemmung auf der Brust.

240 Spannender Schmerz über die Brust beim Einathmen.

Quer über dem obern Theil der Brust ein klemmender Schmerz (Abends) (n. 5 St.).

Beklemmung auf der Brust, wie von Blähungen, die im Oberbauche sich stauchen, mit drückendem Schmerze; dabei Magenschmerz, wie beim Anfang des Soodbrennens; nachgehends ein Brennen im Rückgrate.

Zusammenschnürung des obern Theils der Brust, der dann auch beim Husten weh thut (n. 4 St.).

Steckflufsartige Engbrüstigkeit (es will ihm die Kehle zuschnüren) in der Gegend des Halsgrübchens, mit beständigem Reize zum Husten (n. ¼ St.).

245 Um Mitternacht ein Hustenanfall, wobei ihr etwas im Halse herauf zu kommen scheint, als wenn sie ersticken sollte.

---

*) M. s. 8. 9. 12. 14. 15. 16. 17. bis 23. 283.

**) Gewöhnlich versteht der gemeine Mann die Herzgrubengegend hierunter; m. s. auch 157.

Chamille.

Fast ununterbrochener, kitzelnder Reiz zum Husten unter dem obern Theile des Brustbeins, ohne dafs es jedoch allemal zum Husten käme.
Trockner Husten wegen eines jückenden Reizes und immerwährenden Kitzels in dem Theile der Luftröhre hinter dem Halsgrübchen (n. 4 St.).
Ein starker, trockner Husten im Schlafe (n. 11 St.).
Trockner Husten vier bis fünfmal täglich.

250 (Das Kind erbofst sich und bekommt dann Husten.)
Vor Mitternacht, aus dem Unterleibe in die Brust strahlende Stiche, bei immerwährendem Durste, ohne Hitze.
(Etwas stumpfe) Stiche, welche aus dem Bauche in die Mitte der Brust dringen, wie von Blähungen (n. 2, 4 St.).
Nach jedem Erschrecken, wachend und schlummernd, gab es ihm Stiche aus dem Unterleibe nach der Brust herauf.
Stiche in der Seite der Brust, unter den Ribben und Schulterblättern, beim Athmen (n. 4 St.).

255 Stechen in der Brust, wie Nadelstiche.
Zu Zeiten einzelne, starke Stiche in der Brust (n. 2, 4 St.).
Stiche gerade durch die Brust, bei jedem Athmen.
Stiche aus der Brustmitte nach der rechten Seite zu, nach jedem Ausathmen (n. 1½ St.),
Skirrhöse Härte der Brustdrüsen.

260 Ein harter Knoten unter der Brustwarze, beim Befühlen schmerzhaft, auch für sich zuweilen von ziehend reifsendem Schmerze.
In der Gegend des Schlüsselbeins und des Halses reifsender Schmerz (n. 2 St.).
(Spannende Steifigkeit der Halsmuskeln.)
Ziehender Schmerz in den Schulterblättern, in der Brust und in den Händen, wie von Verkältung (n. 15, 16 St.).
Feinstechende Schmerzen im Rücken.

265 Reifsen im Rücken.

Ziehender Schmerz im Rücken, eine Stunde lang (n. 1 St.).
Zusammenziehende Empfindung im Rückgrate.
Ziehend reifsender Schmerz im Rücken.
Schmerz im Kreuze, vorzüglich in der Nacht.

270 Kreuz wie zerschlagen.
(Eine Art wilder Wehen) aus dem Kreuze in die Oberschenkel, ein ziehend lähmiger Schmerz (n. 1, 2 St.).
Nach dem Sitzen ein Steifigkeitsschmerz in den Lenden (n. 16 St.).
Nachts unerträglicher Schmerz in den Lenden und dem Hüftgelenke, wenn er auf der entgegengesetzten Seite liegt.
Von Mitternacht an ein ununterbrochenes, feines, empfindliches Drücken in den Gelenkbändern und der Knochenhaut des Armes, von der Achsel an bis in die Finger, welches einem Ziehen oder Reifsen ähnelt (ohne Bewegung fast so schlimm, als bei Bewegung); tief in der Nacht ist's am schlimmsten, vorzüglich wenn man auf dem Rücken liegt, und am besten, wenn man sich auf den schmerzenden Arm legt (n. 8 St.).

275 Ein kriebelndes Reifsen in den Armröhren bis in die Finger, als wenn der Arm taub oder eingeschlafen wäre, oder kein Gefühl hätte.
Eine Steifigkeit des Arms, als wenn er einschlafen wollte, wenn man mit der Hand zugreift.
Die Arme schlafen ihr gleich ein, wenn sie derb zufafst; sie mufs es gleich sinken lassen.
Ziehend lähmiger Schmerz in den Ellbogen und in den Händen.
Abends spät ein ziehender Schmerz innerhalb des Arms, vom Ellbogen bis in die Fingerspitzen (n. 1 St.).

280 Ziehender Schmerz in dem Handgelenke.
Schmerz des Daumens und Zeigefingers, wie von Vergreifen, Verstauchen, oder wie von zu gro-

Chamille.

fser Anstrengung, oder als wenn er zerbrochen wäre, bei Bewegung derselben fühlbar.
Brennender Schmerz in der Hand, Nachmittags (n. 72 St.).
Die Hände sind kalt; sie fühlt eine lähmige Steifigkeit darin, und Düsterheit im Kopfe; die freie Luft ist ihr empfindlich, als wenn sie sich leicht verkälten könnte.
Kälte der Hände mit kaltem Schweifse in der flachen Hand, bei übrigens gehörig warmem Körper (n. 2 St.).

285 Die Finger werden kalt und haben Neigung einzuschlafen, im Sitzen (n. 1 St.).
Früh, Eingeschlafenheit der Finger (n. 12 St.).
Reifsender Schmerz in den Ober- und Unterschenkeln.
Im Hüftgelenke Schmerz wie verrenkt, beim Auftreten nach dem Sitzen (Abends) (n. 5 St.).
Lähmige Steifigkeit mit Mattigkeit in dem Oberschenkel, wie Verschlag.

290 Im Oberschenkel ein unsäglicher Schmerz, wenn man nach dem Sitzen aufstehen will, und beim Liegen, wenn man den Unterschenkel ausstreckt.
Vorübergehender Zerschlagenheitsschmerz in den Oberschenkeln (n. ¼ St.).
Knarren und Knacken im Knie bei Bewegung (n. 3 St.).
Abends spät, ziehender Schmerz vom Knie durch den Unterschenkel.
Im Knie bis in die Fufsknöchel ein ziehend reifsender Schmerz.

295 Empfindung in den Schenkeln, als wenn sie einschlafen wollten.
Er mufs die Schenkel von Zeit zu Zeit ausstrecken, wenn er Ruhe bekommen soll.
Nachts im Bette, beim Starkausstrecken und Anstemmen der Füfse bekommt er Klamm in den Waden, welcher durch Biegung der Kniee nachläfst (n. 8 St.).
Klamm in den Waden (n. 10 St.).
Vorzügliche Neigung zu Wadenklamm.

300 Spannend klammartiger Schmerz in den Waden bei Bewegung der Füfse (n. 8 St.).

Nächtliche, lähmige Kraftlosigkeit der Füfse; sie haben keine Macht, er kann nicht auftreten, und wenn er aufsteht, so sinkt er zu Boden, unter ziehendem Schmerz im Schenkel und Bollheit und Taubheit in der Fufssohle.

Füfse sind wie gelähmt.*)

Reifsender Schmerz in den Füfsen, er darf sie nicht mit dem Bette zudecken.

In der Nacht brennen die Fufssohlen und er steckt die Füfse zum Bette heraus.

305 In den Füfsen ein Brennen und Jücken, als wenn man sie erfroren gehabt hätte (n. 3 St.).

Schnelle Geschwulst des einen Fufses und der Fufssohle.

Innerlich in der Ferse ein jückender Schmerz (n. 3 St.).

Jücken auf der Fufssohle.

Krampfhafte Zusammenziehung der Zehen unter reifsendem Schmerze in den Gliedmafsen.

310 Es ist, als wollten sich die Zehen krümmen und einschlafen, im Sitzen, vorzüglich die grofsen (n. 1 St.).

Grofser Abscheu vor dem Winde.

Hände und Füfse erstarren leicht in der Kälte, als wenn sie erfrieren wollten (n. 5 St.).

Schmerz, aus Jücken und Stechen zusammengesetzt, bald auf diesem, bald auf jenem Theile, an einer kleinen Stelle; nach dem Kratzen thut es mehr weh (n. 4 St.).

Ein nur wenig erhabner Hautausschlag im Genicke, welcher eine beifsende Empfindung macht, die zum Kratzen nöthigt.

315 Pustelartige Knötchen hie und da im Gesichte,

---

*) Die lähmige Empfindung von Chamille in irgend einem Theile ist wohl nie ohne gleichzeitigen ziehenden oder reifsenden Schmerz, und der ziehende oder reifsende von Chamille ist fast nie ohne eine gleichzeitige lähmige oder taube Empfindung in dem Theile; m. s. 271. 278. (274. 275.) 302. 329. (339. 346.).

Chamille.

welche nicht wehthun und blos bei der Berührung jücken.
Rothfrieseliger Ausschlag an den Wangen und der Stirne, ohne Hitze.
Kleine, rothe Hautflecke, die mit Frieselblüthchen besetzt sind.
Ausschlag rother, dichter Blüthchen, die auf einem rothen Hautflecken zusammengedrängt sind, welcher vorzüglich Nachts jückt und etwas beifst, auf den Lendenwirbeln und der Seite des Unterleibes; von Zeit zu Zeit, vorzüglich Abends, entsteht darum herum ein Schauder.
Die Haut wird süchtig, unheilsam, und jede Beschädigung schlägt zum Bösen und zu Verschwärungen.

320 Ein vorhandenes Geschwür wird schmerzhaft (n. ¼ St.).
Im Geschwüre entsteht zuckender und stechender Schmerz.
Im Geschwüre entsteht nächtlich ein brennender und beifsender Schmerz, mit Kriebeln darin und schmerzhafter Ueberempfindlichkeit bei der Berührung.
(Um das Geschwür am Fufse entsteht Röthe, Geschwulst und Zerschlagenheitsschmerz.)
Es entstehen um das Geschwür mit Schorf bedeckte und in Verschwärung übergehende Blüthchen mit Jücken (der Rand um den Boden des Geschwüres ist ringsum sehr roth).

325 Knacken in den Gelenken, vorzüglich der Untergliedmafsen, und Schmerzen darin, wie zerschlagen, und dennoch keine ordentliche Müdigkeit (n. 8 St.).
Einfacher Schmerz aller Gelenke bei der Bewegung, als wenn sie steif wären und zerbrechen sollten (n. 6 St.).
Alle Gelenke thun weh, wie zerschlagen, wie abgeschlagen; es ist keine Kraft in Händen und Füfsen, doch ohne ordentliche Müdigkeit.
Es liegt ihm in allen Gliedern.

Schmerz in der Beinhaut der Glieder, mit lähmiger Schwäche.

330 Reifsender Schmerz in den Gliedern, welcher sich blos durch immerwährendes Umherwenden im Bette besänftigen läfst.

Abendlicher Anfall von reifsenden Schmerzen.

Einzelne, seltne, ziehend reifsende Rucke in den Knochenröhren der Gliedmafsen oder den Flechsen.

Convulsivisches, einzelnes Zucken der Glieder, wenn man eben einschläft.

Zucken in den Gliedmafsen und Augenlidern.

335 Einzelnes Zucken der Glieder und des Kopfs im Frühschlummer.

Kinderconvulsionen: abwechselnd bald dieser, bald jener Unterschenkel wird herauf und hinunter bewegt; das Kind greift und langt mit den Händen nach etwas, und zieht den Mund hin und her, bei starren Augen.

Das Kind liegt wie unbesinnlich, ganz ohne Verstand, verwandelt sich oft im Gesichte, verdreht die Augen, verzieht die Gesichtsmuskeln; es röchelt ihm auf der Brust, mit viel Husten; es gähnt sehr und dehnt sich viel.

Allgemeine Steifigkeit auf kurze Zeit.

In den Theilen, worin der Schmerz nachgelassen hat, Empfindung von Lähmung.

340 Müdigkeit, vorzüglich der Füfse (n. 10 St.).

Schwäche; sie will immer sitzen (n. 5 St.).

Scheut alle Arbeit.

Gröfsere Schwäche beim Ruhen, als bei der Bewegung; beim Bewegen hat er hinreichende Kräfte.

Die gröfste Schwäche früh, die ihn nicht aus dem Bette aufstehen läfst.

345 Nach dem Frühstück erst Wohlbefinden, nach einigen Minuten aber ohnmachtartiges Sinken der Kräfte (n. 8 St.).

Wenn der Schmerz anfängt, ist gleich Schwäche zum Niedersinken da; er mufs sich legen.

Chamille.

Das Kind will durchaus liegen, läfst sich nicht tragen (n. 2 St.).
Das Kind will nicht auftreten, noch gehen; es weint jämmerlich (n. 4 St.).
Die gröfste Müdigkeit und Schwäche, welche an Ohnmacht gränzt (n. 4 St.).
350 Anfälle von Ohnmacht.
Weichlichkeit ums Herz.
Anfälle von Ohnmacht, die früher oder später wiederkehren (n. $\frac{1}{2}$, 3, 4, 5 St.).
Art von Ohnmacht: es wird ihm übelig und weichlich um's Herz, die Füfse werden jähling wie gelähmt, und es liegt ihm in allen Gliedern, als wenn sie abgeschlagen wären.
Schwere der Glieder, Gähnen und Schläfrigkeit den ganzen Tag.
355 Oefteres, sehr starkes Gähnen, ohne Schläfrigkeit, bei lustiger Munterkeit (n. 1 St.).
Oefteres, abgebrochenes (versagendes) Gähnen (n. $\frac{1}{4}$ St.).
Am Tage Schläfrigkeit und Lässigkeit.
Schläfrigkeit beim Essen.
Ungemeine Schläfrigkeit (n. $\frac{3}{4}$ bis $1\frac{1}{2}$ St.).
360 Wenn er am Tage sitzt, so will er schlafen; legt er sich aber, so kann er nicht schlafen, sondern wacht.
Nächtliche Schlaflosigkeit, mit Anfällen von Angst begleitet; es schweben ihm sehr lebhafte Visionen und Phantasiebilder vor (n. 1 bis 4 St.).
In dem schlaftrunkenen Zustande des Erwachens hält er die anwesende Person für eine ganz andere (dickere).
Nachts kommt es ihm vor, als höre er die Stimme abwesender Personen.
Er schwatzt unverständlich im Schlafe, dafs man ihm dieses oder jenes Hindernifs wegschaffen soll.
365 Nachts, beim Wachen und Sitzen im Bette, schwatzt er verkehrt.
Schlaf voll phantastischer Träume.
Helle, lebhafte Träume, als wenn eine Geschichte wachend vor ihm ausgeführt würde.

Er hält im Traume Reden mit lebhaftem Gedächtnisse und Nachdenken.
Wimmern im Schlafe.
370 Weinen und Heulen im Schlafe.
Zänkische, ärgerliche Träume.
Der Schlaf scheint ihm mehr beschwerlich und lästig zu seyn; sein Gesicht sieht im Schlafe finster, verdriefslich und traurig aus.
Er erschrickt die Nacht im Schlafe und fährt zusammen.
Auffahren, Aufschreien, Umherwerfen und Reden im Schlafe (n. 6 St.).
375 Er wirft sich die Nacht ängstlich im Bette herum, voll Phantasieen.
Er kann nicht im Bette bleiben.
Die gröfste Angst hat er im Bette, nicht aber, wenn er heraus ist; dabei schnell bewegliche Pupillen.
Die nächtlichen Schmerzen lassen sich durch warme Umschläge mildern.
(Die nächtlichen Schmerzen erleichtert das Aufsitzen im Bette.)
380 Schnarchendes Einathmen im Schlafe.
Im Schlafe schnarchendes Einathmen, welches kürzer, als das Ausathmen, ist, mit etwas geöffnetem Munde und heifsem, klebrigem Stirnschweifse (n. 3 St.).
Stöhnen im Schlafe, mit heifsem, klebrigem Stirnschweifse.
Wachende Schlummerbetäubung, oder vielmehr Unvermögen, die Augen aufzuthun; Schlummer ohne Schlaf, schnelles Ausathmen und reifsender Kopfschmerz in der Stirne, mit Brecherlichkeit (n. 1¼ St).
Schauder an einzelnen Theilen, die nicht kalt sind, mit Schläfrigkeit (n. 2¼ St.).
385 Er hat Schauder an einzelnen Theilen, im Gesichte (n. ½ St.), an den Armen (n. 2 St.), mit und ohne äussere Kälte.
Er ist kalt, wobei ihm gemeiniglich der Schauder vom Rücken nach dem Unterleibe zu grieselt (n. 1 und 4 St.).

Chamille.

Wenn er sich aufdeckt, so schaudert's ihn.
Frostigkeit (sogleich); keins seiner Kleidungsstücke ist ihm mehr warm genug.
Er schaudert an kalter Luft (n. 2 St.).

390 Abends, beim Niederliegen, Kälte, eine Art Taubhörigkeit, wobei der Schall ganz von der Ferne zu kommen scheint, Brecherlichkeit, Unruhe, Umherwerfen im Bette, eine Art Kopfbetäubung und vermindertes Hautgefühl, so dafs die Haut beim Kratzen wie boll und taubfühlig ist.

Eiskälte der Backen, Hände und Füfse, mit brennender Hitze der Stirne, des Halses, der Brust; dann wieder Hitze und Röthe am rechten Backen, wobei Hände und Füfse wieder gehörig warm werden, bei verengerten, sich nicht erweiternden Pupillen; hierauf schnarchender Schlaf (n. 1 bis 3 St.).

Kälte des ganzen Körpers, mit brennender Gesichtshitze, welche zu den Augen herausfeuert.

Kalte Gliedmafsen, mit brennender Gesichtshitze, brennender Hitze in den Augen und brennendem Athem (n. 5 St.).

395 (Heftiger, innerlicher Frost, ohne Kälte der äufsern Theile, die kalten Füfse ausgenommen, mit Durst; dann grofse Hitze mit Schweifs; wenn sie dabei einen Arm aus dem Bette hervorstreckt, Frost, und wenn sie ihn wieder mit dem Bette bedeckt, Schweifs; dabei reifst es in der Stirne.)

(Nach dem Essen Frost über und über, hierauf Hitze in den Backen.)

Schauder auf der hintern Seite des Körpers, der Arme, der Oberschenkel und des Rückens, welcher anfallsweise wiederkehrt, ohne äufsere Kälte, vielmehr mit innerer, trockner Hitze, und äufserer Hitze, vorzüglich der Stirne und des Gesichts.

Frost blofs über den vordern Theil des Körpers (n. ¼ St.).

(Fieber: beim Frost ist er genöthigt, sich niederzulegen, während des Frostes, Durst, während der Hitze, keiner; Schweifs nach der Hitze; blofs unter dem Schweifse stechendes Kopfweh in der linken Gehirnhälfte; den Morgen darauf bitterer Geschmack im Munde.)

400 Nachmittags (um 4 Uhr) Frost (dabei bringt er Worte heraus, die er nicht reden wollte), mit Uebelkeit im Unterleibe, bis Nachts um 11 Uhr; dann noch dazu klopfend stechender Kopfschmerz in der Stirne, durch Niederliegen verschlimmert. (Fieber: nachmittägiger Schüttelfrost, er kann nicht warm werden, bei Speichelausfluſs aus dem Munde, Zerschlagenheitsschmerz im Rücken und in der Seite, und drückendem, dummlichem Kopfschmerze in der Stirne; dann Nachts ungeheuere Hitze mit heftigem Durste und Schlaflosigkeit.)

Abends Frösteln; die Nacht viel Schweiſs und Durst.

Abends Brennen in den Backen, mit fliegenden Frostschaudern.

Anfallsweise wiederkehrende Röthe in dem einen Backen, ohne Schauder und ohne innere Hitze (n. 4 und 12 St.).

405 Innere Hitze mit Schauder.

Aeuſsere Hitze mit Schauder.

Vor Mitternacht, da er auf dem Rücken liegend schlafen will, sogleich Hitze und zugleich allgemeiner Schweiſs (n. 6 St.).

Die Nacht waren die Lippen trocken und klebten zusammen, ohne Durst.

Unter Fieberhitze und Backenröthe, Durst.

410 Glühende Hitze in den Backen mit Durst.

Unter Fieberhitze und Backenröthe wirft er sich im Bette herum und schwatzt verkehrt, bei offenen Augen.

Gefühl von äusserer Hitze, ohne äussere Hitze (n. 1 und 3 St.).

Hitzgefühl, ohne äussere Hitze und ohne Durst.

Die Zunge ist ihm trocken, bei Durst auf Wasser, Appetitlosigkeit, fliegender Hitze, Gesichtsschweiſs und Herzklopfen, worauf ein widernatürlicher Hunger folgt.

Chamille.

415 Unauslöschlicher Durst und Trockenheit der Zunge (n. 5 St.).

Abendlicher Durst und Erwachen in der Nacht über einen Schmerz.

Wegen äussern Hitzgefühls kann er das Deckbett nicht vertragen.

(Allgemeiner Frühschweifs mit beifsender Empfindung in der Haut.)

Nächtlicher, allgemeiner Schweifs (v. 10 bis 2 Uhr), ohne Schlaf.

420 Schweifs im Gesichte, am Halse und an den Händen (n. 6 St.).

Schweifs, vorzüglich des Kopfs, unter dem Schlafen.

Häufige, fliegende Schweifse im Gesichte und in den Handtellern.

Unwillkührliches Stöhnen während der Gesichtshitze.

Wiederholte Anfälle von Angst am Tage.

425 Angst, als wenn er zu Stuhle gehen und seine Nothdurft verrichten müfste.

Zitterige Angst mit Herzklopfen (n. 1 St.).

Drang des Blutes nach dem Herzen (sogleich).

Ungeheuere Unruhe, ängstliches, agonisirendes Umherwerfen, mit reifsenden Schmerzen im Unterleibe (n. 1 St.); hierauf Stumpfsinnigkeit und dann unerträgliches Kopfweh.

Hypochondrische Aengstlichkeit.

430 Es will ihm das Herz abdrücken, er ist aufser sich vor Angst, wimmert und schwitzt unmäfsig dabei.

Weinen und Heulen.

(Etliche Minuten dauerude Anfälle, aller 2, 3 Stunden): das Kind macht sich steif und biegt sich zurück, strampelt mit den Füfsen auf dem Arme, schreit unbändig und wirft alles von sich.

Weinerliche Unruhe; das Kind verlangt diefs und jenes, und wenn man's ihm giebt, so will es dasselbe nicht, oder stöfst es von sich (n. 4 St.).

Nur wenn man es auf dem Arme trägt, kann das Kind zur Ruhe kommen.

435 Jämmerliches Heulen des Kindes, weil man ihm das Verlangte abschlug (n. 3 St.).

Sehr ängstlich; alles, was sie machen will, ist ihr selbst nicht recht; sie ist unentschlüssig; dabei fliegende Hitze im Gesichte und kühler Schweifs in den flachen Händen.

Zitterige Schreckhaftigkeit.

Er ist geneigt, zu erschrecken (n. 24 St.).

Sie erschrickt über die geringste Kleinigkeit.

440 **Heulen wegen geringer, auch wohl eingebildeter Beleidigung, die wohl gar von alten Zeiten her ist.**

Kann nicht aufhören über alte, ärgerliche Sachen zu reden.

Argwohn, man möchte ihn beleidigt haben.

Seine hypochondrischen Grillen und seine Aergerlichkeit über die geringsten Kleinigkeiten scheinen ihm von Dummlichkeit und Schwere des Kopfs und von Leibesverstopfung herzurühren.

Verdriefslichkeit nach dem Essen, dem Mittagsmahle.

445 Zweistündige Verdriefslichkeit.

Mürrische Verdriefslichkeit; alles, was Andre machen ist ihm nicht recht; Niemand macht ihm etwas zu Dank.

Er ärgert sich innerlich über jede Kleinigkeit.

Er ist immer verdriefslich und zum Aerger geneigt.

Aergerlichkeit über alles, mit Engbrüstigkeit.

450 Er kann es nicht ausstehen, wenn man ihn anredet, ihn im Reden unterbricht, vorzüglich nach dem Aufstehen vom Schlafe, bei wenig beweglichen, schwer sich erweiternden und zusammenziehenden Pupillen*) (n. 10 St.).

*) (M. s. 69.) Die oft einem acuten Gallenfieber gleichende, zuweilen lebensgefährliche Krankheit, die auf eine heftige, zornmüthige Aergernifs unmittelbar zu folgen pflegt, mit Gesichtshitze, unauslöschlichem Durste, Gallengeschmacke, Brecherlichkeit, Angst, Unruhe u. s. w. hat so viel homöopathische Aehnlichkeit mit den Chamillensymptomen, dafs es gar nicht anders seyn kann, die Chamille mufs ganz schnell und specifisch das ganze Uebel haben, was auch ein Tropfen von oben erwähntem, verdünntem Safte wie durch Wunder leistet.

Chamille.

Sie kann keine Musik vertragen.
Aeufserst empfindlich gegen alle Gerüche.
Gereiztes Gemüth.
Mürrisch, zum Zank aufgelegt (n. 12 St.).
455 Das Gemüth ist zu Zorn, Zank und Streit aufgelegt (n. 2 St.).
Zank - Aergerlichkeit; sie sucht alles Aergerliche auf (n. 3 St.).
Aechzen und Stöhnen aus Unmuth (n. 5 St.).
Er ist still vor sich hin und redet nicht, wenn er nicht auf Fragen antworten mufs (n. 6 St.).
(Sie macht sich Gewissensscrupel über alles.)
460 Ernsthaftes Insichgekehrtseyn; gelassene Ergebung in sein tief empfundenes Schicksal (späterhin).
Fixe Ideen (späterhin).

Beobachtungen Andrer.

Schwindlich beim Geradesitzen, beim Liegen nicht (*E. Stapf*,*) nach einem Briefe).
Dummheit im Kopfe (*Stapf*, a. a. O.).
Schwere im Kopfe (*Stapf*, a. a. O.).
(Beim Aufsitzen oder Wenden im Bette, reifsende Kopfschmerzen in der Stirne, mit dem Gefühle, als fiele ein Klumpen vor (*Stapf*, a. a. O.).
(5) Ueber der Nase gerunzelte Stirnhaut (*Stapf*, a. a. O.).
Flimmern vor den Augen; sie sah nicht, wo sie war (*Stapf*, a. a. O.).
Es wird ihm schwarz vor den Augen (*Stapf*, a. a. O.).
Rothe Zunge (*Stapf*, a. a. O.).
Erbrechen (*Lind — Monro — Pringle — Rosenstein*).
(10) Durchfall (*Cullen*, Arzneimittell. Tom. II. S. 94.).
Kurzer, krächzender Athem (*Stapf*, a. a. O.),
Holt kurzen, tiefen Athem mit starker Erhebung der Brust (*Stapf*, a. a. O.).
Schnelle, den Athem beengende Stiche am Herzen, bei Bewegung (*Stapf*, a. a. O.).
Eingeschlafenheit des linken Armes, ohne darauf gelegen zu haben (*Stapf*, a. a. O.).
(15) Spannung im Knie (*Stapf*, a. a. O.).
Spannen in den Füfsen, die Waden heran (*Stapf*, a. a. O.).
Sie mufs die Füfse an sich ziehen, wegen Schmerz in der Wade und den Knieen; wenn sie sich ausstreckt, schlafen sie ein (*Stapf*, a. a. O.).
Früh, im Bette, halboffne, niederwärts gerichtete Augen, etwas erweiterte Pupillen, Schlafbetäubung (*Stapf*, a. a. O.).
Heftiger Wasserdurst (*Stapf*, a. a. O.).
(20) Beständiger Wechsel von Hitze und Kälte in verschiednen Theilen; bald sind die Hände kalt,

---

*) Bei einem 19jährigen Mädchen von einigen Tassen starkem Chamillenthee.

Chamille.

Beobachtungen Andrer.

bald warm — bald der Unter-, bald der Oberarm kalt, bald warm — bald die Stirne kalt und die Backen heifs u. s. w. (*Stapf*, a. a. O.).
Gleich nach Aufdeckung des Bettes heftiger Frost (*Stapf*, a. a. O.).
Auch die leicht bedeckten Theile sind brennend heifs, die nicht bedeckten fast kalt (*Stapf*, a. a. O.).
Erregt eine beifsende Hitze (*Senac*, de recondita febrium interm. et remitt. natura, S. 188.)
Die Nacht entsetzliches Hitzgefühl mit brennendem, nicht zu löschendem Durste, trockner Zunge, Betäubung (*Stapf*, a. a. O.).
(25) Heifses Gesicht mit Backenröthe (*Stapf*, a. a. O.).
Nachts starke Hitze mit Schlaflosigkeit (n. 24 St.) (*Stapf*, a. a. O.).
Allgemeine Hitze, Vormittags von 9 bis 12 Uhr; dann heftiger Schweifs (*Stapf*, a. a. O.).
Heftiger Schweifs der bedeckten Theile (*Stapf*, a. a. O.).
Mit Weinerlichkeit und Mifsmuth klagt sie über Schlaflosigkeit wegen allgemeiner Zerschlagenheit in allen Gliedern (*Stapf*, a. a. O.).
(30) Sie wackelt mit dem Kopfe vor- und hinterwärts (*Stapf*, a. a. O.).
Sie sitzt steif auf einem Stuhle, wie eine Bildsäule, und scheint nichts zu bemerken um sich her (n. 24 St.). (*Stapf*, a. a. O.).
In sich gekehrt; man kann kein Wort aus ihr bringen (*Stapf*, a. a. O.).
Redet mit Widerwillen, abgebrochen, kurz (*Stapf*, a. a. O.).

Chinarinde.

(Die geistige Tinctur sowohl von der **feinröhrichten**, als der **Königs-Chinarinde**, *Cinchona officinalis*).

Nächst dem Mohnsafte kenne ich keine Arznei, welche in Krankheiten mehr und häufiger gemifsbraucht und zum Schaden der Menschen angewendet worden wäre, als die Chinarinde. Sie ward nicht nur als eine ganz unschädliche, sondern auch fast in allen Krankheitszuständen, vorzüglich wo man Schwäche sah, als eine heilsame und allgemein heilsamste Arznei angesehen, und oft viele Wochen und Monate lang, täglich mehrmals in grofsen Gaben verordnet.

Durchgängig ging man hier von einem falschen Grundsatze aus, und bestätigte damit die schon oft von mir beim vernünftigern Theile des Publicums angebrachte Rüge, dafs die gewöhnlichen Aerzte bisher fast blofs in hergebrachten Meinungen, vom Trugscheine geleiteten Vermuthungen, theoretischen Satzungen und ungefähren Einfällen suchten, was sie in einer reinen Efahrungswissenschaft, wie die Heilkunst ihrer Natur nach einzig seyn darf, blofs durch unbefangene Beobachtungen, lautere Erfahrungen und reine Versuche hätte finden können und sollen.

Chinarinde.

Ich schlug, unter Vermeidung aller Vermuthungen und aller traditionellen, ungeprüften Meinungen, den letztern Weg ein und fand, wie bei den übrigen Arzneien, so insbesondre bei der Chinarinde, durch Prüfung ihrer dynamischen Kräfte im gesunden Menschen, dafs sie, so gewifs sie in einigen Fällen von Krankheit äufserst heilsam ist, eben so gewifs auch die krankhaftesten Symptome eigner Art im gesunden menschlichen Körper hervorbringe, Symptome oft von grofser Heftigkeit und langer Dauer, wie unten folgende treue Erfahrungen und Versuche zeigen.

Dadurch ist zuvörderst der bisherige Wahn von der Unschädlichkeit, kindlichen Milde und Allheilsamkeit der Chinarinde widerlegt.*)

*) Schon im Jahre 1790 (s. W. Cullen's *Materia medica,* Leipzig bei Schwickert II. S. 109. Anm.) machte ich mit der Chinarinde den ersten reinen Versuch an mir selbst in Absicht ihrer Wechselfieber erregenden Wirkung, und mit diesem ersten Versuche ging mir zuerst die Morgenröthe zu der bis zum hellsten Tage sich aufklärenden Heillehre auf: dafs Arzneien nur mittels ihrer den gesunden Menschen krankmachenden Kräfte Krankheitszustände und zwar nur solche heilen können, die aus Symptomen zusammengesetzt sind, welche das für sie zu wählende Arzneimittel ähnlich selbst erzeugen kann im gesunden Menschen, — eine so unumstöfsliche, so über alle Ausnahme erhabene, wohlthätige Wahrheit, dafs aller von den mit tausendjährigen Vorurtheilen geblendeten ärztlichen Zunftgenossen darüber ergossene Geifer sie auszulöschen unvermögend ist, eben so unvermögend, als weiland Riolan's und seiner Consorten über Harvey's unsterbliche Entdeckung des grofsen Blutumlaufs im menschlichen Körper ergossene Schmähungen Harvey's Wahrheitsfund vernichten konnten. Auch diese Gegner einer unauslöschlichen Wahrheit fochten mit denselben elenden Waffen, wie die heutigen gegen die homöopathische Heillehre. Sie vermieden ebenfalls wie die heutigen, treue, genaue Nachversuche (aus Furcht durch sie factisch widerlegt zu werden)

Aber eben so offenbar wird es aus unten verzeichneten, von gesunden Beobachtern durch Chinarinde erlittenen Krankheitssymptomen, dafs die vielen unglücklichen Curen mit dieser Rinde in den Händen der gewöhnlichen Aerzte, und die oft unheilbaren Krankheitsverschlimmerungen, wo die lange und in grofsen Gaben gebrauchte Rinde in den Recepten das vorwirkende Mittel war, blofs von der grofsen Schädlichkeit dieser Arznei am unrechten Orte und in allzu öftern und grofsen Gaben herrührten — eine Schädlichkeit, die sich durch die Arzneisymptome unten verzeichneter Art ausspricht, welche die Aerzte bisher nicht kannten, nicht kennen lernen wollten, sondern sie, gutmüthig genug, für unverschuldete, eigne Krankheitsverschlimmerung hielten und ausgaben.

Ohne mit diesen, von den Vorurtheilen ihrer Schule befangenen Aerzten hierüber hadern zu wollen (ihr Gewissen wird ihnen hierüber schon selbst

und verliefsen sich blofs auf Schmähworte und auf das hohe Alter ihres Irrthums (denn Galens Vorfahren, und Galen vorzüglich, hatten nach willkührlicher Meinung festgesetzt, dafs nur geistige Luft, πνεῦμα, in den Arterien wehe, und das Blut seine Quelle nicht im Herzen, sondern in der Leber habe) und schrieen: *malo cum Galeno errare, quam cum Harveyo esse circulator.* Diese Verblendung, dieses hartnäckige Pochen auf das Uralterthum ihres Wahns (Harvey erlebte erst nach etlichen und dreifsig Jahren die Genugthuung, seine wahre Lehre allgemein anerkannt zu sehen) war damals nicht thörichter, als die jetzige Verblendung und der jetzige, eben so zwecklose Groll gegen die Homöopathie, welche auf den schädlichen Tand alter und neuer willkührlicher Satzungen und unhaltbarer Observanzen aufmerksam macht und lehrt, wie man blofs nach deutlichen Antworten der befragten Natur, mit voraus zu bestimmender Gewifsheit, Krankheiten schnell, sanft und dauerhaft in Gesundheit umwandeln könne.

Chinarinde.

Vorwürfe machen), lege ich hier blofs meine Ueberzeugungen in einigen Bemerkungen dar.

1) Die Chinarinde ist eine der stärksten vegetabilischen Arzneien. Ist sie genau als Heilmittel angezeigt, und ist der Kranke von seiner durch China zu hebenden Krankheit stark und innig ergriffen, so finde ich einen Tropfen so verdünnter Chinarinden-Tinctur, der ein Quadrilliontel

$$\left(\frac{1}{1000000, 000000, 000000, 000000}\right)$$

eines Grans Chinakraft enthält, als eine (oft noch allzu-) starke Gabe*), welche allein alles ausrichten und heilen kann, was im vorliegenden Falle überhaupt durch China bewirkt werden konnte, gewöhnlich ohne diese Gabe bis zur Genesung wiederholen zu dürfen, so dafs selten, sehr selten eine zweite nöthig ist. — Zu dieser Kleinheit von Gabe bestimmte mich weder hier, noch bei andern Arzneien eine vorgefafste Meinung oder ein wunderlicher Einfall; nein, vielfältige Erfahrungen und treue Beobachtungen stimmten nur allmählig die zu gebrauchende Gabe so weit herunter, Erfahrungen und Beobachtungen, in denen ich deutlich sah, dafs die gröfsern Gaben, auch wo sie halfen, doch noch heftiger wirkten, als zur Hülfe nöthig war. Daher die kleinern; und da ich auch von diesen mehrfach dasselbe, obwohl in minderm Grade bemerkte, so entstanden die noch kleinern und kleinsten, die mir nun zur vollen Hülfe gnüglich sich beweisen, ohne die, Heilung verzögernde, Heftigkeit gröfserer Gaben äussern zu können.

2) Eine ganz kleine Chinagabe wirkt nur auf kurze Zeit, kaum ein Paar Tage; eine grofse, in alltäglicher Praxis gewöhnliche aber oft mehre Wochen

---

*) Man vergleiche hiemit die grofsen Gaben derselben in der gewöhnlichen Praxis!

lang, wenn sie nicht durch Erbrechen oder Durchlauf ausgespült und so vom Organism ausgespuckt wird. Hieraus kann man beurtheilen, wie gut man in der gewöhnlichen Praxis handle, alltäglich mehre und noch dazu grofse Gaben Rinde einnehmen zu lassen!

3) Ist das homöopathische Gesetz richtig — wie es denn ohne Ausnahme und unumstöfslich richtig und rein aus der Natur geschöpft ist —: dafs Arzneien nur nach den von ihnen im gesunden Menschen wahrzunehmenden Arzneisymptomen Krankheitsfälle, aus ähnlichen Symptomen bestehend, leicht, schnell, dauerhaft und ohne Nachwehen heilen können, so finden wir bei Ueberdenkung der Chinarinde-Symptome, dafs diese Arznei nur in wenigen Krankheiten richtig pafst, wo sie aber genau indicirt ist, der ungeheuern Gröfse ihrer Wirkung wegen, oft durch eine einzige, sehr kleine Gabe Wunder von Heilung verrichtet.

Ich sage Heilung, und verstehe darunter eine „nicht von Nachwehen getrübte Genesung." Oder haben die gewöhnlichen Praktiker einen andern, mir unbekannten Begriff von Heilung? Will man z. B. die nicht für Chinarinde geeigneten Wechselfieber, mit dieser Arznei unterdrückt, für Heilungen ausgeben? Ich weifs gar wohl, dafs fast alle typische Krankheiten und fast alle, auch nicht für China geeigneten, Wechselfieber vor der übermächtigen Rinde in, wie gewöhnlich, so ungeheuern, und so oft wiederholten Gaben gereicht, verstummen und ihren Typus verlieren müssen; aber sind dann die armen Leidenden nun auch wirklich gesund? Ist nicht eine Umwandlung ihrer vorigen Krankheit in eine andre, schlimmere, obgleich nicht mehr in getrennten, gleichzeitigen Anfällen wiederkehrende, aber anhaltende, so zu sagen stummere Krankheit durch diese so un-

Chinarinde.

geheure, hier nicht passende Arznei bewirkt worden? Wahr ist's, sie können nicht mehr klagen, dafs der Paroxysm ihrer vorigen Krankheit zu gewissen Tagen und Stunden wieder erscheine; aber seht, wie erdfahl sind ihre gedunsenen Gesichter, wie matt sind ihre Augen! Seht, wie engbrüstig sie athmen, wie hart und aufgetrieben ihr Oberbauch, wie hart geschwollen ihre Lenden, wie verdorben ihr Appetit, wie häfslich ihr Geschmack, wie belastend und hart drückend in ihrem Magen jede Speise, wie unverdauet und unnatürlich ihr Stuhlgang, wie ängstlich, traumvoll und unerquickend ihre Nächte! Seht, wie matt, wie freudenlos, wie niedergeschlagen, wie ärgerlich empfindlich oder stupid sie umherschleichen, von einer weit gröfsern Menge Beschwerden gequält, als bei ihrem Wechselfieber! Und wie lange dauert oft nicht dergleichen China-Siechthum, wogegen nicht selten der Tod ein Labsal wäre!

Ist das Gesundheit? Wechselfieber ist's nicht, das gebe ich gern zu, sage aber — und Niemand kann widersprechen — Gesundheit ist's warlich nicht, vielmehr eine andere, aber schlimmere Krankheit, als Wechselfieber, eine Chinakrankheit ist's, die ärger seyn mufste, als das Wechselfieber, sonst konnte sie dieses nicht überwiegen und unterdrücken (suspendiren).

Erholt sich der Organism dann auch zuweilen von dieser Chinakrankheit nach mehren Wochen, so kommt das, von der stärkern, unähnlichen Chinakrankheit bis dahin suspendirt gebliebene Wechselfieber leibhaftig wieder — in etwas verschlimmerter Gestalt — da der Organism durch die unrechte Cur so viel gelitten hatte.

Wird dann mit Chinarinde noch stärker wieder hinein gestürmt, und sie noch länger fortgesetzt, um, wie man sagt, die Anfälle zu verhüten, dann entsteht ein chronisches China-Siechthum, welches in unten folgenden Symptomen, obschon nur schwach, abgebildet ist.

Und so sind die meisten Chinacuren unsrer Aerzte, weil sie nicht wissen, wo die Rinde genau hinpafst; es sind Unterdrückungen des ursprünglichen Uebels durch Erregung einer stärkern Chinakrankheit, die man für eine Hartnäckigkeit der ursprünglichen Krankheit und für Entwickelung neuer Symptome aus ihrer eigenthümlichen Bösartigkeit ausgiebt, weil man diese Uebel nicht als der China zugehörig kennt, sie nicht für das, was sie sind, für künstlich gemachte Chinakrankheit ansieht.

Unten folgende, blofs durch die Rinde in gesunden Körpern zu erzeugende Zufälle werden hierüber den Aerzten die Augen öffnen, welche noch nicht zu der Fertigkeit gelangt sind, ihr Gewissen zu betäuben, Aerzten, denen noch ein für Menschenwohl warmes Herz im Busen schlägt.

Am unerträglichsten und unverantwortlichsten ist aber der ungeheure Mifsbrauch, den die allherrschende, sich für ausschliefslich rationell ausgebende Arzneischule von dieser so stark wirkenden Rinde in allen Arten von Schwächen macht.

Da giebt es keine Krankheit, die für sich (wie natürlich fast jede) eine Schwäche mit sich bringt, oder die die Aerzte durch ihre unpassenden allopathischen Arzneigemische bis zur Erschöpfung der Kräfte verdorben haben — wo sie diese Rinde nicht zur sogenannten Stärkung in grofsen Gaben anzuwenden bemüht wären, keinen noch so sehr durch unrechte Arzneien in verwickeltes Siechthum gestürzten, verhudelten und abgematteten Kranken, den sie nicht durch die Kraftbrühe eines China-Aufgusses, — Absuds, — Extractes, — Electuariums, oder — Pulvers aufzurichten und in gesunde Verfassung herzu-

Chinarinde. 105

stellen sich getrauten; er wird Wochen und Monate lang damit gefüttert und geplagt, angeblich zu seinem Heile. Vom Erfolge möchte ich lieber kein Wort sagen. Die Todten-Listen würden, wenn sie reden könnten, das Lob des Rinde-Mifsbrauchs am reinsten aussprechen, so wie die vielen am Leben gebliebenen Siechen an Asthma-, Geschwulst- und Gelbsucht-Krankheiten und andern, theils mit schmerzhaften, theils mit krampfhaften Uebeln, theils mit Afterorganen, theils mit Unterleibs-Leiden und schleichenden Fiebern behaftet gebliebnen Unglücklichen, wenn sie verständen, was mit ihnen vorgenommen worden wäre.

Ich frage blofs den Menschenverstand dieser Praktiker, wie sie, ohne sich des unverzeihlichsten Schlendrians schuldig zu machen, in allen den unzählig verschiednen Krankheiten, die für sich, so wie besonders nach zunftmäfsig ärztlicher Bearbeitung, nothwendig Schwäche zur Begleiterin haben müssen, die Rinde anzuwenden unternehmen können? Wie mögen sie wohl glauben, einen kranken Menschen stärken zu können, während er noch an seiner Krankheit, der Quelle seiner Schwäche leidet? Haben sie je einen Kranken durch passende Hülfe von seiner Krankheit schnell heilen sehen, der nicht schon während der Entfernung seiner Krankheit von selbst wieder zu Kräften gekommen wäre? Kann aber, wie natürlich, blofs durch Heilung der Krankheit die Schwäche des Kranken aufhören und der Kräftigkeit und Munterkeit Raum geben, und ist daher, im Gegentheil, an Entfernung der Schwäche nicht zu denken, so lange ihre Quelle nicht versiegt, das ist, so lange die ihr zum Grunde liegende Krankheit nicht geheilt ist, wie verkehrt mufs es nicht gehandelt seyn, einen Kranken durch China (und Wein) kräftig und munter machen zu wollen, an welchem noch die Krankheit nagt! Krankheiten **heilen** können diese Praktiker nicht, aber die ungeheilten Kranken mit Chinarinde **stärken** wollen sie. Wie können sie sich so etwas Thörichtes auch nur einfallen lassen? Die Rinde müfste ja, um alle Kranke kräftig, munter und heiter zu machen, auch das Universal-Heilungsmittel seyn, was zugleich alle Kranke frei von allen Beschwerden, frei von allen krankhaften Gefühlen und abnormen Thätigkeiten, das ist, sie in allen Siechthumen von allen Seiten gesund und krankheitfrei machen könnte! Denn so lange die Plage der Krankheit noch den ganzen Menschen verstimmt, seine Kräfte verzehrt und ihm jedes Gefühl von Wohlseyn raubt, ist es ja ein kindisches, thörichtes, sich selbst widersprechendes Unternehmen, einem solchen ungeheilten Menschen Kräfte und Munterkeit geben zu wollen.

Dafs die Chinarinde kein Universalmittel aller Krankheiten sey, lehrt schon die traurige Erfahrung der gewöhnlichen Praxis; ihre Symptome aber zeigen, dafs sie nur für **wenige** Krankheitsfälle ein passendes, wahres Heilmittel seyn könne.

Es ist zwar wahr; **durch die ersten Gaben** der Rinde wird die Kraft des auch noch so schwer Kranken auf einige Stunden aufgereizt; er richtet sich nun, wie zum Wunder, allein im Bette auf, er will heraus aus dem Bette und angekleidet seyn, er spricht auf einmal kräftiger, entschlossener, getraut sich allein zu gehen und munter seyn zu können, verlangt auch diefs oder jenes begierig zum Essen, — aber wer genauer, ächter Beobachter ist, sieht dieser Aufreizung gar leicht die unnatürliche Spannung an. (M. s. unten die Beobachtung [565].) Wenige Stunden, und der Kranke sinkt zurück, und sinkt tiefer in die Krankheit herab, oft unter Beschleunigung des Todes.

Chinarinde.

Merken die Herren denn nicht, dafs man während der Krankheit unmöglich gesund (ächt kräftig und munter) seyn kann?

Nein! die dem Kranken auf einige Stunden durch die Rinde angeheuchelte, stets verdächtige Munterkeit ist immer mit den traurigsten Folgen begleitet gewesen und wird es ferner seyn, den einzigen, aber s e l t n e n Fall ausgenommen, wo Chinarinde zugleich das rechte Heilmittel der der Schwäche zum Grunde liegenden Krankheit ist. Dann hört mit der Krankheit auch die Schwäche des Kranken unmittelbar auf. Aber dieser Fall ist, wie gesagt, selten, denn nur für w e n i g e Krankheiten ist die Chinarinde als w a h r e s H e i l m i t t e l (welches schnell, dauerhaft und o h n e N a c h ü b e l hilft) geeignet. In allen den vielen übrigen Fällen mufs die Rinde als Arznei- und als sogenanntes Stärkungs-Mittel schaden, und zwar um desto mehr, je stärker ihre (am unrechten Orte schadende) Arzneikraft ist. Denn alle Arzneien, die, als für den gegenwärtigen Fall unpassend, nicht helfen können, müssen um desto mehr Nachtheil bringen, je stärkere Arzneien sie sind (und in je gröfsern Gaben sie gereicht werden) o h n e A u s n a h m e.

Daher sollten die Aerzte das eigenthümliche Wirkungsvermögen der Chinarinde und was sie genau im Befinden des Menschen, für sich, eigenthümlich zu ändern vermag, erst kennen lernen, ehe sie sich anmafsen wollten, Krankheiten und so die Krankheitsschwäche mit dieser mächtigen Arznei-Potenz zu heilen. Sie sollten erst die Chinasymptome kennen, ehe sie bestimmen wollten, für welchen Inbegriff von Krankheits-Symptomen, das ist, für welchen Krankheitsfall sie heilsam sey; für keinen kann sie heilsam seyn, als dessen Symptome in Aehnlichkeit unter den Chinasymptomen zu finden sind. Wer diesen Weg

108 *Chinarinde.*

verfehlt, wird ewig fehl greifen und seinen Kranken unendlich mehr schaden, als nützen.

Wo dann die Rinde nach gewissenhafter, homöopathischer Ueberzeugung (nicht aber, wie bisher, nach theoretischen Ansichten, nach trüglichen Krankheitsnamen oder nach der verführerischen Autorität gleich blinder Vorgänger) gewählt worden, und also das wahre passende Heilmittel des vorliegenden Krankheitsfalles ist, da ist sie auch, eben dadurch, das wahre Stärkungsmittel; sie stärkt, indem sie die Krankheit vertilgt — denn blofs der krankheitsfreie Organism ersetzt die fehlenden Kräfte, sie können ihm nicht materiell durch Chinadecoct (oder Wein) eingegossen werden.

Es giebt allerdings Fälle, wo in der Schwäche die Krankheit selbst liegt, und hier ist die Rinde das passendste Heil- und Stärkungsmittel zugleich. Dieser Fall ist, wo die Leiden des Kranken allein oder hauptsächlich aus Schwäche von Säfteverlust entstehen, durch grofsen Blutverlust (auch vieles Blutlassen aus der Ader), starken Milchverlust der Säugenden, Speichelverlust, häufigen Saamenverlust, grofse Eiterung, (heftige Schweifse) und Schwächung durch öftere Laxanzen, wo dann fast alle übrige Beschwerden des Kranken mit den Chinasymptomen in Aehnlichkeit überein zu stimmen pflegen. M. s. die Anm. zu 299. und 326. Ist dann hier keine andere, den Säfteverlust dynamisch erzeugende oder unterhaltende Krankheit im Hintergrunde, dann sind zur Heilung dieser besondern Schwäche (aus Säfteverlust), die hier zur Krankheit geworden ist, ebenfalls nur eine oder ein Paar eben so kleine Gaben, als die obenerwähnten *), bei übrigens zweckmäfsigem Ver-

---
*) Ich rede hier, wie anderwärts, von der Gnüglichkeit und Hülfreichheit so kleiner Gaben. Und immer versteht

Chinarinde.

halten, durch nahrhafte Diät, freie Luft, Aufheiterung u. s. w. zur Genesung so hinreichend, als gröfsere

mich die Gemeinheit noch nicht, weil sie keine reine Cur mit einem einzigen, einfachen Arzneimittel unter Abschneidung aller andersartigen arzneihaften Nebenreize kennt und ihren alten Schlendrian in Gedanken dreinwirrt. Wenn auch die gewöhnlichen Aerzte sich hie und da einmal überwinden, einem (acuten) Kranken ein einzelnes Arzneimittel einzugeben, so können sie's doch nie über ihr Herz bringen, nicht noch mehre andere Dinge von arzneilicher Kraft dabei zu gebrauchen, die sie aber für nichts rechnen und mit dem geringen Namen Hausmittel belegen. Da wird immer noch ein Umschlag von sogenannten aromatischen oder zertheilenden Kräuterchen auf die leidendste Stelle, (gleich als wenn diese keinen Effect durch die Geruchsnerven auf den Kranken machten, und nicht durch die Haut als andersartige Arznei einwirkten!) eine eingeriebne arzneiliche Salbe, oder eine arzneikräftige Dampfbähung, oder ein arzneiliches Gurgelwasser, oder ein Blasen- oder Senfpflaster, oder mancherlei halbe, ganze oder Fufs-Bäder, oder Klystire von Baldrian, Chamillen u. s. w. (gleich als wenn das Alles nichts wäre und nicht als andersartige, mächtige Arznei durch Haut, Mund, Mastdarm, Grimmdarm u. s. w. auf das Befinden des Menschen wirkte!), oder ein Thee von Münze, Chamillen, Hollunderblüthen, sogenannten Brustkräutern u. s. w. (gleich als wäre eine Hand voll solcher Kräuter oder Blüthen mit kochendem Wasser ausgezogen für nichts zu rechnen!) nebenbei anzuwenden. Bei solcher Bestürmung mit andersartigen Arzneien, die, obschon von der Unwissenheit für unschädliche Hausmittel ausgegeben, doch nichts geringeres als Arzneien, zum Theil starke Arzneien sind; bei dieser Neben-Quacksalberei, sage ich, kann doch wahrlich auch eine grofe Gabe innerlich eingegebener, anderer Arznei nie ihre eigenthümliche Wirkung äussern, und eine so ungemein kleine Gabe, als die Homöopathie verlangt, ist vollends ohne Wirkung, sie wird augenblicklich überstimmt und vernichtet. Nein! in der Sprache vernünftiger Menschen heifst nur das ein einziges Arzneimittel in einer Krankheit gebraucht, wenn aufser demselben alle andere und öftere Gaben Neben- und Nachtheile erzeugen müssen, wie alles Nimium, aller Ueberflufs, auch des Besten, in der Welt.

arzneiliche Einflüsse auf den Kranken vermieden und sorgfältig von ihm entfernt werden. Wer diefs thun will, mufs aber auch verstehen, welche an den menschlichen Körper gebrachte Dinge arzneilich einwirken. So lange er diefs nicht weifs, ist es seiner Unwissenheit zuzutrauen, dafs er Kräuterthee und Klystire, und Umschläge und Bäder von Kräutern und Salzen, so wie die übrigen genannten Dinge für nichts, für gar nicht arzneilich hält, und sie ganz unbesonnen unter dem Namen Hausmittel bei der innerlich genommenen Arznei fortbraucht. Noch weit sorgloser aber wird bei chronischen Kranken in diesem Puncte verfahren; da wird aufser dem, was der Kranke aus den Schachteln, Flaschen und Büchsen einnimmt, und was sonst an äufserlicher Behandlung und von den sogenannten Hausmitteln bei dem Kranken angewendet zu werden pflegt, noch überdiefs eine Menge überflüssiger Schädlichkeiten zugelassen, auch wohl angerathen, und ebenfalls für gleichgültig angesehen, so viel Befinden umändernde Einwirkung sie auch auf den Kranken haben, und so viel Verwirrung sie auch in der Cur anrichten mögen. Da werden aufser dem innern und äussern Arzneigebrauche noch daneben erlaubt z. B. (zum Frühstücke) gewürzte Warmbiere, Vanillen-Chokolade, auch wohl (selbst täglich mehrmal) starker Caffee, oder chinesischer Kugel-Blüthen und Kaiser-Thee, nicht selten — zur Magenstärkung (?) — Bischoff, aus starken Gewürzen gezogene Liqueure, Gewürze aller Art in den Speisen und vorzüglich in Saucen (aus Soja, Cayennepfeffer, Senf u. s. w.) — diesen Dingen wird blofs Appetit- und Verdauungs-Vermehrung, aber keine arzneiliche Schädlichkeit zugetraut! — und sonst noch gehackte, roh über die Suppen gestreute Kräuter in Menge — die für gewaltig gesund ausgegeben werden, eigentlich aber Arzneien sind —, auch mancherlei Arten Trinkwein — eine der Hauptstützen der gewöhnlichen Praxis — nicht zu vergessen; überdem noch Zahntincturen, Zahnpulver und Zahnlatwergen — ebenfalls aus arzneilichen Ingredienzen zusam-

Chinarinde.

Diese Passendheit der Chinarinde in Schwäche-Krankheit von Säfteverlust verleitete die bisherigen

mengesetzt, und dennoch für unschädlich gehalten, weil man sie nicht verschlucke; gleich als wenn Arzneien blofs in den Mund genommen, oder ihr Duft in die Nase gezogen, nicht eben so gewifs auf den ganzen Organism durch die lebende, empfindliche Faser wirkten, als wären sie nieder geschlungen worden! — und sonst noch mancherlei Parfümerien und duftende Waschgeister (Bisam, Ambra, Pfeffermünzküchelchen, Bergamott- und Cedro-Oel, Neroli, Eau de Cologne, de Luce, de Lavande u. s. w., aufser den Riechkifschen, Riechfläschchen, den wohlriechenden Seifen, Pudern und Pomaden, Potpourri-Töpfen und was sonst noch dem Kranken an schädlichen Verzärteleien beliebt. In einem solchen Meere von arzneilichen Einflüssen mufs ja freilich wohl eine sonst genügliche homöopathische Arzneigabe ersäuft werden und untergehen. Aber ist denn ein solcher Wirrwar von arzneilichem Luxus zum Leben und Wohlbefinden, oder wohl gar zur Genesung von Krankheiten nöthig und nützlich? Schädlich ist er und tausendfach schädlich; und dennoch vielleicht gar von den Aerzten selbst zur Verwöhnung, Ueberreizung und Krank-Erhaltung der feinen Welt erdacht. Veranlassen ihn aber die Aerzte auch nicht selbst, so ist es schon erbärmlich genug, dafs sie das arzneilich Schädliche dieses Luxus nicht kennen und bei ihren langwierig Kranken nicht abschaffen. Diefs Gewirr schädlicher Einflüsse theils vom arzneilichen Luxus der Kranken selbst, theils von dem verschiednen, vom Arzt befohlenen oder erlaubten Beigebrauche der mancherlei Hausmittel ist so ganz in der Regel, so ganz eingeführt, dafs sich die gewöhnlichen Aerzte keine Cur ohne einen solchen Neben-Arzneiwirrwarr denken, und daher unter diesen Umständen auch vom innern Gebrauche eines einzelnen Arzneistoffs in einer Krankheit, selbst wenn er in gröfserer Gabe eingegeben würde, keine bestimmte Wirkung bemerken können, geschweige von einer sehr kleinen Gabe Arznei nach homöopathischer Art! Eine andere Curart, als unter solchem Arznei-Wirwarr, kannte auch Conradi nicht, da er (s. Grundrifs der Pathologie und Therapie, Marburg, 1801. S. 335) sagt: „die von mir behauptete Wirkung so kleiner Ga-

Aerzte gleichsam instinctmäfsig zu einer Curmethode der mancherlei Krankheiten, die unter allen Curme-

ben übersteige allen Glauben." Hier die Kleinigkeit abgerechnet, dafs die Bestimmung der Arzneigaben wohl schwerlich unter die Glaubenssachen, wohl eher unter die Erfahrungssachen zu setzen sey, scheint er, so wenig als die übrigen gewöhnlichen Praktiker, von der Wirkung einer kleinen Gabe passender Arznei bei einem von andersartigen arzneilichen Neben-Reizen gänzlich frei gebliebenen Kranken weder den mindesten Begriff, noch die mindeste Erfahrung zu haben, sonst würde er eine andere Sprache führen. Eine reine Cur mit einer einzelnen homöopathischen Arznei, unter Entfernung aller widersprechenden, arzneilichen Nebensudeleien (denn von einer solchen spreche und eine solche lehre ich nur) kann der Schlendrian-Praxis nie vor die Augen, nie in den Sinn kommen. Der Unterschied aber ist ungeheuer und unglaublich.

So wie der von einer schwelgerischen Tafel voll vielfältigen Hochgeschmacks aufgestandene Schlemmer auf seiner vielgereizten Zunge von einem einzigen Grane Zucker nichts mehr schmeckt, schmeckt dagegen der mit einfacher Kost Zufriedene früh nüchtern eine gar starke Süfsigkeit von noch weniger desselben Zuckers. Eben so kann man unter dem vielfachen Geräusche in dem bevölkertsten Theile einer grofsen Stadt oft die auch noch so laut gesprochenen Worte des Nachbars in einer Entfernung von fünf, sechs Schritten nicht verstehen, während das ruhige Ohr in tiefer Nachmitternacht, wo alles Tages-Geräusch verstummt ist, und eine vollkommne Stille herrscht, den leisesten Ton einer Flöte selbst in grofser Entfernung deutlich vernimmt, weil dieser sanfte Ton jetzt der einzig noch vorhandene und eben defshalb von voller Wirkung auf das sich selbst gelassene Gehörorgan ist.

So gewifs ist es, dafs bei Entfernung aller arzneilichen Neben-Einflüsse auf den Kranken (wie bei jeder vernünftigen Heilung seyn mufs) auch die sehr kleinen Gaben vorzüglich eines nach Symptomen-Aehnlichkeit gewählten einfachen Arzneistoffs ihre genügliche und volle Wirkung haben können und müssen, wie auch tausend-

Chinarinde.

thoden die herrschendste gewesen und geblieben ist — die **Schwächungs-Curen durch Säfte-Vergeudung** (unter dem Vorwande, die Krankheitsmaterie locker machen und aus dem Körper schaffen zu wollen) mittels oft wiederholter, sogenannter gelind auflösender (das ist, durch den Stuhl abführender Laxirmittel mancherlei Art), mittels Erregung eines gröfsern Urinabganges und der Schweifse (durch viel laue und warme Getränke und eine Menge lauer und warmer Bäder), mittels Blutlassen aus der Ader und Blutigel, mittels Speichelflufs, mittels Abzapfung angeblich unreiner Säfte durch offen erhaltene Kantharidengeschwüre, Seidelbast, Fontanelle u. s. w. Hielt nun eine solche Cur, vorzüglich mittels der so sehr und so allgemein beliebten gelinden Abführungsmittel, lange genug an, so ward nicht nur durch die Reizung des Darmkanals eine, die acute Krankheit suspendirende gröfsere Krankheit des Unterleibes so lange unterhalten, bis der natürliche Endigungstermin der acuten Krankheit vorüber war, sondern auch dadurch eine Schwäche-Krankheit von Säfteverlust zuwege gebracht, wofür dann, nach monatlichen

fache Erfahrung dem lehren wird, welcher rein nachzuprüfen nicht von Vorurtheilen gehindert wird.

Ganz kleine Arzneigaben verfehlen auch um so weniger ihre eigenthümliche Wirkung, da ihre Kleinheit dem Organism nicht zur Ausleerungs-Revolution bringen kann (er mufs sich leidend von ihr umändern lassen), während eine grofse Gabe von der dadurch empörten Natur sehr oft durch Erbrechen, Purgiren, Harnflufs, Schweifs u. s. w. schnell fortgeschafft and rein ausgespuckt und ausgespült wird.

Werden denn nun endlich die gewöhnlichen Herren Aerzte merken, dafs die kleinen und kleinsten Gaben homöopathisch gewählter Arznei blofs in einer reinen, ächten Cur die grofsen Dinge thun, in die Schlendrians-Curen aber unmöglich passen können?

Curen, wenn die Kräfte und Säfte sehr erschöpft waren, die Chinarinde in dem noch einzig übrigen Uebel (der künstlich bewirkten Schwäche-Krankheit aus Säfteverlust) freilich Gesundheit wiederbringen mufste; durch welchen schädlichen Umweg aber eine solche Heilung bewirkt ward, das sahe Niemand. So wurden unter andern die Frühlings-Tertian-Fieber und so die meisten andern schnell entstandenen, von an sich nur etlicher Wochen Dauer, zu vielmonatlichen (rationellen?) Curen, wo der unwissende Kranke dann noch recht froh war, mit dem Leben davon gekommen zu seyn, **während eine wahre Heilung der ursprünglichen Krankheit nur etliche Tage hätte dauern dürfen.**

Daher die ewig wiederholten Warnungen in den sogenannten praktischen Schriften, die Chinarinde doch ja nicht eher gegen Wechselfieber zu geben, bis alle (angeblichen) Unreinigkeiten und Krankheitsstoffe tüchtig und wiederholt von oben und unten ausgefegt worden seyen, oder nach dem sanften Ausdrucke der Neuern (obgleich unter demselben Erfolge) bis gehörig und lange genug aufgelöset (d. i. laxirt und durch viele dünne Stuhlgänge abgeführt) worden sey, im Grunde, bis die künstlich erregte Unterleibskrankheit die natürliche Dauer des Wechselfiebers überdauert, und so die Schwäche-Krankheit aus Säfteverlust, einzig übrig geblieben, von der Chinarinde, wie natürlich, in Gesundheit, nach langen Leiden, umgewandelt werden konnte.

Das hiefs man und das heifst man methodisch und rationell heilen in vielen, vielen Krankheitsfällen.

So könnte man, gleich gerecht, Wittwen und Waisen bestehlen, um davon ein Armenversorgungs-Stift zu errichten.

* * *

Chinarinde.

Man wird die Chinarinde, als in erster Wirkung ungemein leiberöffnend (m. s. die unter 178. angeführten Symptome), defshalb auch in einigen Fällen von Durchfall sehr hülfreich finden, wo dem übrigen Befinden die andern Chinasymptome nicht unangemessen sind.

So wird man in den Fällen, wo sogenannter feuchter Brand an den äufsern Theilen zu bekämpfen ist, auch den der Chinarinde eignen Symptomen sehr ähnliche Krankheits-Symptome im übrigen Befinden des Kranken gewöhnlich wahrnehmen; defshalb ist sie in diesen Fällen so heilsam.

Die allzu leichte und öftere, krankhafte Erregung der Geschlechtsorgane zur Saamenausleerung, selbst durch geringe Reize im Unterbauche veranlafst, wird durch die Rinde (ihren eigenthümlichen Symptomen dieser Art zufolge) in der kleinsten Gabe sehr dauerhaft gehoben.

Ich habe zuweilen Schmerzanfälle, die blofs durch Berührung (oder geringe Bewegung) des Theils erregt werden konnten, und dann allmählig zu der fürchterlichsten Höhe stiegen, und nach den Ausdrücken des Kranken denen sehr ähnlich waren, die China erzeugen kann, durch eine einzige kleine Gabe dieser verdünnten Tinctur auf immer gehoben, wenn der Anfall auch schon sehr oft wiedergekommen war; das Uebel war homöopathisch (s. Anm. zu [426.]) wie weggezaubert und Gesundheit an seiner Stelle. Kein bekanntes Mittel in der Welt würde diefs vermocht haben, da keins dieses Symptom ähnlich, in erster Wirkung, zu erzeugen fähig ist.

Fast nie wird man die Rinde heilsam finden, wo nicht ähnliche Störungen der Nachtruhe, als diese Arznei bei Gesunden erzeugt (und die man unten findet), mit zugegen sind.

Es giebt einige, wiewohl wenige, Lungeneiterungen (vorzüglich mit Stichen in der Brust; fast blofs durch Druck von aufsen vermehrt oder erregt), die mit der Rinde geheilt werden können; aber dann müssen auch alle übrigen Zufälle und Beschwerden des Kranken in Aehnlichkeit unter den Chinasymptomen zu finden seyn. Dann sind nur wenige, zuweilen auch schon ein Paar Gaben von obgedachter Kleinheit, in weit von einander entfernten Zeiträumen, zur Heilung hinreichend.

Eben so giebt es Gelbsucht-Krankheiten in kleiner Zahl, die so geartet sind, dafs die Chinasymptome in Aehnlichkeit auf sie passen; da ist dann auch die Krankheit mit einer, oder höchstens zwei kleinen Gaben wie durch Wunder gehoben, und volle Gesundheit wieder an ihrer Stelle.

Ein Wechselfieber mufs demjenigen sehr ähnlich seyn, was China bei Gesunden erregen kann, wenn diese das geeignete, wahre Heilmittel dafür seyn soll, und dann hilft eine einzige Gabe in obgedachter Kleinheit — doch am besten gleich nach Vollendung des Anfalls eingegeben, ehe sich die Veranstaltungen der Natur zum nächsten Paroxysm im Körper anhäufen. Um ein nicht von Chinarinde heilbares Wechselfieber mit grofsen Gaben dieser mächtigen Substanz nach gemeiner Art zu unterdrücken, pflegt man sie kurz vor dem Anfalle zu geben, wo sie diese — in ihren Folgen so nachtheilige — Gewaltthätigkeit vielleicht gewisser bewirken kann.

Chinarinde kann einen Wechselfieberkranken in Sumpfgegenden nur dann von seiner mit Chinasymptomen in Aehnlichkeit übereinkommenden Krankheit dauerhaft heilen, wenn der Kranke während seiner Cur und seiner gänzlichen Erholung bis zu vollen Kräften aufser der Fieber erzeugenden Atmosphäre sich aufhalten kann. Denn in dieser bleibt er der Wiedererzeugung seiner Krankheit aus derselben

Quelle immerdar ausgesetzt, und das Heilmittel kann in der Folge selbst bei Wiederholung der Chinagaben seine Dienste nicht mehr thun, so wie die von Kaffee-Schwelgerei erzeugten Uebel von ihrem angemessnen Heilmittel schnell besiegt werden, aber so lange der schädliche Trank fortgesetzt wird, sich von Zeit zu Zeit wieder erneuern.

* * *

Wie konnte man aber so thöricht handeln und dieser in ihrer dynamischen Wirkung auf das menschliche Befinden und in ihrer Kraft, dasselbe eigenartig umzuändern, von jeder Arzneisubstanz in der Welt so unglaublich abweichenden Rinde *) andere beliebige Dinge substituiren wollen? Wie konnte man wähnen, für die China ein Surrogat, d. i. eine Arzneisubstanz von identischer und ganz derselben Arzneikraft in andern höchst verschiedenen Stoffen zu finden? Ist denn nicht jede Thierart, jedes Pflanzengeschlecht und jedes Mineral etwas Eigenes, nicht ein mit allen übrigen schon im Aeufsern nie zu verwechselndes Wesen? Wird man je so kurzsichtig werden, einen Chinabaum mit einem Weidenbaume, oder einer Esche oder einer Rofskastanie im Aeufsern zu verwechseln? Und wenn man nun diese Gewächse schon in ihrem Aeufsern so verschieden findet, wo doch die Natur für einen einzigen Sinn, das Auge, nicht so viel Verschiedenheit anbringen konnte, als sie für alle Sinne des geübten Beobachters bei der dynamischen Einwirkung dieser verschiedenen Gewächse auf das Befinden des leben-

---

*) M. s. die unten angeführten eigenthümlichen Symptome derselben.

den, gesunden Menschenorganisms anbringen konnte und wirklich zu Tage legt, will man denn diese letztern, die so mannichfachen, eigenthümlichen Symptome, welche jedes einzelne dieser Gewächse von denen des andern und dritten so abweichend hervorbringt, und worauf einzig nur die specifische Arzneikraft jedes einzelnen Arzneigewächses beruht, um die es uns eigentlich beim Heilen einzig zu thun ist, nicht achten, ihre hohe Bedeutung nicht einsehen, sie nicht für das höchste Kriterium ihrer Verschiedenheit anerkennen? Oder will man nur alles, was bitter und zusammenziehend schmeckt, für gleichbedeutend in der Arzneiwirkung, für eine Art China *) ansehen, und so den groben Sinn des menschlichen Geschmacks (welcher kaum für die Aehnlichkeit des Geschmacks, aber nie für die Gleichheit der Arzneikraft zeugen kann) als den obersten und einzigen Richter in Entscheidung über die arzneiliche Bedeutung der verschiedenen Pflanzen aufstellen? Ich dächte, kurzsichtiger und thörichter hätte man in Dingen von so äufserster Wichtigkeit für Menschenwohl nicht verfahren können!

Ich gebe zu, dafs alle die Arzneisubstanzen, die man der Chinarinde hat substituiren wollen, von der hohen Esche an, bis zum Chamill-Metram und zur Wandflechte herab, so wie vom Arsenik an, bis zum Jakobspulver und den Salmiak herab, dafs, sage ich, von diesen genannten und den hier ungenannten Arzneistoffen jeder einzelne für sich besondere Wechselfieber gehoben habe (ihr guter Ruf, diefs hie und da ausgerichtet zu haben, zeugt dafür); aber schon daraus eben, dafs die Beobachter von dem einen oder dem andern versichern, dafs es geholfen habe,

---

*) Wie, nächst Andern, W. Cullen annimmt, s. Abh. über die Materia medica, II. S. 110. Leips. 1790.

Chinarinde.

selbst wo die Chinarinde nichts ausgerichtet oder geschadet hätte, zeigen sie ja klärlich an, dafs jedes eine andere Species von Wechselfieber war, wofür diefs, und wofür jenes half! Denn wenn es ein für die China geeignetes Wechselfieber gewesen wäre, so würde die China haben helfen müssen, und nichts anders haben helfen können. Oder man müfste so thöricht seyn, der Chinarinde in diesem Falle eine besondere Bosheit und Hinterlistigkeit, hier durchaus nicht helfen zu wollen, bei zumessen, oder der andern gerühmten Substanz, welche geholfen hat, eine besondere Gütigkeit und Willfährigkeit, den Willen des Arztes zu vollstrecken! Fast scheint es, als ob man so was Thörichtes dächte!

Nein, das Wahre hievon, aber unbeachtete, ist folgendes. Nicht blofs in der Bitterkeit, dem zusammenziehenden Geschmacke und dem sogenannten Arom (Dufte) der Chinarinde, sondern in ihrem ganzen innern Wesen wohnt der unsichtbare, nie materiell (so wenig, als aus den übrigen Arzneistoffen(rein und abgesondert darzustellende, dynamische Wirkungsgeist derselben, wodurch sie sich vor allen andern Arzneien in Umänderung des menschlichen Befindens auszeichnet; m. s. die folgenden Beobachtungen.

Jede von den in Wechselfiebern gerühmten Arzneisubstanzen hat ihre eigne, besondere Wirkung auf das menschliche Befinden, abweichend von der Arzneikraft jedes anderen Arzneistoffs, nach ewigen, unwandelbaren Naturgesetzen. Jeder] besondere Arzneistoff sollte nach dem Willen des Schöpfers, so wie im Aeufsern (Ansehen, Geschmack und Geruch), so auch und noch weit mehr in seinen innern, dynamischen Eigenschaften verschieden seyn, damit wir durch diese Wirkungsverschiedenheiten alle mögliche

Heilzwecke in den unzählbaren, unter sich abweichenden Krankheitsfällen zu erreichen im Stande seyn möchten. Oder hätte der allgütige und mächtige Urheber der unendlich mannichfachen Natur weniger haben zuwege bringen können, wollen oder sollen?

Hat nun jedes der gerühmten Wechselfieber-Mittel, während es andere Wechselfieber ungeheilt lassen mufste, einige Fälle wirklich geheilt — wie ich den Beobachtern, wenn sie das Mittel allein gegeben, nicht absprechen will — und hat jedes dieser einzelnen Mittel, nicht aus besonderer Gnade und Gewogenheit für den verordnenden Arzt, seine Heilung verrichtet, sondern, wie wohl vernünftiger anzunehmen ist, aus besonderer, ihm nach ewigen Naturgesetzen eigenthümlich anerschaffenen Kraft; so mufste ja der Fall, wo dieses Mittel half und jenes nicht, nothwendig eine eigenartige, blofs für diese Arznei geeignete Wechselfieber-Krankheit und abweichend von jener gewesen seyn, die nur durch das andere Mittel geheilt werden konnte; und so müssen auch alle die Wechselfieber, deren jedes eine andere Arznei zur Heilung erforderte, durchaus von einander abweichende Wechselfieber gewesen seyn.

Hinwiederum, wenn zwei Wechselfieber ihre Verschiedenheit nicht nur durch merklich von einander abweichende Symptome, sondern auch dadurch, wie gesagt, beurkunden, dafs das eine nur durch diese, das andre aber nur durch jene Arznei geheilt werden kann, so folgt deutlich hieraus, dafs auch beide Arzneien unter sich selbst in ihrer Natur und Wirkung von einander verschieden seyn müssen*), und einander nicht gleich seyn

---

*) Weil sonst die eine Arznei eben so gut auch jenes Wechselfieber, was der anderen Arznei wich, hätte müssen heilen können, wenn sie dieser an Wirkung gleich wäre.

können, folglich auch nicht für gleichgeachtet, und defshalb, vernünftiger Weise, einander nicht substituirt, d. i., nicht eins für ein Surrogat des andern ausgegeben werden dürfen.

Oder haben diese Herren, die das nicht einsehen, eine, ihnen eigne, mir unbekannte Denkweise, eine besondere, der der gesammten übrigen Menschheit entgegenstehende Logik?

Die unendliche Natur ist weit mannichfacher in dynamisch verschiedener Befähigung der Arzneisubstanzen, als die Compilatoren der Arzneistoff-Kräfte, Arzneimittellehrer genannt, ahnen mögen, und unglaublich mannichfacher in Hervorbringung unzähliger Abweichungen im menschlichen Befinden (Krankheiten), als der in seine niedliche Classification verliebte, stümperhafte Pathologe einsieht, welcher durch seine Paar Dutzend nicht einmal richtig *) gezeichneter Krankheitsformen blofs den Wunsch auszudrücken scheint, die liebe Natur möchte doch das Krankheitsheer nur auf ein kleines Depot beschränken, auf dafs der Bruder Therapeute und Praktiker — die hergebrachten Recepte im Kopfe — desto leichter mit dem kleinen Häuflein umspringen könne.

* * *

Dafs die gewöhnlichen Aerzte oft durch einen Zusatz von Eisen in demselben Recepte dem Kranken eine sehr widrig aussehende und schmeckende

---

*) Welcher Arzt, aufser Hippokrates, zeichnete wohl den reinen Verlauf irgend einer Krankheit, ohne Arznei dabei gebraucht zu haben, vom Anfange bis zu Ende auf? Enthielten also die Krankheitsbeschreibungen nicht die Symptome der Krankheit mit denen von den dabei angewendeten Hausmitteln und Arzneien gemischt?

Dinte auftischen, möchte noch hingehen, aber dafs daraus eine Substanz wird, die weder die Kräfte der Chinarinde, noch die des Eisens besitzt, das mufs ihnen gesagt werden.

Diese Behauptung erhellet aus der Thatsache, dafs, wo Chinarinde geschadet hat, Eisen oft das Gegenmittel ist und die schädliche Wirkung jener aufhebt, so wie Chinarinde die des Eisens, je nach den durch die unpassende Arznei erzeugten Symptomen.

Indefs kann Eisen nur einige nachtheilige Symptome hinweg nehmen, nämlich die es in Aehnlichkeit selbst erzeugen kann bei gesunden Menschen.

Es bleiben nach langwierigen Curen mit grofsen Gaben China oft viele Beschwerden übrig, wogegen man andere Arzneien nöthig hat; denn solche Chinasiechthume trifft man häufig in so hohem Grade an, dafs man nicht selten nur mit Mühe den Kranken davon befreien und ihn vom Tode erretten kann. Da dient zuweilen Ipekakuanha in einigen kleinen Gaben, öfterer Wohlverleih, und in einigen wenigen Fällen Belladonna, je nach dem aus den Symptomen hervorgehenden Chinaübel. Weifsniefswurzel dient dann, wenn durch die Rinde Körperkälte mit kalten Schweifsen zuwege gebracht worden ist, und auch die übrigen Symptome jener Wurzel hier homöopathisch statt finden.

Chinarinde.

Erst Schwindel und Schwindel-Uebelkeit, dann allgemeine Hitzempfindung *).

Eingenommenheit des Kopfs, wie Schwindel vom Tanze und wie beim Schnupfen. **)

Er ist von langsamer Besinnung, hat grofse Abneigung vor Bewegung, und ist mehr zum Sitzen und Liegen geneigt.

Langsamer Ideengang.

5 Er ist in Gedanken (als wenn der Ideengang still stände) (n. 3 St.).

Er kann die Ideen nicht in Ordnung halten, und begeht Fehler im Schreiben und Reden, indem er Wörter, die nachfolgen sollten, voraus setzt; das Reden Anderer stört ihn sehr ***) (n. 2 St.).

Projectirende Ideen in Menge.

Eingenommenheit und Wüstheit im Kopfe und Trägheit des Körpers, wie von Nachtwachen und Schlaflosigkeit ****) (n. 1 St.).

Betäubung des Kopfs, mit Drücken in der Stirne (n. ¼ St.).

10 Früh, beim Erwachen aus dem Schlafe, dumpfer, betäubender Kopfschmerz.

*) Vergl. mit (1.) bis (4.).
**) Vergl. mit 12. und (8.).
***) 6. 7. sind nebst (712.) bis (716.) Wechselwirkung mit 3. 4. 5. und (5.).
****) 8. 9. 10. vergl. mit (6.) bis (12.) und (16.).

Kopfweh, bald in diesem, bald in jenem Theile des Gehirns.

Kopfweh in den Schläfen, wie Stockschnupfen.*)

Kopfweh über den Augenhöhlen, welches in den Vormittagsstunden entsteht, durch Gehen sich sehr vermehrt, durch das Mittagsmahl aber vergeht (n. 18 St.).

Schwere des Kopfs; (Mittags steigt Taumel in den Kopf, ohne Schmerz).**)

15 Kopfweh, wie Schwerheit und Hitze darin, am schlimmsten beim Drehen der Augen, zugleich mit zuckenden Schmerzen in den Schläfen.

Kopfschmerz von Nachmittags bis Abends, ein Drücken mitten in der Stirne.

Drückender Kopfschmerz beim Gehen, erst über der Stirne, dann in den Schläfen ***) (n. 6 St.).

Das Gehirn ist von so vielem Blute geprefst.****)

Kopfweh, als wenn das Gehirn von beiden Seiten zusammen und zur Stirne heraus geprefst würde, durch Gehen in freier Luft sehr vermehrt.

20 Drückend stechender Kopfschmerz in der Stirne und der Schläfe der einen Seite (n. 4 St.).

Stechen zwischen Stirne und Schläfe linker Seite; beim Anfühlen der Schläfe fühlte er starkes Klopfen der Schlagader, und das Stechen verschwand durch diese Berührung. †)

Zuckender Kopfschmerz in der Schläfe bis in die Oberkinnlade. ††)

Kopfweh erst wie krampfhaft im Wirbel, dann auf der Seite des Kopfs wie Zerschlagenheit, durch die geringste Bewegung vermehrt.

Kopfweh beim Gehen im Winde, aus Zerschlagenheit und Wundheit zusammengesetzt.

---

*) Vergl. mit 2. und (8.).
**) 14. 15. vergl. mit (13.) (14.) (15.).
***) Vergl. mit (20.) bis (26.) und (28.).
****) 18. 19. vergl. mit (27.) und (29.) bis (35.) u. (53.).
†) Vergl. vorzüglich mit (62.); sonst auch mit (57.) bis (61.) und (63.).
††) Vergl. mit (49.) (50.) auch zum Theil (46.) bis (48.).

25 Kopfweh, als wenn das Gehirn wund wäre, welches sich bei der geringsten Berührung des Kopfs und der Theile des Kopfs vermehrt, vorzüglich aber durch angestrengte Aufmerksamkeit und tiefes Nachdenken, ja selbst durch Sprechen.
Schweifs in den Kopfhaaren.
Starker Schweifs in den Kopfhaaren beim Gehen in freier Luft.
(Ein Kriechen in der Stirnhaut.)
Oeftere Veränderung der Gesichtsfarbe.
30 Gesichtsblässe. *)
Schlechte, erdfalbe Gesichtsfarbe.
Eingefallenes, blasses Gesicht.
Hippokratisches Gesicht (zugespitzte Nase, hohle Augen mit blauen Ringen), Gleichgültigkeit, Unempfindlichkeit; er mag nichts von den Umgebungen, nichts von den ihm sonst liebsten Gegenständen wissen (n. 1 St.).
Verengerte Pupillen.
35 Bewegliche, doch mehr zur Zusammenziehung, als zur Erweiterung geneigte Pupillen (n. 20 St.).
Es fliegen schwarze Puncte vor dem Gesichte **) (n. 4 St.).
Beifsen in dem einen, dann in dem andern Auge, welches dabei thränt.
Drückend beifsender Schmerz in den Augen, wie von Salz; sie mufs sie immer reiben ***) (n. $\frac{1}{2}$ St.).
Augenbutter im äufsern Augenwinkel (nach dem Schlafe).
40 Ein Blutschwär auf dem Backen.
Röthe der Backen und der Ohrläppchen.
Reifsen in den Ohrläppchen. ****)
Hitze des äufsern Ohres.
Wasserbläschen hinter den Ohren.
45 Ausschlag in der Ohrmuschel.

---

*) 30. bis 33. vergl. mit (78.).
**) Vergl. mit (112.) bis (114.).
***) Vom Dunste, vergl. mit (105.).
****) Vergl. mit (121.).

(Drückender Schmerz im innern Ohre, wie Ohrzwang) (n. 3 St.).

Ein pickendes Getön im Ohr, wie von einer entfernten Uhr.

Erst eine klopfende Empfindung im Ohre; darauf ein langes Klingen. *)

Ohrenklingen.

50 Ohrensausen. **)

Es legt sich inwendig etwas vor das Gehör (wie von Taubhörigkeit ***) (n. 1 St.).

Röthe und Hitze blofs an der Nase (n. 12 St.).

Drückender Schmerz in der Nasenwurzel (nachdem die Hitze des Backens vergangen war), der sich auf die Seite zieht (n. 5 St.).

Reifsender Schmerz auf dem Nasenrücken.

55 (Er glaubt einen Leichengeruch zu riechen.)

(Zusammengeschrumpfte, runzlichte Oberhaut der Lippen) (n. 5 St.).

Die Unterlippe springt (beim Niefsen) in der Mitte auf.

(Aufgesprungene Lippen.)

Die innere Fläche der Unterlippe schmerzt wie wund und aufgerieben. ****)

60 Ziehendes Zahnweh entsteht leicht in freier Luft und in Zugluft.

Zahnweh, Stockschnupfen und thränende Augen.

Zahnweh, es sticht in den Vorderzähnen heraus. †)

Klopfendes Zahnweh. ††)

Zahnweh mit Wackeln der Zähne (n. 3 St.).

65 Wackelnde, blofs beim Kauen schmerzende Zähne.

---

*) 48 49. vergl. mit (115.) (116.) (118.).
**) Vergl. mit (119.).
***) Vergl. mit (120.).
****) Vergl. mit (128.) (129.).
†) Vergl. mit (137.) und (148.).
††) Vergl. mit (149.)

Chinarinde.

Die Nacht (vor 12 Uhr) reifsender Druck in der rechten Ober- und Unterkinnlade.*)
Die untern Schneidezähne schmerzen, als wenn daran geschlagen worden wäre.
(Vorne am Halse rother Frieselausschlag, ohne Jücken.)
Schmerzhaft ist die Bewegung des Nackens. **)

70 Schmerz im Genicke nach dem Halse zu, beim Drehen des Kopfs, als wenn er geschwollene Halsdrüsen hätte (ob er gleich keine hat); beim Befühlen schmerzte es noch stärker, wie zerschlagen (nach einem Spaziergange).
Hie und da in der Ohrdrüse flüchtig stechende Schmerzen.
Einfach schmerzende Unterkieferdrüsen (unter dem Winkel des Unterkiefers), vorzüglich beim Berühren und bei Bewegung des Halses.
Ein wurgendes oder klemmendes Drücken in einer der rechten Unterkieferdrüsen schon für sich, doch mehr beim Bewegen des Halses und beim Betasten.
Im Halsgrübchen Empfindung, als würde es weh thun, wenn er schluckte, wie ein böser Hals (ob es gleich beim Schlingen selbst nicht weh thut).

75 Schmerzhaftes Schlingen, geschwollene Unterkieferdrüsen, worin es besonders beim Hinterschlingen schmerzt.
Es sticht auf der rechten Seite im Halse blofs wenn er schlingt.
Hals inwendig wie geschwollen; es sticht blofs beim Schlingen auf der linken Seite der Zunge; beim Reden und Athmen ist an dieser Stelle blofs drückender Schmerz.
Von geringer Zugluft Stechen im Halse, aufser dem Schlingen.
Abends, nach dem Niederlegen, Stechen im Halse, nicht beim Schlingen, sondern beim Athmen.

---

*) Vergl. mit (141.) (145.) und (146.), zum Theil auch (138.) (140.) (142.) (144.) (147.).
**) Vergl. mit (74.) auch (424.) (425.).

80 Unschmerzhafte Geschwulst der Gaumendecke und des Zäpfchens *) (n. 3 St.).
Schmerahafte Geschwulst hinten an der Seite der Zunge.
Es beifst auf der Mitte der Zunge, als wäre die Stelle wund oder verbrannt.
Ein Bläschen unter der Zunge, was bei Bewegung derselben schmerzt.
Feine Stiche in der Zungenspitze. **)

85 Empfindung auf der Zunge als wenn sie trocken und mit Schleim belegt wäre ***) (n. 1 St.),
(Gelbliche, nicht mit Unrath belegte Zunge.)
Der Mund ist schleimig und der Geschmack wässerig und fade.
Schleimiger Geschmack im Munde, der ihm die Butter verekelt.
Nach dem Trinken fader, letschiger Geschmack im Munde.

90 Salziger Geschmack im Munde. ****)
Eine Speichel zusammenziehende Empfindung im Munde, wie wenn man an starken Essig gerochen hat. †)
(Ein Wurgen und Zusammenziehen im Schlunde, ohne Hinderung des Athems.)
Oefters ein säuerlicher Geschmack im Munde, als wenn er einen von Obst verdorbenen Magen hätte.
Das schwarze Brod schmeckt sauer ††) (n. 3 St.).

95 Bitterer Geschmack der Speisen, besonders des Waizenkuchens †††) (n. 6 St.).
Ob er gleich für sich keinen bittern Geschmack im

---

*) 80. 81. vergl. mit (152.), zum Theil auch (151.).
**) Vergl. mit (158.)
***) Vergl. (163.) bis (165.).
****) Vergl. mit (180.), zum Theil auch (179.) (184.)
†) 91. 93. vergl. mit (183.) (185.).
††) 94. 99. vergl. mit (182.), zum Theil auch (181.).
†††) 95. 96. 101. vergl. mit (177.), zum Theil auch (174.) (178.) (180.).

Chinarinde.

Munde hat, so schmeckt doch alles Essen bitter; nach dem Hinterschlingen der Speisen war es nicht mehr bitter im Munde.
Beständig bitterlicher Geschmack im Munde.*)
Früh bitterer Geschmack im Munde.
Kaffee schmeckt säuerlich.

100 Widerwille gegen Kaffee, wiewohl die Speisen richtig schmecken.
Das Bier schmeckt ihm bitter und steigt in den Kopf.
Widerwille gegen Bier.
Widerwille gegen Wasser und Neigung zu Biere.
Starker Appetit auf Wein.

105 Er kann das (ihm gewohnte) Tabakrauchen nicht vertragen, es greift seine Nerven an. **)
Es ist immer als wenn er sich satt gegessen, satt getrunken, und bis zur Sättigung Tabak geraucht hätte, und doch hat er von allen diesen Genüssen einen richtigen, guten Geschmack ***) (nach einigen Stunden).
Kein Verlangen nach Speisen, bei richtigem Geschmacke.
Das Abendessen schmeckt ihm, aber er ist gleich satt und kann daher sehr wenig essen.
Gleichgültigkeit gegen Essen und Trinken; nur erst während des Essens entsteht einiger Appetit und etwas Wohlgeschmack an Speisen (n. 6 St.).

110 Das Mittagessen ist ihm ganz ohne Wohlgeschmack. ****)
Heifshunger mit lätschigem Geschmacke im Munde.
Lüsterner Appetit; er hat Verlangen, weifs aber nicht worauf. †)

---

*) 97. 98. vergl. mit (172.) bis (176.).
**) Vergl. mit (190), zum Theil auch (187.) (189.).
***) 106. 108. vergl. mit (195.).
****) Vergl. mit (191.), zum Theil auch (189.).
†) 112. 113. 114. vergl. mit (200.).

Chinarinde.

Er hat Appetit auf mancherlei, weifs aber nicht genau, auf was?

Sehnsucht oft nach unbekannten Dingen.

115 Hunger wohl, doch schmeckt's ihr nicht.

Kein Verlangen nach Speise oder Trank.*)

Höchster Widerwille und Ekel gegen nicht unangenehme Genüsse, selbst wenn sie nicht zugegen sind, und er nur davon reden hört, bei Arbeitscheue, anhaltender Tagesschläfrigkeit und Gilbe der Augäpfel **) (n. 8 St.).

Empfindung wie von einem fauligen Dunste aus dem Munde.

Gegen Morgen ein übler, fauler Geruch aus dem Munde, welcher vergeht, sobald sie etwas ifst.

120 Schleim im Munde früh nach dem Erwachen und nach etwas angestrengter Bewegung, der ihn deuchtet, den Umstehenden übel zu riechen; er glaubt er stinke aus dem Halse.

Es kommt ihm oft ein garstiger Schleim herauf.

Nach dem Essen bitteres Aufstofsen ***) (n. 2 St.).

Es stöfst ihm nach dem Geschmacke der genossenen Speisen auf.

Leeres Aufstofsen nach blofser Luft****) (n. 2 St.).

125 Kratzige Empfindung im Rachen, vorzüglich am Rande des Luftröhrkopfs, wie nach ranzigem Aufstofsen oder Soodbrennen.

Eine seufzerartige Bewegung zum Aufstofsen, ein Mittelding zwischen Seufzen und Aufstofsen (n. ¼ St.).

Appetitlos und übel, er will sich immer erbrechen und kann nicht (Vor- und Nachmittags).

Eine Art Heifshunger mit Uebelkeit und Brecherlichkeit (n. 2 St.).

Brecherlichkeit und Erbrechen.

---

*) Vergl. zum Theil mit (196.) (197.).

**) Vergl. mit (194.).

***) Vergl. mit (181.).

****) Vergl. mit (204.) 205.).

Chinarinde.

130 Während des Essens und Trinkens Stechen in der Seite und dem Rücken, und stete Brecherlichlichkeit (n. 5 St.).
Während des Essens ziehend zuckender Schmerz in der Seite des Unterleibes (n. 2 St.).
Nach dem Essen Vollheit, und doch gehöriger Appetit vor der Mahlzeit. *)
Es bleibt ihm nach dem Essen noch lange Zeit eben so voll; das Essen steht ihm bis oben heran.
Nach dem Essen Auftreibung des Unterleibes, wie Vollheit.

135 Nach dem Essen Stuhlgang.
Nach dem Essen Schläfrigkeit.**)
Nach dem Mittagsessen starker Hang, sich zu legen und zu schlafen.
Nach dem Essen Mattigkeit, dafs er sich hätte mögen legen und schlafen.
Nach dem Essen vergeht der Ekel und die fliegende Hitze und Blutaufwallung.

140 Nach Drücken im Magen steigt's brennend herauf bis in die halbe Brust.
Nach jedem Essen hartes Drücken im Magen.***)
Magendrücken, Magenraffen.****)
Bei gehörigem Appetite, nach dem Essen (der Zugemüse), erst Magendrücken, dann Blähunganhäufung, dann Erbrechen.
Nach mäfsigem (Abend-) Essen mit gutem Appetite sogleich Kolik, das ist: aufgetriebener Unterleib und hie und da scharf drückende Schmerzen mit kneipenden untermischt, in allen Gedärmen. †)

145 Nach mäfsigem Essen, Mittags und Abends, ein

---

*) 133. 134. vergl. mit (211.).

**) 136. 137. 138. vergl. mit (218.) (219.).

***) 141. 143. vergl. mit (225.), dagegen die Wechselwirkung (224.).

****) Vergl. mit (221.) bis (224.) und (226.) bis (230.).

†) Vergl. mit (220.).

kneipendes Drücken etwas über dem Nabel im Oberbauche, was durch Bewegung unerträglich wird, und sich blofs in völliger Ruhe wieder besänftigt.

Mittags vor dem Essen und bald nach dem Essen Leibschneiden, wie bei Blähungsverhaltung.

Von Obst- (Kirschen-) Essen Gährung im Unterleibe.

Die Speisen der Abendmahlzeit verweilen unverdaut im Magen.*)

Die Milch verderbt leicht den Magen.

150 Durch etwas zu viel Genossenes, auch von der unschuldigsten Art, wird gleich der Magen verdorben, und ein fader Geschmack im Munde, eine Vollheit im Unterleibe, Verdriefslichkeit und Kopfweh kommen zum Vorschein.

Gefühl von Leere und Lätschigkeit im Magen.

Gefühl von Kälte im Magen.

Nach jedem Schluck Getränke Gefühl von innerer Kälte im Oberbauche, welche bei jedem Athemzuge sich erneuert (n. 4 St.).

Nach jedem Trinken ein Stich in der Herzgegend.**)

155 **Nach jedem Schluck Getränke Schauder oder Frost mit Gänsehaut** (n. 6 St.).

Nach dem Trinken Bauchweh, wie von einer Purganz.

Leibschmerzen in der Gegend des Nabels, mit Schauder verbunden.

Schmerzhafte Auftreibung des Unterleibes und besonders des Unterbauches. ***)

Früh Auftreibung des Bauches, ohne Blähung.

160 Blähungskolik (n. 2 St.).

Blähungskolik tief im Unterbauche: die untersten Därme sind wie zusammengeschnürt, und die

---

*) 148. 149. 150. zum Theil auch 151. vergl. mit (217.) und (231.).

**) Vergl. mit 251.

***) 158. 159. vergl. mit (264.) bis (267.) und (269.) bis (274.).

Chinarinde.

Blähungen bestreben sich vergeblich unter drückenden und spannenden Schmerzen sich herauszudrängen, und erregen selbst unter den kurzen Ribben Spannung und Aengstlichkeit.
Drücken in beiden Seiten des Unterleibes, als wenn Stuhlgang erfolgen sollte und nicht könnte.
Krampfhafter Schmerz im Unterleibe, aus Drücken und Zusammenschnüren zusammengesetzt (n. 24 St.).
Drücken und Schwere im Unterleibe.

165 Kneipen im Unterleibe mit vermehrtem Hunger und Mattigkeit (n. 3 St.).
Wenn eine Blähung abgehen will, kneipt's mit heftigen Schmerzen den Unterleib zusammen. *)
Kneipend stechende Leibschmerzen **) (n. 1½ St.).
Flüchtige Stiche hie und da im Magen und Unterleibe. ***)
(Auf Noththun und Drang zum Stuhle erfolgen blofs Blähungen.)

170 Vor Abgang einer Blähung Leibweh.
Vor Abgang einer Blähung fahren schneidende Schmerzen nach allen Richtungen durch den Unterleib ****) (n. 1 St.).
Anhäufung und darauf starker Abgang von Blähungen †) (n. ½ St.).
A b g a n g h e f t i g s t i n k e n d e r B l ä h u n g e n (n. 10 St.).
Schmerz der Bauchmuskeln wie Zerschlagenheit (n. 1 St.).

175 Im Bauchringe Wundheitsschmerz und Empfindung, als wenn ein Bruch durch den wunden Bauchring heraustreten wollte (n. 4 St.).

---

*) s. 170. 171. und (305.).

**) Vergl. mit (242.) (254.).

***) Vergl. mit (247.) (252.) (253.) (256.) (257.) (308.) bis (313.).

****) Vergl. mit 196. und (314.).

†) Vergl. mit (268.).

134 *Chinarinde..*

Leibweh vor dem Stuhlgange. *)
Stuhlgang mit Leibweh.
Durchfall unverdauten Kothes, auf Art einer Lienterie. **)
Dreimaliger weicher Stuhlgang mit beifsend brennendem Schmerze im After, und mit Leibweh vor und nach jedem Stuhlgange.
180 Dünnleibigkeit, wie Durchfall.
Weifser Stuhlgang und dunkler Harn ***) (n. 48 St.).
Empfindung im After beim Stuhlgange, wie von einer scharfen Materie.
Ein Brennen und brennendes Jücken an der Mündung des Afters (sogleich).
Durchfall mit brennendem Schmerze im After.
185 Stiche im After während eines mit Blut gemischten Stuhlgangs ****) (n. 5 St.).
Hartleibigkeit und Anhäufung des Kothes in den Gedärmen, mit Hitze im Kopfe und Düseligkeit. †)
Stuhl kommt nach langem Noththun nur bei starkem Drücken, und dann thut's sehr weh.
Durchdringende Stiche im After und Mastdarm, aufser dem Stuhlgange (n. 5 Tagen).
Nach dem Stuhlgange ein Kriebeln im Mastdarme, wie von Madenwürmern.
190 Kriebeln im Mastdarme, wie von Madenwürmern und Abgang vieler derselben.
Ein anhaltend brennender Schmerz im Mastdarme nach dem Mittagsschlafe (n. 4 Tagen).
Ein Drücken im Mastdarme (n. 2. 6 St.).

---

*) 176. 177. 179. vergl. mit [316.] [322.].

**) 178. 179 180. vergl. mit [325.] [326.] [330.] bis [332.].

***) Vergl. mit [538.] [539.].

****) 185. 188. 195. vergl. mit 389.

†) 186. 187. vergl. mit [333.] [385.] bis [337.]. Die Hartleibigkeit von Chinarinde ist Nachwirkung oder Gegenwirkung des Organisms auf die grofse Neigung dieser Arznei, Durchfall zu erregen in ihrer Primärwirkung.

Chinarinde.

Risse und reifsende Rucke im Mastdarme beim Liegen im Bette (n. 10 St.).

Zusammenziehender Schmerz im Mastdarme, vorzüglich beim Sitzen (n. 72 St.).

195 Stechender Schmerz im Mittelfleische, besonders beim Niedersitzen empfindlich.

Pressen und Schneiden in den Därmen während und nach dem Abgange eines weifslich trüben Harns. *)

Krampfhaft zusammenziehender Schmerz vom Mastdarme an durch die Harnröhre bis zur Eichel der Ruthe und durch die Hoden, Abends.

Ein Kriebeln am After.

Ein kriebelndes Laufen und Jücken im After und der Harnröhre, mit einem Brennen in der Eichel

200 Abends, beim Urinlassen, ein brennendes Beifsen vorn in der Harnröhre. **)

Ein Glucksen in der Gegend des Harnröhrknollens (n. 6 St.).

Beim Uriniren ein Stechen in der Harnröhre.

Schmerzhafte Empfindlichkeit in der Harnröhre, besonders bei Steifigkeit der Ruthe, auch beim Sitzen und Aufstehen bemerkbar.

Nach öfterm und fast vergeblichem Nöthigen zum Harnlassen, ein Pressen in der Blase.

205 Die ersten zwölf Stunden geringere Harnabsonderung, dann aber häufigere.

Der Urin geht in schwachem Strahle und langsam ab, und nöthigt sehr oft zum Harnen.

Sehr öfteres Harnen (n. 24 St.).

Häufiges und so dringendes Nöthigen zum Harnen, dafs der Urin unwillkührlich herausgepre fst wird.

Weifslich trüber Harn mit weifsem Satze. ***)

210 Sparsamer Urin mit ziegelrothem Satze, und rothgefleckter, harter, praller Fufsgeschwulst. ****)

---

*) M. s. 171. und [314.].
**) Vergl. mit [343.] [344.].
***) Vergl. mit [342.].
****) Vergl. mit [348.].

Beim Anfühlen schmerzhafte Geschwulst des Samenstranges und des Hodens, vorzüglich des Nebenhodens.

Ziehender Schmerz in den Hoden.

Eine Art reifsenden Schmerzes im linken Hoden und der linken Seite der Vorhaut, Abends im Bette.

Ein jückendes Krabbeln im Hodensacke, Abends im Bette, welches zum Reiben nöthigt. *)

215 Ein zuckender Schmerz zwischen Eichel und Vorhaut beim Gehen,

Pressender Schmerz in der Eichel vor dem Harnen.

Jücken an der Eichel, was zum Reiben nöthigt, Abends im Bette.

Am Bändchen der Eichel ein feines Nadelstechen, was bei Berührung noch stärker, nämlich stechend und spannend, schmerzte; äufserlich war nichts daran zu sehen,

Brennender Schmerz in der Mündung der Harnröhre während und nach dem Urinlassen (n. 3 St.).

220 Ein fortwährendes Brennen in der Mündung der Harnröhre.

Herabhängen des Hodensacks (n. 1 St.).

Oeftere Steifigkeiten der Ruthe (n. 6 St.).

Nächtliche Samenergiefsungen. **)

Erhöheter Geschlechtstrieb.

225 Vermehrung des gegenwärtigen Monatlichen bis zum Mutterblutsturze; das Geblüt geht in schwarzen Klumpen ab ***) (n. 1 St.).

* * *

*) Vergl. mit [350.].

**) Vergl. mit [349.].

***) 225. scheint die erste Wirkung der Chinarinde und [351.] die nachfolgende oder Gegenwirkung des Organisms zu seyn; denn Kreislauferregung und Blutflüsse durch Nase [125.] bis [127.], durch Mund [161.] und aus der Lunge 242. sind ihre nicht gar seltnen Erst-Wirkungen.

Chinarinde.

Niefsen (n. 1, 2, 3 St.).
Niefsen mit Schnupfen (n. 1, 2 St.).
Es sitzt ihm etwas in der Kehle (dem Luftröhrkopfe), so dafs die Töne der Sprache und des Gesangs tiefer und unreiner werden *) (n. 2 St.).
Ein Pfeifen und Giemen in der Luftröhre beim Athemholen (n. 2 St.).

230 Es liegt ihm (die Nacht) auf der Brust; es pfeift, röchelt, schnärchelt und giemt ihm in der Luftröhre, ohne dafs ihn der zähe Schleim zum Husten nöthigte (n. 5 St.).
Eine Art Erstickungsanfall, als wenn der Luftröhrkopf mit Schleim angefüllt wäre, vorzüglich gegen Abend und (die Nacht) beim Erwachen aus dem Schlafe **) (n. 8 St.).
Schweres, schwieriges, schmerzhaftes Athemholen und schnelles Ausathmen.
Neigung zum Tiefathmen vor dem Mittagsmahle.
Die Nacht um 2 und um 4 Uhr ein halbviertelstündiger Erstickungshusten (eine Art Keichhusten); sie schreit dabei, doch nicht eher, als bis sie schon ein Paar Mal gehustet hat. ***)

235 Er wacht nach Mitternacht zum Husten auf; bei jedem Hustenstofse fühlte er ein scharfes Stechen in beiden Brustseiten, doch konnte er liegend husten.
Schmerz in der Luftröhre und dem Brustbeine beim Husten.
Vom Husten drückender Brustschmerz und Wundheitsgefühl im Luftröhrkopfe. ****)
Starkes Drücken im Brustbeine nach dem Essen; am schlimmsten wenn er gebückt safs und die Arme in der Höhe hatte.
Heftiger Husten gleich nach dem Essen (n. 4 St.).

---

*) 228. 229. 230. vergl. mit [358.] bis [361.].
**) 231. 232. vergl. mit [363.] bis [372.].
***) 234. 235. 236. vergl. mit [405.] [406.].
****) 237. 244. 245. 246. vergl. mit [374.] bis 380.].

240 Abends Kitzel zum Husten, den er unterdrücken konnte.

Husten vom Lachen erregt.

(Husten eines blutigen Schleims.) *)

(Ein Kriebeln in der einen Brust, als wenn etwas darin herum liefe.)

(Ein scharfes Drücken mit Kriebeln zusammengesetzt in der einen Brustseite.)

245 Drücken auf dem ganzen vordern Theile der Brust, die Nacht, wenn er auf dem Rücken lag.

In der Brustseite ein drückender Schmerz, der den Athem beengt.

Spannender Schmerz, vorzüglich in den äufsern Brustmuskeln (früh).

In der ganzen Brust ein brennendes Einwärtsdrücken.

Knochenschmerz in den Gelenken der Ribben, wie Zerschlagenheit, beim Einathmen.

250 Schmerz in der Seite wie zerschlagen oder wie von einem Stofse.

Etliche Stiche vom Brustbeine nach dem Rücken hindurch, bald nach dem Trinken **) (n. 8 St.).

Beim Einziehen des Athems starke Stiche in der Herzgrube ***) (n. 3 St.).

Beim Einathmen starke Stiche unter den letzten Ribben, die den Athem versetzen.

Unter der rechten letzten Ribbe eine kleine Stelle, welche ihr sowohl beim kleinsten Drucke, als beim Gehen einen stechenden Schmerz verursacht.

255 Stechen in der Seite die Nacht, am Tage aber nur bei Bewegung oder beim Anfühlen (nach 13 Tagen).

Ein Blutschwär an den Brustmuskeln.

(Klopfen im Brustbeine, Abends und früh.)

Herzklopfen. ****)

---

*) Vergl. mit [408.].
**) Vergl. mit 154.
***) Vergl. mit [246.] [248.].
****) Vergl. mit [409.] bis [411.]

Chinarinde.

Unerträglicher Schmerz im Kreuze wie von Klamm, oder wie zerschlagen und zerknirscht, welcher bei der mindesten Bewegung plötzliches Schreien auspreſst. *)

260 Ein krabbelndes Jücken auf dem Steiſsbeine, was durch Reiben nur auf kurze Zeit vergeht (n. 1 St.).
Bei der geringsten Bewegung Schweiſs im Nacken und Rücken.
Schmerz im Rücken bei der mindesten Bewegung, wie Zerschlagenheit (n. 3 St.).
Klopfend stechender Schmerz im Rücken.**)
Schmerz wie von Verrenkung im Schulterblatte (n. 24 St.).

265 Eine Schwäche in den Armen, fühlbar, wenn er die Hände fest zumacht. ***)
Eine Spannung in den Armen, und Händen (n. 2 St.).
Ein reiſsendes Durchfahren durch das linke Ellbogengelenk, öfters wiederkehrend.
Reiſsen und Ziehen im Arme, wenn sie am Fenster steht.
Vom Ellbogen an bis in die Finger ziehender Knochenschmerz, Abends ****) (n. 24 St.).

270 Bei Bewegung der linken Hand ein ziehender Schmerz über den Handrücken, welcher geschwollen ist.
Eingeschlafenheit des Vorderarms beim Biegen (z. B. beim Schreiben), mit einem feinen Stechen in den Fingerspitzen. †)
Die Hände sind bald warm, bald kalt.
Die eine Hand ist eiskalt, die andere warm.
Knöchel des Mittelfingers geschwollen; er kann ihn nicht bewegen vor Steifheit und Schmerz.

275 Ein Ziehen im linken Daumen, Zeige- und Mittelfinger, aufwärts.

*) Vergl. mit [421.].
**) Vergl. mit [416.] [417.]
***) Vergl. zum Theil mit [429.] und [433.] bis [435.]
****) Vergl. mit [441.] bis [443.].
†) Vergl. mit 277, 308.

Zuckender Schmerz am linken kleinen Finger. *)
Die Untergliedmafsen schlafen beim Sitzen ein. **)
Schmerz der hintern Oberschenkelmuskeln, als wenn sie zerschlagen wären, beim Sitzen.
In den vordern Muskeln beider Oberschenkel Spannung beim Gehen.

280 Ruckweise ein Reifsen im Oberschenkel.
Mattigkeit in den Oberschenkeln. ***)
(Ein Brennen vorne auf den obern Theilen der Oberschenkel.)
Harte Geschwulst der Oberschenkel, welche zuweilen über die Knie herab bis an den Anfang der Unterfüfse herabgeht, unterwärts dünner abläuft, röthlich ist und beim Befühlen schmerzlich weh thut. ****)
Kälte und Frost der Knie (n. $\frac{1}{2}$ St.).

285 In den Knieen zuckender Schmerz. †)
Heifse Geschwulst des rechten Kniees mit ziehend reifsenden Schmerzen, worüber er die Nacht (12 Uhr) aufwacht.
Schmerz im Knie bei der mindesten Bewegung, wie Zerschlagenheit ††) (n. 3 St.).
(Den Schlaf hindernder Schmerz im Knie beim Biegen, mit Knoten †††) [Knottern in der Haut daran.)
Bei Berührung ein Schmerz an der Seite der Kniescheibe (n. 2 St.).

290 Zerschlagenheitsschmerz der Knochen des Unterschenkels beim Auftreten, und noch schlimmer beim Befühlen; wenn sie daran fühlte, schauderte der ganze Fufs und fror, als wenn sie ihn in kaltes Wasser gesteckt hätte.

---

*) Vergl. mit [448.] [449.] und [454.] [455.].
**) s. 308.
***) Vergl. mit [461.].
****) Vergl. mit [407.] [502.] [503.].
†) Vergl. mit [482.] und zum Theil [489.]
††) Vergl. mit [481.].
†††) Vergl. mit [478.].

Chinarinde.

Gefühl im Unterschenkel, als wenn Strumpfbänder zu fest darum gebunden wären, und als wenn er einschlafen und erstarren wollte.
Schmerzhafter Klamm in der linken Wade, die Nacht, beim Ausstrecken und Krümmen des Fufses, welcher am Schlafe hindert (n. 16 St.).
Schmerz in der untern Hälfte beider Unterschenkel, als wenn die Beinhaut zerschlagen und geschwollen wäre, blofs beim Stehen; beim Befühlen schründender Schmerz, wie auf einer wunden, zerschlagenen Stelle.
Müdigkeit der Füfse, als wenn sie zerschlagen wären (n. 4 St.)
295 Kälte der Füfse, Abends.
Bohrende Stiche in den Zehenspitzen. *)
Sehr weiche Geschwulst der Fufssohlen.
Knochenschmerz in den Gelenken der Ribben, der Gliedmafsen, der Achseln und den Schulterblättern, als wenn sie zerschlagen wären, wenn er sich nur im geringsten rührt und bewegt. **)
Schmerz der Gelenke im Sitzen und Liegen; die Glieder vertragen nicht, dafs man sie auf einer Stelle ruhig liegen läfst, wie nach einer übermäfsigen Ermüdung auf einer grofsen Reise, oder wie nach einer grofsen Entkräftung durch übermäfsiges Blutlassen oder allzuhäufigen Samenverlust; man mufs die Glieder bald hiehin, bald dorthin legen, und sie bald biegen, bald aber wieder ausstrecken. ***)

---

*) Vergl. mit [501.].

**) 298. ist Wechselwirkung mit 299. und 300. und 302.

***) 299. bis 302. vergl. mit [490.]. Die hier bezeichnete Schwäche, als wäre ein grofser Säfteverlust vorgegangen, ist in Verbindung mit den Aeufserungen, die unter 326. 328. 329. 331. [558.] und [563.] stehen, nebst den Gemüthssymptomen der Chinarinde [407. 409. 410. 416. bis 423.], den Symptomen gekränkter Verdauungswege 85. bis 90. 94. bis 98. 106. bis 124. 128. 132. bis 134., den Beschwerden nach dem Essen 136. 137. 141. bis 146. 148. bis 153. 158. 159., dem gar zu leichten Schweifse, besonders im Rücken, bei Bewegung und im Schlafe 261. 365. 367. 268. 399., und der Eingenommenheit des Kopfs 9. 10. und [6.] bis [16.], gerade diejenige, wo Chinarinde

300 Schmerz aller Gelenke wie zerschlagen, im Frühschlummer; je länger man sie stille liegen läfst, desto mehr schmerzen sie; — daher wird öfteres Wenden der Glieder nöthig, weil sich bei der Bewegung die Schmerzen mindern; beim vollen Erwachen vergehen sie.

Schmerz in allen Gelenken, wie von einer grofsen auf sie drückenden Last, früh im Bette, welcher beim Aufstehen vergeht.

Im Sitzen Schmerz in allen Gelenken, wie von einer schweren, auf ihn drückenden Last; je mehr er sitzt, desto müder wird er.

Beim Aufstehen aus dem (Mittags-)Schlafe sind alle Gelenke wie steif.

Beim Aufstehen vom Schlafe früh und vom Mittagsschlafe eine lähmende, den Geist niederschlagende Steifigkeit in allen Gliedern.

305 Knacken in den Gelenken.

Es thut ihm alles weh, die Gelenke, die Knochen und die Beinhaut, wie wenn er sich verhoben hätte und wie ein Ziehen und Reifsen, vorzüglich im Rückgrate, im Kreuze, im Knie und den Oberschenkeln.

Beklemmung aller Theile des Körpers, als wenn

---

das einzig passende Heilmittel ist, und welche fast ohne Ausnahme bei Personen eintritt, die durch Blutstürze und öfteres Aderlassen, durch beständiges Milchauslaufen der Brüste und übertriebenes Kindersäugen, durch übertriebenen Beischlaf und Onanie, oder unwillkürlichen öftern Samenabgang, durch starke Krankheitsschweife oder allzuviele Schwitzmittel, durch Diarrhöen oder häufige, oft wiederholte Abführungs- und Purgirmittel einen grofsen, wesentlichen Verlust an Kräften erlitten haben. In den anders gearteten Krankheitsschwächen, wo die Krankheit selbst ihr Heilmittel nicht in dieser Arznei findet, ist die Chinarinde stets von den nachtheiligsten, oft Leben verkürzenden Folgen, ob sie gleich auch in diesen ungeeigneten Fällen eine Aufreizung der Kräfte in den ersten Paar Stunden hervorbringt, welcher man aber leicht das Unnatürliche, Ueberspannte ansieht, und die nur gar zu oft den schleunigsten Tod durch Ueberreizung nach sich zieht, und, wenn hier ihr Gebrauch lange fortgesetzt ward, in schwer zu heilende Siechthume stürzt, durch böse Kunst des Arztes erzeugt.

Chinarinde.

ihm die Kleider zu eng wären (nach einem Spaziergange in freier Luft).
Eingeschlafenheit der Glieder, auf denen man liegt. *)
Bollheit und Taubheit der Gliedmafsen.

310 Uebermäfsige, fast schmerzhafte Empfindlichkeit der Haut des ganzen Körpers, selbst der innern Handflächen**) (n. 10 St.).
In der Wunde ein wüblender Schmerz.
Im Geschwüre bohrender Schmerz.
In der Wunde (dem Geschwüre) ein stechend jückender Schmerz, zwei Stunden lang ***) (nach einigen St.).
(Im Geschwüre stechend klopfender Schmerz, selbst in der Ruhe.)

315 Das Geschwür wird schmerzhaft empfindlich, und es entsteht ein bohrender Schmerz darin.
Im Geschwüre klopfender Schmerz bei Bewegung des Theils, bei der Ruhe aber nicht.
(Im Geschwüre entsteht faul riechende Jauche; es brennt und drückt darin; er darf den Fufs nicht hängen lassen; beim Stehen ist der Fufs schmerzhaft.)
Jücken, vorzüglich des Abends, an den Armen, den Lenden und der Brust; nach dem Kratzen fahren Blüthchen auf.
Beifsendes Jücken fast blofs an den Theilen, worauf er im Bette liegt; Kratzen besänftigt es nur auf Augenblicke; legt er sich aber auf die freie Seite, so dafs die jückenden Theile oben zu liegen kommen, so verliert sich das Jücken bald (n. 8, 9 St.).

320 Beifsendes Jücken fast blofs an den Theilen, worauf er (beim Mittagsschlafe) nicht liegt, und welche nach oben gekehrt sind (n. 26 St.).
Jücken der Haut: nach dem Kratzen entstehen Blasen, wie von Brennnesseln.

---

*) s 271. 277.
**) Vergl. mit [344.] [477.].
***) 313. 314. vergl. mit [519.].

Jücken der Haut; beim Kratzen schwitzt Blut aus. In der Wärme und Nachts im Bette ein brennendes Jücken in der Kniekehle und am Innern der Arme, mit einem Ausschlage kleiner Bläschen, welche Wasser enthalten, an der kalten Luft aber verschwinden.

Es fehlt ihm überall; es ist ihm gar nicht wohl.

825 Sein Gefühl des ganzen Nervensystems ist gleichsam krankhaft erhöhet, gespannt und aufgereizt.

Allzugrofse Empfindlichkeit aller Nerven, mit einem krankhaften Gefühle allgemeiner Schwäche.*)

Inneres Gefühl wie von einer bevorstehenden Krankheit.

Ueberreiztheit mit Kleinmüthigkeit und Unerträglichkeit jeden Geräusches.

Schmachtender Zustand des Geistes und Körpers mit Ueberempfindlichkeit. **)

830 Von geringer Zugluft Beschwerden.

Allzugrofse Zartheit und Ueberempfindlichkeit des Nervensystems; alle Gegenstände des Gesichts, Geruchs, Gehörs und Geschmacks sind ihm zu stark, beleidigen sein inneres Gefühl und sind seinem Gemüth empfindlich.

Die vormaligen Schmerzen sind wie verhalten und wie gezwungen unterdrückt, und dabei eine grofse Schwere im ganzen Körper.

Müdigkeit.

Zitternde Kraftlosigkeit der Gliedmafsen, bei erweiterten Pupillen.***)

835 Neigung, sich niederzulegen.

---

*) 326. vergl. mit den in der Anm. zu 299. angeführten Symptomen. Hierin besteht ausgezeichnet die besondere Schwäche, welche Chinarinde eigenthümlich in hohem Grade erregt, und vorzüglich diese ist es, welche von Chinarinde dauerhaft gehoben werden kann, zumal wenn auch die übrigen Krankheitssymptome den von Chinarinde zu erregenden ähnlich sind. Diese besondere Art von Schwäche ist den durch Säfteverlust Erschöpften ganz besonders eigen.

**) Vergl. mit [558.].

***) Vergl. mit [560.].

Chinarinde.

Schläfrigkeit mit Herzklopfen.
Unaufhörliches Gähnen, ohne Schläfrigkeit. *)
Schläfrigkeit am Tage. **)
Die Augenlider wollen sich schliefsen vor Mattigkeit und Schläfrigkeit (n. ⅓ St.).
340 Immerwährende Tagesschläfrigkeit; er schläft unvermuthet ein.
Beim Sitzen unüberwindliche Schläfrigkeit.
Sobald sie sich am Tage niedersetzt, nickt sie gleich und schlummert; legt sie sich aber nieder, so wird sie vom geringsten Geräusche munter.
Sie kann die ganze Nacht nicht schlafen; lauter unangenehme Gedanken, einer nach dem andern, beschäftigen sie.
Er kann nicht einschlafen vor vielen Ideen und Betrachtungen, deren jede ihn nur kurze Zeit beschäftigt, aber immer von einer andern verdrängt wird; so kommt fast die ganze Nacht kein Schlaf in seine Augen, worüber er gegen Morgen ganz warm wird über und über, doch ohne das Aufdecken und Entblöfsen zu vertragen, ohne Durst (n. 30 St.).
345 Schlaflosigkeit nach Mitternacht; so schläfrig er auch ist, so bleiben doch die Gedanken wach, wobei er die Augen schliefst und seine Lage im Bette oft verändert.
Er schlief spät ein; er konnte vor vielen Gedanken nicht einschlafen, schlief auch nicht fest und war früh beim Aufstehen sehr abgespannt.
Wenn er einschlafen will, wecken ihn schreckliche Phantasieen auf. ***)
Nachts ein schreckhafter Traum (n. 8 St.).
Schwere Träume im Nachtschlafe, die

---

*) 337. und [596.] [597.] sind Wechselwirkung mit [573.].

**) 338, bis 342. vergl. mit [572] [573.].

***) 347. 348. 353. 354. 355. Unruhiger Nachtschlaf mit ängstigenden, aufschreckenden Träumen, nach denen man beim Erwachen nicht zur Besinnung kommen kann, oder über die man sich dann noch fortängstigt (349. 350.), sind der Chinarinde ganz eigen; m. s. [583.] bis [592.] [594.].

ihn auch nach dem Aufwachen ängstigen.

350 Aengstigender Traum: er soll steil herab in einen Abgrund hinunter, worüber er erwacht, aber den gefährlichen Ort so lebhaft vor seiner Phantasie behält (vorzüglich wenn er die Augen zumacht), dafs er noch lange Zeit in grofser Furcht darüber bleibt und sich nicht beruhigen kann.

Früh, beim Erwachen, ängstliche Vorstellungen und Gedanken.

So wie sie die Augen zum Schlafen schliefst, träumen ihr garstige Dinge.

Er schreckt auf, wenn er einschlafen will.

Unruhiger Schlaf voll Träume und Aufschreien.

355 Wenn er die Nacht aufwacht, kann er sich nicht besinnen.

Beim Aufwachen die Nacht war es ihm wie schwindlich, so dafs er sich nicht aufzurichten getraute.

Er fährt Nachts im Schlafe auf.

Schnarchen und Wimmern im Schlafe bei Kindern. *)

Schnarchendes Ein- und Ausathmen im Schlafe.

360 Schnarchendes Einathmen (durch die Nase) im Schlafe (n. 3 St.).

Im Schlafe erfolgt bald schnarchendes Einathmen, bald blasendes (bustendes) Ausathmen.

Im Schlafe ist das eine Auge offen, das andere halb geschlossen, mit zurückgedrehten Augäpfeln, wie bei Sterbenden (n. 1 St.).

Im Schlafe liegt er auf dem Rücken, mit zurückgebogenem Kopfe, die Arme über den Kopf ausgestreckt, bei langsamen Ausathmen und starkem und geschwindem Pulse.

Gegen Morgen Hitze im Kopfe und Beklemmung auf der Brust.

365 Er schwitzt die Nacht, auch bei leichtem Zudecken, unaufhörlich.

---

*) Vergl. mit 354.

Chinarinde.

Beim Zudecken schwitzt er sogleich sehr stark über und über; so lästig ihm diefs ist, so schlummerhaft ist's ihm doch dabei, dafs er sich nicht besinnen und nicht aufstehen kann.
Schweifs im Schlafe.
Früh im Schlafe Schweifs.
Fettiger Frühschweifs.

370 Früh, sobald er aufgestanden war, trat Schweifs in's Gesicht.
Scheu vor freier Luft.
Kalte Hände (n. ¼ St.).
Empfindung von Eiskälte in der linken Hand, die doch äusserlich nicht kälter, als die rechte, anzufühlen ist.*)
Kälte der Hände, der Füfse und der Nase.

375 Er ist über und über kalt.**)
Gähnen.
Dehnen.
Unter Frost des Körpers Gähnen.
Mit Niefsen fängt sich ein Fieberanfall an.

380 (Beim Fieberfroste Durst.)***)

*) Wechselwirkung mit [610.] [611.].

**) Wechselwirkung mit [627.] bis [629.].

***) Diefs scheint, nebst [661.], nicht ganz richtig beobachtet; denn in allen andern Beobachtungen fand ich, dafs im China-Fieber beim Schauder oder Froste kein Durst — 382. [618.] [629.] bis [634.] [658.] der Durst vielmehr erst nach dem Schauder oder Froste kam — wie die Beobachtungen 381. [635.] [636.] lehren, oder, welches auf eins hinausläuft, gleich vor der Hitze, wie [663.]. So ist auch der Durst beim Chinafieber, selbst in der vollkommnen Fieberhitze, nicht anzutreffen, s. 394. 395. 403. [655.] [656.] [669.] [670] [671.] — einiges Brennen der Lippen, s. [668], oder Trockenheit derselben, s. 396. und [670.], ausgenommen (welche Trockenheit die Ausdrücke von ,,Empfindung einigen Durstes bei der Hitze'' [645.] erklärt; denn der ,,Durst bei der fliegenden Hitze'' [662] bezieht sich nicht auf vollständige Fieberhitze. Vielmehr ist der Durst erst nach der Hitze beim Chinarindenfieber [643.] [664] [667.], oder, was dasselbe ist, beim Schweifse 399. Doch scheint die Fieberhitze mit Stichen über den ganzen Körper begleitet, eine Ausnahme zu machen [678.] [679.].

Nach dem Schaudern durch die Haut Durst.

Früh ein halbstündiges Frostschütteln, ohne Durst und ohne darauf folgende Hitze.

Schauder und Frost, wenn er aus der freien Luft in die warme Stube kommt.*) (n. 5 St.).

Frostschauder auf der Brust und an den Armen, beim Gehen im Freien.

385 Frost über die Arme, mit Brecherlichkeit um den Magen, dann kalte Gliedmafsen, mit Schaudern und wiederkehrender Uebelkeit.

Herzklopfen und gleich darauf Frost.**) (n. 20 Minuten.)

(Abends, beim Niederlegen, starker Schüttelfrost.)

Röthe und Hitze im Backen und im Ohrläppchen, bei Frost über Arme und Unterleib (n. 1 St.).

Röthe und Hitze im Backen und im Ohrläppchen der einen oder andern Seite, und ehe diese vergeht, Frost über den Körper, zuletzt an den Untergliedmafsen (n. 4 St.).

390 Hitze im Gesichte und nach einigen Stunden Schauder und Frost mit Kälte des ganzen Körpers.

Hitze im Kopfe bei aufgetriebenen Adern auf den Händen ***) (n. 4 St.).

Das Blut steigt nach dem Kopfe, die Stirne ist heifs und die Gliedmafsen sind kalt. ****)

*) Eine seltnere Wechselwirkung gegen das weit häufigere 384. [598.] bis [602.] und [643.].

**) Das China-Fieber fängt oft mit einem Nebenzufalle an, mit Herzklopfen 386., oder mit Niefsen 379. oder grofser Aengstlichkeit 403. und [641.], oder Uebelkeit 385. [642.], oder grofsem Durste [663.], oder Heifshunger [668.] [669.] oder drückendem Schmerze im Unterbauche [639.], oder Kopfweh [640.]

***] Gewöhnlich sind beim China-Fieber die Adern aufgetrieben, schon bei blofser Hitze im Kopfe, wie hier, oder bei gehörig erhöheter Körperwärme 394., oder bei blofser Hitzempfindung, ohne äufserlich merkbare Hitze 393., und so auch bei wirklicher äufserer Hitze [671.]

****) 391. 392. Beim Chinafieber ist am allerhäufigsten der Andrang des Blutes nach dem Kopfe, gewöhnlich mit

Chinarinde.

Empfindung von Hitze durch den ganzen Körper, bei aufgetriebenen Venen, bei kalten Füfsen, auch am übrigen Körper nicht merkbar erhöheter, äufserer Wärme.

Um etwas erhöhete Wärme des ganzen Körpers und aufgetriebene Adern, doch ohne Durst, bei leicht zu erweiternden Pupillen (n. 8, 12 St.).

395 Hitze über den ganzen Körper, ohne Durst (n. 3 St.).

Bei der Hitze, gleich nach Mitternacht, kein Durst, blofs trockne Lippen.

In der Hitze kann er kaum die Hand ohne Beschwerde entblöfsen.

Früh, nach dem Nachtschweifse, ist die Haut gegen Luft nicht empfindlich und nicht zur Verkältung geneigt; er kann sich ohne Nachtheil entblöfsen.

Nach dem Aufwachen (die Nacht um 3 Uhr), Schweifs des Körpers mit Durst, doch kein Schweifs an den Füfsen, und am Kopfe blofs da, wo die Backe aufliegt.

400 Heftiger Schweifs beim Gehen in freier Luft am ganzen Körper.

Kalter Gesichtsschweifs mit Durst.

Kalter Schweifs über den ganzen Körper (n. ½ St.).

Unerträgliche Aengstlichkeit (um 8 Uhr Abends und um 2 Uhr nach Mitternacht): er springt aus dem Bette und will sich das Leben nehmen, und fürchtet sich doch, an das offne Fenster zu gehen oder sich dem Messer zu nähern — bei Körperhitze, ohne Durst.

Ganz aufser sich und verzweifelt wirft er sich im Bette herum. *)

Röthe und Hitze im Gesichte 390. [670.], oft bei Frost der übrigen Körpertheile 388. 389. [654.], auch bei äufserlicher Kälte [651.] [652.], oder blofs innerlich fühlbare Hitze im Gesichte, bei kalt anzufühlenden Backen und kaltem Stirnschweifse [653.].

*) Vergl. mit [694.] [695.].

405 Untröstlichkeit. *)
Jämmerliches, heisches Wimmern und Schreien.
Sie verfällt von Zeit zu Zeit in eine Laune von Weinen, ohne äufsere Veranlassung, durch eine sich selbst gemachte, nichtige Grille, z. B. eines eingebildeten Bedürfnisses, etwa, dafs sie sich nicht satt essen könne u. s. w. (n. 20 St.).
Während heiterer Gemüthsstimmung jählinges, kurz- dauerndes Aufschreien und Herumwerfen, ohne sichtliche oder merkbare Veranlassung.
Klagende Verdriefslichkeit.

410 Seufzende Verdriefslichkeit. **)
Er ist still und will nicht antworten.
Hartnäckiges Stillschweigen; er will durchaus nicht antworten.
Unfolgsamkeit, Ungehorsam.
Liebkosungen vermehren seine Verdriefslichkeit.

415 Verachtung aller Dinge ***) (n. 1 St.),
Unzufriedenheit; er hält sich für unglücklich und glaubt, von Jedermann gehindert und gequält zu werden (nach 5 St.).
Er ist ärgerlich, böse und geräth leicht in Zorn ****) (n, 4 St.).
Unmuth bis zum heftigsten Zorne, so dafs er Jemand hätte erstechen mögen.
Aergerlich bei gegebener Veranlassung, aufserdem stupid, betroffen, verlegen.

420 Aeufserst geneigt, sich zu ärgern, und jede Veranlassung, sich zu ärgern, herbei zu ziehen; nachgehends zänkisch und aufgelegt, Andre zu ärgern und ihnen Vorwürfe und Verdrufs zu machen (n. 2 St.).
Verdriefsliche Unentschlossenheit: sie kann nirgends zum Zweck kommen und ist unwillig dabei (n. einigen St.).

*) Vergl. mit [697.] [698.].
**) 410. 411. 412. vergl. mit [709.] [710.].
***) Vergl. mit [707.].
****) 417. 418. 420. vergl. mit [701.] [703.].

Chinarinde. 151

Allzuängstliche Bedächtlichkeit.
Eine überängstliche Besorglichkeit um Kleinigkeiten (n. 1½ St.).
Verdrießlich, doch weder traurig, noch zänkisch, aber zum Geschwind-Denken gar nicht aufgelegt. *)
425 Gemüth düster, keine Lust zu leben.
Keine Lust zur Arbeit; er ist unthätig.
Lust zur Arbeit, zu lesen, zu schreiben und nachzudenken; überhaupt besondere Aufgelegtheit und Betriebsamkeit. **)

*) Vergl. mit 4. 5. [5.] [704.] [705.] [711.].
**) Heilwirkung.

Beobachtungen Andrer.

Schwindel (*J. F. Cartheuser*, Diss. de febre intermitt. epid. Francof. ad V. 1749.).

Schwindel im Hinterhaupte im Sitzen (*C. Franz*, in einem Aufsatze).

Schwindel, der Kopf will rückwärts sinken, bei Bewegung und Gehen heftiger, beim Liegen vermindert (n. einig. Minuten). (*C. Th. Herrmann*, in einem Aufsatze).

Anhaltender Schwindel, der Kopf will rückwärts sinken, in jeder Lage, doch beim Gehen und Bewegen des Kopfs heftiger (n. 6 St.). (*Herrmann*, a. a. O.).

(5) Periodischer Stillstand der Gedanken (*Chr. Fr. G. Lehmann*, in einem Aufsatze).

Kopfbenebelung (*Cartheuser*, a. a. O.).

Eingenommenheit des Kopfs (*C. E. Fischer*, in *Hufel.* Journal IV, S. 652, 653, 657.).

Eingenommenheit des Kopfs, wie ein Schnupfen *) (n. 9 Tagen. (*W. E. Wislicenus*, in einem Aufsatze).

Eingenommenheit des Kopfs in der Stirne (*Chr. G. Hornburg*, in einem Aufsatze).

(10) Eingenommenheit des Kopfs, wie nach einem Rausche, mit Drücken in den Schläfen (*Hornburg*, a. a. O.).

Eine über den ganzen Kopf verbreitete Düsterheit, eine halbe Stunde lange (n. ¼ St.). (*J. Ch. Hartung*, in einem Aufsatze).

Ein dumpfes Gefühl im hintern, untern Theile des Kopfs, wie beim Erwachen aus dem Schlafe (*H. Becher*, in einem Aufsatze).

Schwere des Kopfs**) (*J. E. Stahl*, in verschiedenen Schriften, vorzüglich in s. Diss. Problem. de febribus).

Schwere im Kopfe, der rückwärts sinken will, im Sitzen (*Herrmann*, a. a. O.).

---

*) s. 2. und 12.

**) [13.] [14.] [15.] s. 14. 15.

Chinarinde. 153

Beobachtungen Andrer.

(15) Beim Erwachen aus dem Schlafe, früh, Schwerheit des Kopfs und Mattigkeit in allen Gliedern (*Chr. Fr. Lehmann*, a. a. O.).

Früh ganz wüste im Kopfe, wie nach einem Rausche, mit Trockenheit im Munde (*Franz*, .a a. O.).

Kopfschmerz in der Stirngegend (*Franz*, a. a. O.). — *W. Claufs*, in einem Aufsatze).

Kopfschmerz in den Schläfen (*Hornburg*, a. a. O.).

Kopfschmerz, Mattigkeit, dann etwas· Kälte (*Franz*, a. a. O.).

(20) Drückender Schmerz im Hinterhaupte*) (n. 3 St.) (*Fr. Meyer*, in einem Aufsatze.)

Druck an der linken Schläfe (*Herrmann*, a. a. O.).

Zusammendrücken in den Schläfen (n. 5 St.). (*Franz*, a. a. O.).

Abends drückender Kopfschmerz in der Schläfe (*Franz*, a. a. O.).

Drückender Schmerz in der rechten Seite der Stirne (*W. Grofs*, in einem Aufsatze).

(25) Drückender Kopfschmerz in der Stirne; beim Rückwärtsbiegen trat er verstärkt in beide Schläfen; beim Sitzen blieb er blofs in der Stirne (*Becher*, a. a. O.).

Kopfweh, erst ein Drücken in der Stirne, welches sich dann über den ganzen Kopf verbreitet (*Becher*, a. a. O.).

Heftig drückende Kopfschmerzen in der Tiefe des Gehirns, und wie Zusammenschnüren, vorzüglich in der rechten Stirnseite und am Hinterhaupte, beim Gehen sehr verstärkt.**) (*C. Chr. Anton*, in einem Aufsatze).

Drückender Kopfschmerz, vorzüglich im Hinterhaupte (*Anton*, a. a. O.).

Drückend pressender Kopfschmerz, der

---

*) [20.] — [26.] s. 17. und [28.].

**) s. 18. 19. und [29.] — [53.].

Beobachtungen Andrer.

durch freie Luft verschlimmert wird (n. 9 St.). (*F. Hartmann*, in einem Aufsatze).

(30) Harter Druck im Hinterhaupte, als wenn das kleine Gehirn herausgedrückt würde (n. 5½ St.). (*Meyer*, a. a. O.).

Schmerzhaftes Drücken und Pressen im Kopfe, nach der Stirne zu, als wenn alles darin zu schwer wäre und herausgedrückt werden sollte, durch starkes Aufdrücken mit der Hand erleichtert (n. 8 St.). (*Hartmann*, a. a. O.).

Drückend pressender Kopfschmerz in der Seite, nach welcher er sich hinneigt (*Hartmann*, a. a. O.).

Eine Art Drücken, wie bedrängt im Kopfe, mit Stirnschweiſse (n. ¼ St.). (*Gustav Wagner*, in einem Aufsatze.).

Ein Drücken, wie Vollheit, im Kopfe, gleich über den Augen (n. 2 St.). (*Wagner*, a. a. O.).

(35) Kopfweh, als wäre das Gehirn wie zusammengeballt, mit allzugroſser Aufgeregtheit des Geistes, Unruhe, übermäſsiger und überschneller Aufmerksamkeit und Ueberspanntheit der Phantasie (*Franz*, a. a. O.).

Drückendes Reiſsen in der Schläfegegend, als wollte es den Knochen herauspressen.*) (*Herrmann*, a. a. O.).

Reiſsender Kopfschmerz in der linken Schläfe (*Chr. Fr. Langhammer*, in einem Aufsatze.)

Reiſsen an mehren Stellen im Kopfe, durch Gehen und bei Bewegung des Kopfes heftiger (*Herrmann*, a. a. O.).

Reiſsender Kopfschmerz vom rechten Hinterhauptbeine bis zum rechten Stirnhügel (*Herrmann*, a. a. O.).

(40) Ziehendes Kopfweh vom Hinterhaupte nach der Stirne zu, als wenn die ganze Stirne zusammengezogen würde, welches sich in den Schläfen

---

*) Reiſsender (ziehender) Druck und drückendes Reiſsen (Ziehen) scheint ein Hauptschmerz der Chinarinde zu seyn; s. auch [427.] [428.] [466.] [470.] [492.] [493.].

Chinarinde.

Beobachtungen Andrer.

als ein Pochen endigte; es liefs nach beim Gehen, nahm beim Sitzen und Stehen zu, und hörte beim Daraufdrücken mit der Hand auf (*Chr. Teuthorn*, in einem Aufsatze).

Ziehender Kopfschmerz im Hinterbauche, im Sitzen (*Franz*, a. a. O.).

Ziehender Schmerz im Kopfe hinter den Ohren bis zum zitzförmigen Fortsatze (*Hartung*, a. a. O.).

Ziehender Schmerz in der linken Hinterhauptseite, der beim Hinterbiegen des Kopfes vergeht (*Franz*, a. a. O.).

Ziehender Schmerz in der Stirne (*Hornburg*, a. a. O.).

(45) Bringt er die Hand an die Stirne, so bekommt er darin einen hin- und herziehenden Schmerz (*Franz*, a. a. O.).

Heftig zuckendes Reifsen an mehren Orten im Kopfe, das sich bei Bewegung und im Gehen vermehrt, im Liegen mindert (n. 1 St.) (*Herrmann*, a. a. O.).

Zuckendes Reifsen in den Stirnhügeln (*Grofs*, a. a. O.).

Zuckendes Reifsen in der rechten Schläfegegend, drei Tage lang (*Herrmann*, a. a. O.).

Zucken von beiden Seitenbeinen des Kopfs längs dem Halse hin *) (*Hornburg*, a. a. O.).

(50) Kopfweh, wie ein Zucken nach der Stirne hin, immer stärker bis zum Abend, wo es verschwand (*J. G. Lehmann*, in einem Aufsatze).

Wühlender Kopfschmerz in der linken Stirne, wenn er im Sitzen unbeschäftigt ist, oder sich womit beschäftigt, wozu er keine Neigung hat (*Grofs*, a. a. O.).

Kopfschmerz, ein Wühlen in der linken Seite des Kopfs, im Sitzen (n. 9¼ St.). (*Hartmann*, a. a. O.).

Kopfschmerz so empfindlich, als wenn die Hirnschale auseinander springen sollte; das Gehirn schlägt wellenförmig an die Hirnschale an (*Teuthorn*, a. a. O.).

---

*) [48.] [49.] s. 22.

Beobachtungen Andrer.

Heftiges Hämmern im Kopfe nach den Schläfen hin (*J. G. Lehmann*, a. a. O.).

(55) Kopfweh im linken Seitenbeine, wie Pochen *Hornburg*, a. a. O.).

Ein ununterbrochener, dumpfer, schneidender Schmerz von beiden Schläfen und dem Hinterhaupte herauf bis in die Augenhöhle, empfindlicher und schlimmer bei Bewegung und beim Bücken (*Chr. Fr. G. Lehmann*, a. a. O.).

Stechender Kopfschmerz, vorzüglich in der linken Stirngegend (n. 1⅛ St.). (*Hartung*, a. a. O.).

Zwischen Stirne und Scheitel brennende, starke Stiche (*Hartung*, a. a. O.).

Anhaltend stechende Empfindung in der rechten Schläfe (*Fr. Walther*, in einem Aufsatze).

(60) Stechender Kopfschmerz in der Stirne (im Sitzen) (*Langhammer*, a. a. O.).

Feines Stechen in der linken Schläfe (*Franz*, a. a. O.).

Stechender Kopfschmerz zwischen der rechten Schläfe und Stirne, mit starkem Pulsiren der Schläfe-Arterie[*]) (n. ½ St.) (*Anton*, a. a. O.).

Einzelne Stiche, die vom innern Ohre durch das Gehirn wie oben hinaus fuhren (*Teuthorn*, a. a. O.).

Stechendes Reifsen an mehren Orten im Kopfe, durch Bewegung des Kopfs vermehrt (*Herrmann*, a. a. O.).

(65) Die Hautdecken des ganzen Kopfs sind bei Berührung so empfindlich, dafs ihn alles daran schmerzt und die Wurzeln der Haare besonders zu leiden scheinen (n. 36 St.). (*Grofs*, a. a. O.).

Schmerzliches Ziehen auf der rechten Seite des Hinterhaupts (*Franz*, a. a. O.).

Bei Berührung ziehender Schmerz im Hinterhauptgelenke, so dafs er den Kopf hinterbeugen mufs (*Franz*, a. a. O.).

---

[*]) s. 21.

Chinarinde.

Beobachtungen Andrer.

Schmerzhaftes Ziehen auf dem Hinterhauptknochen (*Franz*, a. a. O.).

Zusammenziehender Schmerz links am Hinterhaupte in der Haut (*Grofs*, a. a. O.).

(70) Zusammenziehender, äufserer Schmerz links am Hinterhaupte; es ist, als würde die Haut auf einen Punct zusammengezogen; durch Berührung nicht zu vermehren (*Herrmann*, a. a. O.).

Schmerz, als packte Jemand mit voller Hand die Haut auf dem obern Theile des Kopfs (*Grofs*, a. a. O.).

Ein im Kreise zusammenziehender Schmerz, oben auf der Mitte des Hauptes (n. $\frac{1}{2}$ St.) (*Herrmann*, a. a. O.).

Scharfe Stiche an der linken Seite des Haarkopfs (*Franz*, a. a. O.).

Mehre Stiche im Nacken (welche eine Art Steifigkeit in demselben zurückliefsen) *) (*Hartung*, a. a. O.).

(75) Stechendes Jücken auf dem Haarkopfe (n. 1 St.) (*Franz*, a. a. O.).

Stechendes Drücken äusserlich am linken Stirnhügel, mit Schwindel und einiger Uebelkeit im Halse verbunden (*Herrmann*, a. a. O.).

Stechendes Drücken am rechten Stirnhügel, bei Berührung heftiger (n. 10 Minuten) (*Herrmann*, a. a. O.).

Eingefallenes, spitziges Gesicht, bleich, krankhaft, wie nach Ausschweifungen **) (*E. Stapf*, in einem Briefe).

Gedunsenes, rothes Gesicht (*Fischer*, a. a. O.).

(80) Gesichthitze (*J. Raulin*, Observat. de Med. Paris, 1754. S. 243., 248.).

Beim Eintritt aus der freien Luft in die nicht warme Stube entstand brennende Hitze im Gesichte (*Stapf*, a. a. O.).

---

*) s. 69. und [424.] [425.]
**) s. 30. bis 33.

Chinarinde.

Beobachtungen Andrer.

Abwechselnde Hitze und Röthe im Gesichte (*Stahl*, a. a. O.).

Augenblickliches Zusammenziehen der Stirnhaut, als wenn es die Haut der Stirne in der Mitte auf einen Punct zusammenzöge (n. $\frac{1}{2}$ St.) (*Wislicenus*, a. a. O.).

Brennender Schmerz auf der Stirne und heifser Stirnschweifs (*Chr. Fr. G. Lehmann*, a. a. O.).

(85) Drücken über das Gesicht, vorzüglich neben der Nase und den Backen, nebst einem Zusammenziehen der Augenlider, als wenn die obern und untern Augenlider gegen einander zugezogen würden (n. 3 St.) (*Wislicenus*, a. a. O.).

Stechendes Drücken auf der Stirne, über der Nase und am Backen (n. 32 St.). (*Franz*, a. a. O.).

Ein pickender Schmerz im Jochbeine und in einem rechten Backzahne (*Hartung*, a. a. O.).

Feine Stiche im rechten Wangenbeine, die durch Aufdrücken vergehen (*Hartmann*, a. a. O.).

Aufwärts gehendes, weiches Drücken über der Nasenwurzel und am Augenbraubogen, das beim Berühren vergeht, mit Anspannung der Haut des linken Nasenflügels (*Franz*, a. a. O.).

(90) Drücken in beiden Augenbraubogen, mehr äufserlich, durch Bewegung der Stirnmuskeln verschlimmert (n. 3 St.). (*Meyer*, a. a. O.).

Schmerz über der linken Augenhöhle (*Hornburg*, a. a. O.).

Reifsen am linken äussern Augenwinkel (*Langhammer*, a. a. O.).

Fein jückender Schmerz über den Augenhöhlen (*Hornburg*, a. a. O.).

Jücken am linken Augenlide (*Franz*, a. a. O.).

(95) Eine kitzelnde Empfindung auf den Augenlidern (n. 5 St.) (*Hartung*, a. a. O.).

Heftiger Schmerz der Augenlider (*Claufs*, a. a. O.).

Trockenheitsgefühl zwischen den Augenlidern und den Augäpfeln, reibenden Schmerzes bei Bewegung der Augenlider, ohne sichtbare Veränderung am Auge (*Hartung*, a. a. O.).

Chinarinde.

Beobachtungen Andrer.

Drückender Schmerz in den äussern Augenwinkeln (*Franz*, a. a. O.).

Schmerzloses Drücken in den Augen, wie von Müdigkeit und unterdrücktem Schlafe zu entstehen pflegt (n. 10½, 12 St.) (*Hartmann*, a. a. O.).

(100) Beim Erwachen, die Nacht, deuchtet ihm das rechte Auge wie in Wasser schwimmend (n. 19 St.) (*Stapf*, a. a. O.).

In den Augen Gefühl, wie bei allgemeiner Schwäche, als wären sie sehr eingefallen, was sie doch nicht sind (n. ¼ St.) (*Franz*, a. a. O.).

Ein Fippern, Blinzeln, Zittern in beiden Augen (n. 2¼ St.). (*J. G. Lehmann*, a. a. O.).

Hin - und Herzucken des linken untern Augenlides (n. 6 St.) (*Wislicenus*, a. a. O.).

Thränen der Augen mit kriebelnden Schmerzen in ihnen an der innern Fläche der Augenlider (*Becher*, a. a. O.).

(105) Die Augen sind etwas roth mit drückend brennendem Schmerze darin und vieler Hitze, (Nachmittags) (n. 6 St.) (*Stapf*, a. a. O.).

Zusammengezogene Pupillen (sogleich und n. 8½ St.) (*Becher*, a. a. O.).

Zusammengezogene Pupillen (n. ¼ S.) (*Hartmann*, a. a. O.)

Sehr verengerte Pupillen (n. 1 St.) (*Stapf*, a. a. O.).

Erweiterte Pupillen (n. 1½ St.) (*Hartmann*, a. a. O.).

(110) Sehr erweiterte Pupillen (n. ¼ St.) (*Hartmann*, a. a. O.).

Aeufserste Erweiterung und fast Starrheit der Pupillen mit Gesichtschwäche, dafs er nichts deutlich in der Ferne erkennt (Myopie), bei übrigens lebhafter Gesichtsfarbe und übriger Lebhaftigkeit (n. 6 St.) (*Franz*, a. a. O.).

Dunkelheit vor den Augen **) (*Chr. Fr. G. Lehmann*, a. a. O.).

Trübsichtigkeit (*Cartheuser*, a. a. O.).

*) Nach einer grofsen Gabe.
**) [112.] — [114.] s. 36..

Chinarinde.

Beobachtungen Andrer.

Schwarzer Staar (Breslauer Samml. 1728. S. 1066.).

(115) Oefteres Klingen im rechten Ohre, und zugleich ein kitzelndes Krabbeln darin, als wenn ein Insect hineingekrochen wäre*) (*Becher*, a. a. O.).

Ohrenklingen, mit Kopfweh in den Schläfen (*Franz*, a. a. O. — *Langhammer*, a. a. O.).

Ein Kitzel im Ohre (*Hornburg*, a. a. O.).

Ohrenklingen, mit Kopfweh in den Schläfen. (*Franz*, a. a. O.).

Ohrensausen**) (*Claufs*, a. a. O.).

(120) Schwerhörigkeit ***) (*Morton*, Opera II. S. 76, 81.).

Reifsen am Ohrknorpel und im äufsern Gehörgange ****) (*Herrmann*, a. a. O.).

Schmerz am linken Ohre, blofs beim Berühren (n. 6 Tagen) (*Wislicenus*, a. a. O.).

Beifsen tief im linken Nasenloche, bei jedem Einathmen jähling stichartig schmerzend; beim Zusammendrücken der Nase wird das Beifsen noch ärger und dann jückt es auch äufserlich auf dem Nasenrücken, Abends (n. ¼ St.) (*Franz*, a. a. O.).

Feine Nadelstiche am Knorpel der Nasescheidewand (*Herrmann*, a. a. O.).

(125) Nasenbluten, früh zwischen 6 und 7 Uhr, nach dem Aufstehen aus dem Bette, mehre Morgen nach einander (*Hartung*, a. a. O.).

Oefteres, starkes Nasenbluten (*Raulin*, a. a. O.).

Nasenbluten nach starkem Schnauben (*Wislicenus*, a. a. O.).

An der Oberlippe, rechts, nahe am Mundwinkel, Wundheitsempfindung, wie nach vielem Abwischen beim Schnupfen†) (*Franz*, a. a. O.).

---

*) [115.] [116.] [118.] s. 48. 49.
**) s. 50.
***) s. 51.
****) s. 42.
†) [128.] [129.] s. 59.

Chinarinde.

Beobachtungen Andrer.

An der Unterlippe, in der Nähe des linken Mundwinkels, Schmerz, als wäre ein fressendes Geschwür daselbst (*Franz,* a. a. O.).

(130) Ausschlag an den Lippen und der Zunge, Geschwürchen, welche jücken und sehr brennen (*Schlegel* in *Hufel.* Journ. VII. IV. S. 161.).

Trockne Lippen, ohne Durst (n. 7 St.) (*Franz,* a. a. O.).

Schwärzlichte Lippen (*Dan. Crüger,* in Misc. Nat. Cur. Dec. III. ann. 3.).

Schief auf die Seite gezogener Hals (*Al. Thompson,* in Med. inqu. and observ. IV. No. 24.).

Sprachlosigkeit (*Richard,* Recueil d'observ. de med. II. S. 517.).

(135) Kleiner Schauder mit darauf folgender Sprachlosigkeit (*Thompson,* a. a. O.).

Am Oberkiefer ein schneidend brennender Schmerz (im Stehen) (n. 7 St.) (*Franz,* a. a. O.).

Zuckende, stumpfe Stiche im rechten Unterkiefer*) (*Walther,* a. a. O.).

Reifsen am linken Unterkiefer (*Herrmann,* a. a. O.).

Geschwulst des Zahnfleisches und der Lippen (*Formey,* med. Ephem. I. 2.).

(140) Beim Zusammenbeifsen der Zähne drückender Schmerz in den Kronen der rechten Backzähne (*Franz,* a. a. O.).

Zahnschmerz, wie ein drückendes Ziehen im linken Unterkiefer **) (*Franz,* a. a. O.).

Zuckendes Reifsen in den obern hintern Backzähnen linker Seite (n. 5 St.) (*Hartmann,* a, a. O.).

Wühlen in den obern Backzähnen, durch Zusammenbeifsen und Daraufdrücken auf Augenblicke vermindert (n. 40 St.) (*Hartmann,* a. a. O.).

(Beim sehr gewohnten Tabakrauchen) auf- und hinterwärts ziehend reifsender Zahnschmerz im

---

*) s. 62. und [148.].
**) s. 66. und [145.] [146.].

Beobachtungen Andrer.

Oberkiefer, mit einem ohnmachtartigen Zufalle darauf (*Franz*, a. a. O.).

(145) Drückend ziehender Zahnschmerz in der linken obern Reihe der Backzähne, mit Empfindung, als wäre das Zahnfleisch oder das Innere des Backens geschwollen (n. 1 St.) (*Franz*, a. a. O.).

Früh ziehend drückender Zahnschmerz in einem obern Backzahne, mit Gefühl von Betäubung derselben (n. 24 St.) (*Franz*, a. a. O.).

Früh ziehender Schmerz in den vordern Schneidezähnen *) (*Franz*, a. a. O.).

Kleine, feine Stiche mit Reifsen in den obern Backzähnen rechter Seite, weder durch Berührung, noch durch Einziehen der freien Luft weder vermindert, noch vermehrt **) (n. 2½ St.) (*Hartmann*, a. a. O.).

Pickender Schmerz in einem der obern Backzähne ***) (*Hartung*, a. a. O.).

(150) Böser Hals (*Stahl*, a. a. O.).

Zusammenziehende Empfindung im Halse ****) (*Hornburg*, a. a. O.).

Wie durch Verengerung des Halses erschwertes Schlingen (*Anton*, a. a. O.).

Beim Hinterbeugen des Kopfes, Spannen im Schlunde, welches jedoch das Schlingen nicht verhindert (*Franz*, a. a. O.).

Kratzen am Gaumen, auch aufser dem Schlingen (n. 8 Tagen) (*Wislicenus*, a. a. O.).

(155) Tabakrauch däuchtet ihm ungewöhnlich scharf und beifsend hinten am Gaumen (n. 24 St.) (*Franz*, a. a. O.).

Lästiges Rauhheitsgefühl im Halse (*Stapf*, a. a. O.).

Beifsen vorne auf der Zungenspitze, wie von Pfef-

---

*) Gegen beide letztere Symptome scheint Rhus toxicodendron Antidot zu seyn.
**) s. 62. [137.].
***) s. 63.
****) [151.] [152.] s. 80. 81.

Beobachtungen Andrer.

fer, dann Zusammenfluſs des Speichels auf dieser Stelle (*Franz*, a. a. O.).

Brennende Stiche auf der Zunge*) (*Herrmann*, a. a. O.).

Zusammenziehende Empfindung in den Speicheldrüsen; Speichelfluſs (*Franz*, a. a. O.).

(160) Viel Speichel im Munde mit Uebelkeit (n. 2 St.) (*J. G. Lehmann*, a. a. O.).

Zusammenfluſs des Speichels, mit Uebelkeit verbunden (*Hornburg*, a. a. O.).

Nach einer angenehmen Ueberraschung kam viel helles Blut schnell in den Mund (n. 24 St.) (*Stapf*, a. a. O.).

Trockenheit im Munde**) (*Stahl*, Obs. clin. S. 144. 171.).

Trockenheit im Munde mit Durst (*Hornburg*, a. a. O.).

(165) Starke Trockenheitsempfindung im Halse mit kühlem Athem (n. 1 St.) (*J. G. Lehmann*, a. a. O.).

Stark belegte Zunge, vorzüglich Nachmittags (nach 7 St.) (*Hartung*, a. a. O.).

Früh sehr weiſs belegte Zunge (*Walther*, a. a. O.).

Zunge mit einer dicken, schmutzig weiſsen Kruste belegt (n. ¼ St.) (*Groſs*, a. a. O.).

Gelb belegte Zunge (*Fischer*, a. a. O. — *Becher*, a. a. O.).

(170) Gelblich belegte Zunge (*Becher*, a. a. O.).

Reine Zunge mit bitterem Geschmacke (*Schlegel*, a. a. O.).

Bitterer Geschmack***) (*Fischer*, a. a. O.).

Bitterkeit des Mundes (*Quarin*, Method. med. febr. S. 23.).

Bitterer Geschmack im Munde; auch der Tabak schmeckt beim Rauchen bitter (*Franz*, a. a. O.).

---

*) s. 84.
**) [163.] — [165.] s. 85.
***) [172.] — [176.] s. 97. 98.

Chinarinde.

Beobachtungen Andrer.

(175) Bitterer Geschmack im Halse, welcher macht, daſs er den Speichel immer hinterschlucken muſs (sogleich) (*Hartmann*, a. a. O.).

Ein übler, bisweilen bitterer Geschmack, vorzüglich früh, im Munde; die Speisen hatten keinen angenehmen, doch auch keinen bittern Geschmack (*Herrmann*, a. a. O.).

Bitterer Beschmack im Munde beim Kaffeetrinken*) (*Clauſs*, a. a. O.).

Brod schmeckt beim Kauen gut, beim Hinterschlingen aber bitter (*Franz*, a. a. O.).

Bitterlich salziger Geschmack der Semmel und Butter, mit Trockenheit im Gaumen und Durst; auſser dem Essen kein fremder Geschmack im Munde, bloſs Trockenheit und Durst (*Becher*, a. a. O.).

(180) Alle Speisen schmeckten ungemein salzig, nachgehends bitter (*Meyer*, a. a. O.).

Nach Butterbrod bitter säuerliches Aufstoſsen **) (*Ch. Fr. G. Lehmann*, a. a. O.).

Nach Milchgenuſs unvollkommnes, säuerliches Aufstoſsen***) (n. 1½ St.) (*Franz*, a. a. O.).

Säure im Munde ****) (*Franz*, a. a. O.).

Ein süſslich salziger Geschmack im Munde (n 3 St.) (*Stapf*, a. a. O.).

(185) Erst süſslicher, dann saurer Geschmack im Munde, häufiger Speichel (*Franz*, a. a. O.).

Süſslicher Geschmack im Munde (*Walther*, a. a. O.).

Tabak schmeckt beim Rauchen süſslich (*Walther*, a. a. O.).

Uebler Geschmack im Munde, wie nach Käse †) (*Ernst Harnisch*, in einem Aufsatze).

Vom Tabakrauchen hat er keinen Geschmack (*Hornburg*, a. a. O.).

---

*) s. 95. 96. 101.
**) s. 122.
***) s. 94. 99.
****) s. 91. 93. auch [185.].
†) Vergl. mit 118. bis 121.

Chinarinde.

Beobachtungen Andrer.
(190) Der Tabak schmeckt nicht beim Rauchen *) (*Anton,* a. a. O.).
Abendessen hat wenig Geschmack**) (*Hornburg,* a. a. O.).
Appetitlosigkeit (*J. W. Romberg,* Misc. Nat. Cur. Dec. III. ann. 9. 10. obs. 109.).
Wenig Appetit (*Herrmann,* a. a. O.).
Mangel an Appetit, wie von entfernter Uebelkeit ***) (*Hartung,* a. a. O.).
(195) Wenig Appetit, Mittags, aus Sattheitsgefühl ****) (*Becher,* a. a. O.).
Geringer Durst †) (*Anton,* a. a. O.).
Kein Durst beim Essen (*Becher,* a. a. O.).
Hunger und doch Mangel an Appetit; das richtig schmeckende Essen war ihm doch unangenehm im Munde (*Anton,* a. a. O.).
Zu ungewöhnlicher Zeit, Nachmittags, Hunger (*Hartmann,* a. a. O.).
(200) Früh (8 Uhr) starker Hunger und Appetit, ohne zu wissen, worauf ††) (*Chr. Fr. G. Lehmann,* a. a. O.).
Starker Appetit auf saure Kirschen (*Becher,* a. a. O.).
Gefühl von Leerheit im Schlunde und der Speiseröhre (n. 11 Tagen) (*Wislicenus,* a. a. O.).
Eine erst brennende, dann angenehm wärmende Empfindung von dem obern Theile der Brust an bis in den Magen (*Hartung,* a. a. O.).
Aufstofsen †††) (sogleich) (*Hartmann,* a. a. O.).
(205) Geschmackloses Aufstofsen nach dem Essen (*Stapf,* a. a. O.).

---

*) s. 105.
**) s. 110.
***) s. 117.
****) s. 106. 107.
†) s. 116.
††) s. 112. 113. 114.
†††) [204.] [205.] s. 124.

Beobachtungen Andrer.

Aufstofsen, wie von Ekel erregt, und Leibweh (n. ¾ St.) (*Wagner*, a. a. O.).
Ein Aufstofsen, wie von Brecherlichkeit (n. 1 St.) (*Wagner*, a. a. O.).
Nach dem Essen Uebelkeit in der Gegend des Halsgrübchens (*Herrmann*, a. a. O.).
Uebelkeit (*Baker*, med. transact. III. S. 162.— *Quarin*, a. a. O.).

(210) Uebelkeit bei gehörigem Appetite (*Schlegel*, in *Hufel.* Journal VII. IV. S. 161.).
Es ist ihm, als stände etwas Essen oben im Halse*) (n. 3 St.) (*Stapf*, a. a. O.).
Brecherlichkeit (*Carl Michler*, in einem Aufsatz).
Uebelkeit ohne Erbrechen (*Chr. Fr. G. Lehmann*, a. a. O.).
Erbrechen (*Morton*, a. a. O. — *Baker*, a. a. O. — *Friborg*, Difs. de usu cort. peruv. 1773.).

(215) Anhaltendes Erbrechen (*J. Fr. Bauer*, Acta Nat. Cur. III. obs. 70.).
Eine halbe Stunde nach dem Mittagsessen pressend drückender Kopfschmerz, der bis zum Schlafengehen dauerte (*Wagner*, a. a. O.).
Nach einer mäfsigen Mahlzeit und darauf Spazieren, im Sitzen, Uebelkeits-Angst im Magen, wie von Ueberladung und Magenverderbnifs, und dennoch Hunger zugleich **) (*Franz*, a. a. O.).
Müdigkeit und Trägheit nach dem Mittagsessen ***) (*Hartmann*, a. a. O.).
Mattigkeit und Schläfrigkeit nach dem Abendessen (n. 12 St.) (*Hartmann*, a. a. O.).

(220) Nach dem Essen ein hartdrückender Schmerz in beiden Seiten unterhalb des Nabels ****) (*Becher*, a. a. O.).

---

*) [211.] s. 193.
**) s. 148. 149. 150. [151.] und 231.
***) [218.] [210.] s. 136. 137.
****) s. 144.

Chinarinde.

Beobachtungen Andrer.

Druck im Magen *) (*Roschin,* in Annalen der Heilkunde, 1811. Febr.).

Früh im Bette, bei der Lage auf der Seite, ein Drücken im Magen (als wäre er zugeschnürt), was beim Liegen auf dem Rücken verging (*Stapf,* a. a. O.).

Im Magen ein Drücken, wie von Vollheit (*Hornburg,* a. a. O.).

Im Magen heftiges Drücken, welches während des Essens verging**) (*Stapf,* a. a. O.).

(225) Nach dem Genufs einer jeden, selbst wenigen Speise, sogleich ein harter, langdauernder Druck im Magen ***) (*Herrmann,* a. a. O.).

Schwere und Druck im Magen****) (*Percival,* Essays, Vol. I.).

Schwerer Druck im Magen (*Kreysig,* Diss. obs. de febr. quart. Viteb. 1797. S. 17.).

Beschwert den Magen (*Baker,* a. a. O.).

Gefühl von Vollheit im Magen (*Anton,* a. a. O.).

(230) Gefühl von Schwere im Magen (*Quarin,* a. a. O.).

Unverdaulichkeit (*Friborg,* a. a. O.).

Leibweh in der Magengegend, wie Drücken, welches beim Aufstehen vom Sitze jedes Mal nachläfst, beim Niedersitzen wiederkommt und zwei Stunden anhält (n. ¾ St.) (*Wagner,* a. a. O.).

Reifsendes Drücken unter der letzten wahren Ribbe, links neben dem Schwerdknorpel (*Grofs,* a. a. O.).

Wundheitsgefühl mit Druck (oder Schmerz, als wenn man auf eine Wunde drückt) in der Herzgrubengegend (mehre Morgen) (*Grofs,* a. a. O.).

---

*) [221.] — [224.] s. 142.
**) Wechselwirkung mit [225.].
***) s. 141. 143.
****) [226.] — [250.] s. 142.

Beobachtungen Andrer.

(235) Ein heftiges Drücken unter der Herzgrube, als wenn alles da wund wäre, in allen Lagen, auch beim Befühlen gleich; bald nachher ein heftiger Durchfall, wodurch der Schmerz in der Herzgrube nicht erleichtert ward (n. 7 St.) (*Meyer*, a. a. O.).

Herzdrücken, was den Athem benimmt (*Stahl*, a. a. O.).

Ein Zusammenklemmen in der Herzgrube, welches das Einathmen erschwert (n. ½ St.) (*Hartmann*, a. a. O.).

Beschwerden unter den kurzen Ribben (*Stahl*, a. a. O.).

Hypochondrische Beschwerden (*Stahl*, a. a. O.).

(240) Beängstigung in der Gegend der Herzgrube, vorzüglich nach der Mahlzeit (*Stahl*, a. a. O.).

Aengstlichkeit in der Gegend der Herzgrube (*Cartheuser*, a. a. O.).

Leibweh drückend, kneipend (stechend), unter der Herzgrube, wie wenn ein Durchfall entstehen sollte, ohne dafs Stuhl erfolgt, Abends *) (n. 36 St.) (*Franz*, a. a. O.).

Zuckendes Stechen im Magen (n. 3 St.) (*Walther*, a. a. O.).

Unter der letzten Ribbe reifsendes Ziehen, im Stehen (*Franz*, a. a. O.).

(245) Unter der letzten Ribbe zusammenziehender Schmerz und wie zerschlagen, nur im Gehen**) (n. 24 St.) (*Franz*, a. a. O.).

Scharfe Stiche in der Herzgrube ***) (*Herrmann*, a. a. O.).

Scharfe Stiche vorne unter den letzten Ribben, ohne Bezug auf Aus- oder Einathmen ****) (*Grofs*, a. a. O.).

---

*) [242.] [243.] vorzüglich aber [246.] bis [248.] vergl. mit 167. 168.

**) s. 161. 163. auch [294.] — [301.]

***) s. 252.

****) s. 168 [252] [253] [256] [257.] und [308.] — [313.].

Chinarinde.

Beobachtungen Andrer.

Stechender Schmerz in der Herzgrube bis zum Brustbeine (*Chr. Fr. G. Lehmann*, a. a. O.).
Stechendes Drücken in mehren Stellen des Oberbauchs, früh im Bette (vier Tage nach einander) (*Herrmann*, a. a. O.).

(250) In der Nabelgegend starkes Schneiden, mit kaltem Schweifse auf der Stirne, eine Viertelstunde lang (n. einigen Minuten) (*Wagner*, a. a. O.).
In der Milzgegend schneidendes Drücken, als wäre die Milz verhärtet (*Franz*, a. a. O.).
Scharfe Stiche in der linken Seite des Oberbauchs, gleich unter den Ribben, von innen nach aufsen, beim Einathmen stärker (n. 7 St.) (*Herrmann*, a. a. O.).
Bei selbst langsamen Gehen Milzstechen (*Franz*, a. a. O.).
Kneipende Stiche in der linken Oberbauchgegend (n. 1½ St.) (*Hartmann*, a. a. O.).

(255) Milzverstopfung (*Murray*, Apparat. medicam. edit. sec. I. S. 856. 857.).
Anhaltende Stiche unter den rechten Ribben in der Gegend der Leber, durch Ein- oder Ausathmen weder verringert, noch verschlimmert (n. 4 St.) (*Hartmann*, a. a. O.).
Heftige Stiche von innen nach aufsen in der Lebergegend, blofs beim Ausathmen (n. 5 St.) (*Hartmann*, a. a. O.).
Mehre Anfälle von absetzendem Drücken in der Lebergegend beim Stehen, das sich beim Vorbeugen des Körpers verliert; beim Befühlen schmerzt die Gegend wie unterköthig (n. 5 St.) (*Franz*, a. a. O.).
Geschwulst der Leber (*Kreysig*, a. a. O. S. 27.).

(260) Leberverstopfungen (*Murray*, a. a. O.).
Verhärtungen im Unterleibe (*Stahl*, a. a. O.).
Verhärtungen der Eingeweide (*Joh. Gottfr. Berger*, Diss. de Chinchina ab iniquis judiciis vindicata, Viteb. 1711.).
Es ist, als wäre der Oberbauch eingeengt (*Herrmann*, a. a. O.).

170 *Chinarinde.*

Beobachtungen Andrer.

Vollheit des Unterleibes *) (*Kreysig*, a. a. O.).
(265) Hartnäckige und beängstigende Anspannung des Unterleibes (*Stahl*, a. a. O.).
Aufblähung (*Fischer*, a. a. O.).
Blähungsauftreibung des Unterleibes (*Stahl*, a. a. O.).
Blähungen und häufiger Abgang derselben **) (*Hornburg*, a. a. O.).
Trommelsucht ***) (*Stahl*, a. a. O. — *Thom. Thomson*, med. Rathpflege, Leipzig 1779. S. 117.).
(270) Aufgetriebenheit des Unterleibes, wie von vielem Getränke und blähenden Speisen (*Hornburg*, a. a. O.).
Auftreibung des Unterleibes, Bauchweh und Durchfall (*Kreysig*, a. a. O. S. 25.).
Anfälle von Härte, Auftreibung und Schmerzen des Unterleibes (*Al. Thompson*, a. a. O.).
Lästige, spannende Auftreibung des Unterleibes (*Stapf*, a. a. O.).
Bauchgeschwulst (*Carthäuser*, a. a. O.).
(275) Bauchwassersucht, Sackwassersucht (*Stahl*, a. a. O.).
Kollern im Unterleibe (n. 1 St.) (*Stapf*, a. a. O.).
Kollern im Oberbauche (n. 2 St.) (*Walther*, a. a. O.).
Knarren in der linken Seite des Unterleibes, hinterwärts und abwärts, wie im absteigenden Grimmdarme (*Franz*, a. a. O.).
Knurren im Unterbauche (*Langhammer*, a. a. O.).
(280) Grausamer, unerträglicher Kolikschmerz (*J. Fr. Bauer*, Acta Nat. Cur. III. obs. 70,)
Koliken (*Stahl*, a. a. O.).
Leibweh mit Uebelkeit (*W. May*, in Lond. med. Journ. 1788.).
Leibweh und zugleich starker Durst (n. 1 St.) (*Becher*, a. a. O.).

---

*) [264.] bis [267.] s. 158. 159.
**) s. 172.
***) [269.] — [273.] s. 158. 159.

Chinarinde.

Beobachtungen Andrer.

Scorbutisches Leibweh (*Crüger*, a. a. O.).
(285) Unsägliche Leibschmerzen (*J. A. Limprecht*, Acta Nat. Cur. II. obs. 129.).
Geschwüre im Unterleibe (*Stahl*, a. a. O.).
Entzündungen im Unterleibe (*Stahl*, a. a. O.).
Hitze in der Nabelgegend (*Hornburg*, a. a. O.).
Drücken in der Nabelgegend (*Hornburg*, a. a. O.).
(290) Beim Drucke im Unterleibe einiges Frösteln (*Wagner*, a. a. O.).
Harter Druck in der linken Seite des Unterbauchs (n. 3 Min.) (*Grofs*, a. a. O.).
Drückender Schmerz in der Gegend des Blinddarms (im Sitzen) (*Anton*, a. a. O.).
Abends gewaltig drückendes Bauchweh, als wollte ein Durchfall entstehen, im Sitzen, welches durch Gehen und Stehen verschwand (*Franz*, a. a. O.).
Zusammenziehender Schmerz im Unterleibe, Abends im Sitzen, welcher schon beim Aufrichten, noch mehr aber beim Stehen und Gehen verschwindet *) (*Franz*, a. a. O.).
(295) Rechts unter dem Nabel ein zusammenziehendes Drücken, als wenn eine Verhärtung da wäre, im Sitzen (*Franz*, a. a. O.).
Zusammenziehung des Bauchs und der Seiten bei Auf- und Abwärtsziehung der Schulterblätter (*Al. Thompson*, a. a. O.).
Schmerz im Unterleibe, wie Zusammenkneipen und Ziehen, meist im Sitzen (*Franz*, a. a. O.).
Empfindung von Zusammenziehen des Darmkanals und Knurren im Unterbauche (*Herrmann*, a. a. O.).
Stofsweise eintretender Klammschmerz im Schoose beim Stehen (*Franz*, a. a. O.).
(300) Kneipen und kolikartiges Zusammenschnüren der Gedärme über dem Nabel, wenn er sich nach dem Bücken aufrichtet (*Franz*, a. a. O.).
Gleichsam äufserliches Zusammenkneipen unter der rechten Seite des Nabels, im Sitzen, Abends (n. 13 St.) (*Franz*, a. a. O.).

*) [294.] — [301.] s. 161. 163. und [245.].

172 *Chinarinde.*

Beobachtungen Andrer.

Heftiges Kneipen im Oberbauche (er mufste sich zusammenkrümmen, um sich zu erleichtern) (n. 1 St.), abwechselnd mit Brecherlichkeit und Noththun zum Stuhle, unter Schüttelfrost über und über; nach dem Kneipen Drücken im Oberbauche (*Walther*, a. a. O.).

Kneipend drückender Schmerz im Unterleibe beim Gehen, gegen Abend (*Franz*, a. a. O.).

Heftiges Kneipen im Unterleibe, was sich beim Aufstehen vom Sitze verlor (*Wagner*, a. a. O.).

(305) Im Unterleibe, über dem Schaambügel, hin- und herziehendes Kneipen, als wollte ein Durchfall entstehen, mit Abgang kurzer Blähungen, im Sitzen (n. 27 St.) (*Franz*, a. a. O.).

Pochen im Unterleibe rechter Seite (*Hornburg*, a. a. O.).

Ungeheueres drückendes Stechen links unterhalb des Nabels, bei starkem Gehen und nachher (n. 2 St.) (*Grofs*, a. a. O.).

Stumpfstechender Schmerz in der Gegend der rechten Niere, bei Biegung des Körpers heftiger *) (n. 24 St.) (*Herrmann*, a. a. O.).

Stumpfes Stechen im Unterleibe links, um den Nabel herum und zugleich unter der rechten Brustwarze nach innen (n. 1 St.) (*Herrmann*, a. a. O.).

(310) Stumpfes Stechen rechts, oberhalb des Nabels, heftiger bei Berührung (*Herrmann*, a. a. O.).

Stumpfes Stechen im Unterbauche, links, in der Gegend der Niere (*Herrmann*, a. a. O.).

Stumpfe Stiche in den Lendengegenden (*Herrmann*, a. a. O.).

Im Sitzen, beim Einathmen, in den Unterleib herabgehende Stiche (*Franz*, a. a. O.).

Leibschneiden in öftern Anfällen, in der Nabelgegend **) (*Anton*, a. a. O.).

---

*) [308.] — [313.] s. 168. und [247.].
**) s. 171. 196.

Chinarinde.

Beobachtungen Andrer.

(315) Beim Gehen ziehender Schmerz in der rechten Bauchseite (*Franz*, a. a. O.).

Viel Blähungsabgang, nebst einem Ziehen im Unterleibe beim harten Stuhlgange, welcher schwierig abgeht *) (n. 48 St.) (*Wislicenus*, a. a. O.).

Abends, zwischen 6 und 10 Uhr, starkes Knurren und Herumgehen vieler Blähungen im Unterleibe, mit drückender Empfindung, worauf sie sehr übelriechend abgehen (*August Baehr*, in einem Aufsatze).

Reifsen im Nabel (*Grofs*, a. a. O.).

Ungeheueres Reifsen rechts neben dem Nabel, nach dem Schoose zu, in der ganzen Leistengegend, beim Zurückbiegen vermindert (*Grofs*, a. a. O.).

(320) Im Unterleibe, unter dem Nabel, Reifsen und Knurren (*Hornburg*, a. a. O.).

Drückend reifsender Schmerz links neben dem Schaamberge (*Herrmann*, a. a. O.).

Vermehrte peristaltische Bewegung im Unterbauche, mit Drücken verbunden (*Hornburg*, a. a. O.).

Reiz zum Stuhlgange (*Herrmann*, a. a. O.).

Bei Tage ein weicher Stuhlgang (*Baehr*, a. a. O.).

(325) Stuhl dünner, als gewöhnlich **) (n. 24 St.) (*Becher*, a. a. O.).

Bauchflüsse (*Morton*, a. a. O.).

Knotiger, gelber, weicher Stuhl, früh (*Franz*, a. a. O.).

Gallige Stuhlgänge (*Alpini*, hist. febr. epid. S. 93.).

Es gehen viele, ungeheuer stinkende Blähungen ab (*Stapf*, a. a. O.).

(330) Oeftere, durchfällige, schwärzliche Stühle (*Quarin*, a. a. O.).

Starkes Purgiren (*Sydenham*, Opuscula. Lips. 1695. S. 382.).

Durchfall: es ist, als ob der Koth unverdaute Speisen enthielte; er geht in einzelnen Stückchen

---

*) s. 176. 177. auch [322.] und [339.].

**) [325.] [326.] s. 178—180. und [330.] — [332.].

Beobachtungen Andrer.

ab (n. 12 St.); und wenn er fertig ist, reizt es ihn noch zum Stuhle, es geht aber nichts ab *) (*Herrmann*, a. a. O.).

Mit äufserster Gewalt mufs er den Stuhl herauspressen, ob er gleich nicht hart, sondern breiicht ist, und hierauf vergebliches Nöthigen zum Stuhle, mit Schmerz **) (*Franz*, a. a. O.).

Stillung der Ausleerungen (*Murray*, a. a. O.).

(335) Den ganzen Tag Verstopfung, und Abends hartleibiger Stuhl ***) (*Teuthorn*, a. a. O.).

Leibverstopfung (*Quarin* — *Bauer* — *Fischer*, a. a. O.).

Leibverstopfung: langdauernde Anhäufung harten Kothes im Mastdarme (*Fothergill*, Schriften Tom. II. S. 92.).

Goldaderblutflufs (*Alpin*, a. a. O.).

Scharfe Stiche im untern Theile des Mastdarms, vorzüglich im Afterschliefsmuskel; auch beim Stuhlgange und nach demselben, stechendes Ziehen, drei Tage lang ****) (*Herrmann*, a. a. O.).

(340) Feine Stiche in der Schoofsbeuge, am Schaamhügel, fast blos im Gehen (*Franz*, a. a. O.).

Im Schoosgelenke, vorzüglich auf der Flechse (des Psoasmuskels) ein drückendes Ziehen, im Sitzen (*Franz*, a. a. O.).

Der Harn kommt nicht öfter, aber blässer, und setzt dennoch eine Wolke ab (n. 3 St.) (*Franz*, a. a. O.).

Vermehrter Urinabgang mit Brennen an der Mündung der Harnröhre †) (n. 2 St.) (*Wislicenus*, a. a. O.).

Fortwährendes Brennen an der Mündung der Harnröhre, mit einer Wundheitsempfindung am Saume

---

*) s. 178.
**) [333.] [335.] [337.] s. 186. 187.
***) [335.] [337.] m. s. d. Anm. zu 186. 187.
****) s. 185. 188. 195.
†) [343.] [344.] s. 200.

Chinarinde.

Beobachtungen Andrer.

der Vorhaut, beides vorzüglich schmerzhaft beim Reiben der Kleider *) (n. 2 St.) (*Wislicenus*, a. a. O.).

(345) Treibt den Urin (*Alpin*, a. a. O.).

Sparsamer, gelbgrünlicher Urin (*Fischer*, a. a. O.).

Blafsgelber Urin, der den Morgen darauf einen schmuzig gelben, mehr lockern Bodensatz ablegt (*Baehr*, a. a. O.).

Dunkelfarbiger Urin mit ziegelrothem Satze **) (n. 24 St.) (*Teuthorn*, a. a. O.).

Starke Pollution, Nachts um 3 Uhr ***) (*Becher*, a. a. O.).

(350) Stechendes Jücken am Hodensacke ****) (*Franz*, a. a. O.).

Unterdrückung der Monatreinigung †) (*Raulin*, a. a. O.).

* * *

Einige Mal gewaltsames, trocknes Niefsen (n. 7 St.) (*Stapf*, a. a. O.).

Wässeriger Ausflufs aus dem Nasenloche, welches gleichwohl verstopft ist (n. 13 St.) (*Franz*, a. a. O.).

Schnupfen, mit Empfindlichkeit der Nase und einigen, bei Berührung schmerzhaften, Blüthchen an dem Rande der Nasenlöcher und der Nasenscheidewand (n. 9 Tagen) (*Wislicenus*, a. a. O.).

(355) Schnupfen, so dafs es ihm aus der Nase träuft, zwei Stunden lang (*Franz*, a. a. O.).

---

*) vergl. mit 310. [477.].
**) s. 210.
***) s. 223.
****) s. 214.
†) s. 225.

C h i n a r i n d e.

Beobachtungen Andrer.

Zufälle eines Stockschnupfens (*Anton*, a. a. O.).
Athmen mit Geräusch durch die Nase (*Al. Thompson*, a. a. O.).
Im Kehlkopfe Stiche und Rauhigkeitsempfindung *) (*Anton*, a. a. O.).
Gefühl von Ansammlung von Schleim im Kehlkopfe (*Anton*, a. a. O.).

(360) Es sitzt im Kehlkopfe Schleim, den er beständig losräuspert und der die Stimme hohl und heiser macht (*Stapf*, a. a. O.).
Heisere, rauhe Sprache (*Anton*, a. a. O.).
In der Luftröhre, unter dem Kehlkopfe, eine Art Ziehen, worauf Husten mit einem Stofse erfolgt (*Franz*, a. a. O.).
Engbrüstigkeit**) (*Bagliv.* Praxis, lib. II. §. 2. 3. — *Al. Thompson*, a. a. O.).
Brustbeengung (*Cartheuser*, a. a. O.).

(365) Beklommenheit auf der Brust (*Franz*, a. a. O.).
Abends ein Gefühl von Beklommenheit und Unruhe in der Brust; er fühlt sich zum Tiefathmen genöthigt und mufs dann seufzend ausathmen, wodurch die Beklommenheit auf Augenblicke gemindert wird, bei schwachem, kaum fühlbarem Pulse, und ängstlich ungeduldiger Gemüthsstimmung (*Baehr*, a. a. O.).
Grofse Beklemmung der Brust in der Herzgrubengegend, als wühlte etwas darin herum (n. 4 St.) (*Grofs*, a. a. O.).
Engbrüstigkeit mit schwerem, zuweilen röchelndem Ausathmen (am meisten beim Gehen), und Rauhheit der Brust (n. 4 St.) (*Hartmann*, a. a. O.).
Gehemmter Athem, eine halbe Stunde lang (*Al. Thompson*, a. a. O.).

(370) Erstickungsasthma (*Al. Thompson*, a. a. O.).

---

*) [358.] — [361.] s. 228 — 230.

**) [273.] — 372.] vergl. mit 231. 232.

Chinarinde.

Beobachtungen Andrer.
Tödtliche Brustbeklemmung *) (*Joh. de Koker,* a. a. O.).
Ein angenehmes Dämmen auf der Brust, wie von Sattheit, mit (süfsem) Wohlgeschmacke des Speichels (n. 1 St.) (*Franz,* a. a. O.).
Einiges Zucken und Hüpfen hie und da in den Brustmuskeln (*Anton,* a. a. O.)
Drücken auf der Brust **) (*Franz,* a. a. O.).

(375) Drückender Brustschmerz (*Claufs,* a. a. O.).
Druck auf der linken Seite neben dem Schwerdknorpel (*Herrmann,* a. a. O.).
Aeufserliches Drücken mitten auf dem Brustbeine bei gebücktem Oberkörper, auch im Stehen, welches beim Daraufdrücken verschwindet (n. 26 St.) (*Franz,* a. a. O.).
Drücken nach aufsen in der Gegend der untersten Ribben (n. 24 St.) (*Wislicenus,* a. a. O.).
Bei gebücktem Sitzen, Drücken äufserlich auf dem Brustbeine, welches Angst verursacht und den Athem nicht genug einzuziehen verstattet, durch Aufrichten vergehend (n. 6 St.) (*Franz,* a. a. O.).

(380) Hart drückender Schmerz in der rechten Brustseite, in der Gegend der vierten und fünften Ribbe ***) (*Franz,* a. a. O.).
Auf der rechten Brustseite ziehendes Drücken im Sitzen, welches im Stehen und Gehen nachläfst (*Franz,* a. a. O.).
Ziehender Schmerz hinter dem Brustbeine (*Herrmann,* a. a. O.).
Unten über die Brust drückend ziehender Schmerz im Sitzen, welcher Angst verursacht; er vergeht im Stehen und Gehen (*Franz,* a. a. O.).
Auf der rechten Brustseite, in der Mitte auf einer nicht grofsen Stelle, ein zusammenziehender Schmerz, dafs er, fast unwillkührlich, jähling

---

*) Da die Chinarinde im Froste eines Wechselfiebers eingegeben ward.
**) s. 237. und 244—246.
***) s. 237. und 244—246.

Beobachtungen Andrer.

den Athem ausstofsen und aushauchen mufs (*Franz*, a. a. O.).

(385) Ueber die Brust, bei gebücktem Sitzen, ein absetzend schneidendes Drücken, welches beim Aufrichten, noch mehr aber beim Stehen und Gehen verschwindet (*Franz*, a. a. O.).

Drückendes, feines Stechen auf der linken Seite der Brust (n. 8½ St.) (*Hartmann*, a. a. O.).

Seitenstich (*Richard*, a. a. O.).

Stechen in der Brust, früh (*Harnisch*, a. a. O.).

Stechen in der linken Brust (*Chr. Fr. G. Lehmann*, a. a. O.).

(390) Stechen auf der Brust beim Schnellgehen, was in der Ruhe verging (*Langhammer*, a. a. O.).

Einige heftige Stiche in der Brust, gleich über der Herzgegend, wenn er ohne Bewegung war, vorzüglich beim Lesen (n. 3½, 16, 18 St.) (*J. G. Lehmann*, a. a. O.)

Seitenstechen beim Sitzen und Lesen (*Langhammer*, a. a. O.).

Scharfe Stiche in der Brusthöhle von innen nah aufsen, in der Gegend der sechsten und siebenten wahren Ribbe, ohne Bezug auf Aus- oder Einathmen (n. ¼ S.) (*Herrmann*, a. a. O.).

Tactmäfsige stumpfe Stiche von innen heraus in der Brusthöhle, in Ruhe und Bewegung und ohne Bezug auf das Athemholen (n. 1 St.) (*Wislicenus*, a. a. O.)

(395) In der rechten Seite der Brust, in der Gegend der vierten Ribbe unterm Arme, ein Stechen, als wäre es im Brustfelle, fast wie ein anhaltender Stich, der beim Daraufdrücken und Niederbücken vergeht (n. 6 St.) (*Franz*, a. a. O.).

Scharfe Stiche zwischen der siebenten und achten linken Ribbe (*Herrmann*, a. a. O.).

Scharfe Stiche neben der rechten Brustwarze, von innen nach aufsen (n. 10 St.) (*Herrmann*, a. a. O.).

Scharfe Stiche am Brustbeine, da, wo

Chinarinde.

Beobachtungen Andrer.

sich die Ribben anfügen, auf beiden Seiten, von aufsen nach innen, ohne Bezug auf Aus- oder Einathmen (n. 2 Tagen) (*Herrmann*, a. a. O.).

Scharfstechender Schmerz links neben dem Schwerdknorpel und in der Herzgrube, blofs beim Ausathmen (n. 60 St.) (*Herrmann*, a. a. O.).

(400) Stechen in der linken Seite der Brust (beim Ausathmen) im Sitzen (n. 2 St.) (*Langhammer*, a. a. O.).

Ein kitzelndes Stechen in der linken Brust nach der Herzgegend hin (*Hartung*, a. a. O.).

Stumpfe Stiche auf der Brust, welche zum Ausathmen nöthigen (*Franz*, a. a. O.).

Stumpfes Stechen am Knorpel der dritten und vierten linken, falschen Ribbe, ohne Bezug auf Ein- oder Ausathmen (*Herrmann*, a. a. O.).

Seitenstechen mit grofser Hitze, starkem, hartem Pulse und starren Augen (*J. A. Ph. Gesner*, Sammlung v. Beob. I. S. 244. Nördlingen, 1789.).

(405) Fieber, nach Art eines unächten Seitenstichs *) (*Greding*, in *Ludw.* Advers. Tom. I. S. 90.).

(Während des Frostes eines Wechselfiebers) beschwerlicher Husten mit Stichen in der Seite (*Fischer*, a. a. O.).

Fortwährender Reiz zum Kotzen (Hüsteln), früh nach dem Aufstehen, wie von Schwefeldampfe, wobei sich nichts loshustet, mehre Morgen (*Grofs*, a. a. O.).

Verdächtiger Husten **) (*Juncker et Fritze*, Diss. de usu cort. peruv. discreto, Halae, 1756. S. 26.).

Herzklopfen und Andrang des Blutes nach dem Gesichte, welches heifs und roth ward, und zugleich Kälte der Hände (n. 1 St.) (*Becher*, a. a. O.).

(410) Heftige Herzschläge, mit niedrigem Pulse und Kälte der Haut (*Walther*, a. a. O.).

---

*) [405.] [406.] vergl. mit 234. — 236.
**) Vergl. mit 242.

Beobachtungen Andrer.

Stärkerer Herzschlag, mit einem ängstlichen Gefühle verbunden (*Hartung*, a. a. O.).

Reifsen in der Gegend des linken Schulterblattes beim Einathmen (*Grofs*, a. a. O.).

Ziehend reifsender Schmerz im linken Schulterblatte (n. 9 St.) (*Hartmann*, a. a. O.).

Zusammenziehender Schmerz zwischen den Schulterblättern im Stehen (n. 3 St.) (*Franz*, a. a. O.).

(415) Nadelstiche über dem rechten Schulterblatte und an der linken Seite der Brust (n. ¼ St.) (*Wislicenus*, a. a. O.).

Kleine Stiche mitten auf dem Rückgrate*) (n. 5 St.) (*Hartmann*, a. a. O.).

Stechen in der linken Seite des Rückens (beim Sitzen) (*Langhammer*, a. a. O.).

Zuckendes Reifsen auf der linken Seite im Kreuze (*Grofs*, a. a. O.).

Starkstechend ziehende Schmerzen in der Mitte des Kreuzbeins gegen die Lendenwirbel hin (*Hartung*, a. a. O.).

(420) Zucken über dem heiligen Beine (n. ⅓ St.) (*Walther*, a. a. O.).

Schmerzhafte Rucke an dem Kreuzbeine**) (n. 21 St.) (*Wislicenas*, a. a. O.).

(Dehnender) Schmerz im Kreuze, wie von einer schweren Last oder wie nach langem Bücken (n. 23 St.) (*Hartmann*, a. a. O.).

Langsam ziehende Stiche in den vordern Halsmuskeln, in der Ruhe (*Baehr*, a. a. O.).

Ziehender Schmerz unten an der rechten Seite des Halses, beim Anfange des Nackens, im Stehen, welches beim Bücken vergeht ***) (*Franz*, a. a. O.).

(425) Ziehende Schmerzen im Nacken (*Anton*, a. a. O.).

Lähmig zuckendes Reifsen auf der Schul-

---

*) [416.] [417.] m. s. 263.

**) s. 259.

***) [424.] [425.] s. 69. und [74.]

Chinarinde.

Beobachtungen Andrer.

terhöhe, die bei Berührung empfindlich schmerzt, und wenn der Schmerz vergangen war, so wird er durch Berührung wieder erregt; schon der Druck des Rockes auf der Achsel erregt ihn *) (*Herrmann*, a. a. O.).

Reifsender Druck in der linken Achselhöhle und am vordern und innern Rande des Schulterblattes (*Herrmann*, a. a. O.).

Absetzend drückend ziehender Schmerz am Rande der rechten Achselhöhle, nach vorne (n. 3 Tagen) (*Herrmann*, a. a. O.).

Lähmig zuckendes Reifsen, welches vom Kopfe des Schulterknochens ausgeht, und sich (in Muskeln und Knochen) bis zu den Gliedern der Finger erstreckt, wo es unschmerzhafter wird: dabei ist der ganze Arm schwächer; durch Berührung vermehrt sich der Schmerz (n. 3 St.) (*Herrmann*, a. a. O.).

(430) Stechende Schmerzen im Oberarme, die sich aber bei Bewegung desselben sogleich verloren (n. ¼ St.) (*Wagner*, a. a. O.).

Zuckendes Reifsen im Oberarmknochen, nach oben und innen (n. 2 St.) (*Herrmann*, a. a. O.).

Reifsen, erst im linken, dann im rechten Oberarme (n. ⅓ St.) (*Langhammer*, a. a. O.).

Lähmiger Schmerz am rechten Oberarme, der sich am Kopfe des Schulterknochens anfängt und sich in der Hand in ein feines und schwaches Reifsen ver-

---

*) Der Chinarinde ist es charakteristisch eigenthümlich, dafs nicht nur durch Bewegung, und vorzüglich durch Berührung des Theils ihre Schmerzen sich verschlimmern (s. 254. 255. 290. [310.] [429.] [434.] [435.] [438.] [441.] [448.] [483.] [522.], sondern auch, wenn sie eben nicht vorhanden sind, durch blose Berührung der Stelle sich erneuern, wie in diesem Symptome und 289. [472.], und dann oft zu einer fürchterlichen Höhe steigen, daher diese Rinde oft das einzige Hülfsmittel in so geeigneten Fällen ist.

Beobachtungen Andrer.

liert, wobei der ganze Körper, vorzüglich die Stirne warm ist (n. 8 St.) (*Herrmann*, a. a. O.).

Lähmig zuckendes Reifsen in den Röhrknochen der Obergliedmafsen, bei Berührung heftiger (n. 1 St.) (*Herrmann*, a. a. O.).

(435) Lähmiges Reifsen in den Obergliedmafsen, das sich in alle Theile derselben erstreckt, mehr durch Berührung vermehrt, als durch Bewegung (*Herrmann*, a. a. O.).

Ausstrecken der Arme, mit gekrümmten Fingern (*Thompson*, a. a. O.).

Am Ellbogengelenke Empfindung, als wenn die Haut mit Blut unterlaufen wäre (*Hartung*, a. a. O.).

Schmerzhaftes Ziehen am Kronfortsatze des linken Ellbogenknochens (in der Ellbogenbeuge), bei Berührung heftiger (*Herrmann*, a. a. O.).

Reifsender Schmerz im linken Ellbogengelenke, bei Bewegung heftiger (n. 2 St.) (*Herrmann*, a. a. O.).

(440) Stechen im linken Ellbogengelenke (*Franz*, a. a. O.).

Reifsen an beiden Ellbogenröhren, bei Berührung heftiger *) (*Herrmann*, a. a. O.).

Hin- und herziehendes Reifsen, bald auf dem rechten Vorderarme (was durch Reiben verging), bald auf dem linken (n. 4 St.) (*Meyer*, a. a. O.).

Ziehender Schmerz auf den Knochen der Vorderarme, wie vom Schaben auf der Beinhaut mit einem stumpfen Messer (*Franz*, a. a. O.).

Scharfziehendes Stechen auf der linken Handwurzel querüber (Abends) (n. 13, 14 St.) (*Franz*, a. a. O.).

(445) In der hohlen Handfläche, quer über die Fingerwurzeln, ziehender Schmerz (*Franz*, a. a. O.).

---

*) [441.] [442.] [443.] m. s. 269.

Chinarinde.

Beobachtungen Andrer.

Die Hand schmerzt (klammartig ziehend) beim Zugreifen (*Franz*, a. a. O.).

Zittern der Hände beim Schreiben (n. 1 St.) (*Langhammer*, a. a. O.).

Zuckendes Reifsen in den Mittelhandknochen und Fingern, durch Befühlen verschlimmert*) (*Grofs*, a. a. O.).

Zuckendes Reifsen in der Handwurzel und Mittelhandknochen (*Herrmann*, a. a. O.).

(450) Reifsen da, wo sich die Mittelhandknochen mit den Handwurzelknochen verbinden (n. 5 St.) (*Herrmann*, a. a. O.).

Stumpfes Stechen am Mittelhandknochen des rechten Zeigefingess (*Herrmann*, a. a. O.).

Reifsen in den Knochen der untersten Glieder der Finger rechter Hand, vorzüglich stark in den Gelenken, ohne Beziehung auf Bewegung (n. ½ St.) (*Herrmann*, a. a. O.).

Feinstechendes Reifsen im vordern Gelenke des rechten Daumens **) (*Herrmann*, a. a. O.).

Zuckendes Reifsen am Mittelhandknochen des rechten kleinen Fingers ***) (*Grofs*, a. a. O.).

(455) Zuckendes Reifsen in den Gliedern der Finger (n. 24 St.) (*Grofs*, a. a. O.).

Blaue Nägel (*Crüger*, a. a. O.).

Oben im Fleische des rechten Hinterbackens, am Schwanzbeine, pulsweise sich verstärkendes Drücken, im Sitzen, welches nach dem Aufstehen vergeht (*Franz*, a. a. O.).

Reifsendes Ziehen im linken Hinterbacken, im Sitzen. ****) (*Franz*, a. a. O.).

---

*) [443.] [449.] m. s. 276.

**) Stechendes Reifsen und stechendes Ziehen (welches auch zuweilen in zuckendes Reifsen übergeht) scheint auch einer der charakteristischen Schmerzen von Chinarinde zu seyn. S. auch [444.] [465.] [507.] —[509.].

***) [454.] m. s. 276.

****) [458.] [459.] m. s. 280.

Beobachtungen Andrer.

Ziehen in den Hinterbacken und zugleich in den Knieen, im Stehen, welches im Sitzen aufhört.

(460) Schmerz, wie Stechen und Brennen, zugleich an verschiedenen Stellen der Untergliedmafsen (*Grofs*, a. a. O.).

Mattigkeit und Abspannung, wie von einer weiten Fufsreise, in den Ober- und Unterschenkeln (*Hornburg*, a. a. O.).

Schwäche und Unfestigkeit in den Hüft- und Kniegelenken, zwei Morgen nach einander, als ob er den Tag vorher eine weite Fufsreise gemacht hätte; bei fortgesetzter Bewegung verliert sich diefs Gefühl aus den Gelenken, und geht als Zerschlagenheitsschmerz den ersten Tag in die Oberschenkel, den zweiten Tag aber mehr in die Unterschenkel über (*Baehr*, a. a. O.).

Mattigkeit in den Untergliedmafsen im Gehen, den ganzen Tag (n. 2 St.) (*Wagner*, a. a. O.).

Schmerzhaftes Ziehen an den Röhrknochen der Untergliedmafsen *) (n. 2 Tagen) (*Herrmann*, a. a. O.).

(465) Krampfartiges (stichartiges) Ziehen im Ober- und Unterschenkel (n. ¼ St.) (*Walther*, a. a. O.).

Im Schoofs- und Kniegelenke drückendes Ziehen im Sitzen, welches beim Gehen und Stehen verschwindet (*Franz*, a. a. O.).

Schmerz im Hüftgelenke, in den Knieen und im Fufse, als wenn sie verrenkt oder zerschnitten wären (*Al. Thompson*, a. a. O.).

Ziehender Schmerz auf den Knochen der Oberschenkel, als wenn die Beinhaut mit einem stumpfen Messer geschabt würde (*Franz*, a. a. O.).

Langsames, schmerzhaftes Ziehen in der innern Seite des linken Oberschenkels, welches nur in der Haut zu seyn deuchtet (*Franz*, a. a. O.).

(470) Krampfhaftes Ziehen im rechten Oberschenkel, von der Kniekehle heran, (mit Empfindung von Druck, gleich, als wenn es den Unterschenkel

---

*) M. s. 280.

Chinarinde.

Beobachtungen Andrer.

heraufziehen wollte, Abends im Sitzen, welches durch Stehen und Gehen verschwindet (*Franz*, a. a. O.).

In der Mitte des linken Oberschenkels ein Zucken (n. 5 St.) (*Walther*, a. a. O.).

Zuckendes Reifsen am rechten und linken Oberschenkel nach vorne und aufsen, blofs von Berührung, nicht von Bewegung erregt (*Herrmann*, a. a. O.).

Zuckendes Reifsen auf der Vorderseite des linken Oberschenkels (n. 2 St.) (*Grofs*, a. a. O.).

Reifsen in den Oberschenkelbeinen, von oben herab, in Ruhe und Bewegung, anfallsweise, mehre Tage (n. 72 St.) (*Wislicenus*, a. a. O.).

(475) Reifsen, das sich vom Kniegelenke nach dem Oberschenkel erstreckt, verbunden mit einer Schwäche, dafs ihm das Gehen und Stehen erschwert wird (*Herrmann*, a. a. O.).

In der Oberschenkelröhre ein schmerzhaftes, drückendes Herabziehen, meist im Sitzen, Nachmittags (*Franz*, a. a. O.).

Schmerzhafte Empfindlichkeit der Haut an den Oberschenkeln, beim Reiben der Kleider, als ob die Haut rauh und mit Blüthchen besetzt wäre (n. 8 Tagen) (*Wislicenus*, a. a. O.).

Im linken Oberschenkel, beim Stehen, eine Empfindung, als wäre ein verhärteter Knoten im Fleische und ziehender Schmerz darin *) (n. 2 St.) (*Franz*, a. a. O.).

Aufwärts gehender Stich hinten im rechten Oberschenkel, im Stehen (*Franz*, a. a. O.).

(480) Wenn er vom Sitze aufsteht, Brennen und Eingeschlafenheitskriebeln im Oberschenkel, auf welchem er safs, besonders in der Kniekehle, im Stehen vorzüglich bemerkbar (*Franz*, a. a. O.).

*) s. 288.

Beobachtungen Andrer.

Klammartiger, lähmiger Schmerz im rechten Oberschenkel und dem Kniegelenke beim Aufstehen vom Sitze, wenn er einige Zeit gesessen hat, und im Gehen (n. 5½ St.) (*Hartmann*, a. a. O.).

Zuckendes Reifsen, innerlich in der Kniescheibe (*Grofs*, a. a. O.).

Lähmiges Reifsen im rechten Kniegelenke, das sich bald gegen den Oberschenkel, bald gegen den Unterschenkel erstreckt, mit Mattigkeit des Theils und mehr durch Berührung, als durch Bewegung verstärkt (*Herrmann*, a. a. O.).

Im rechten Knie, beim Aufstehen vom Sitze und im Gehen, ein scharfziehender Schmerz, der sich beim Sitzen wieder verlor (Nachmittags) (*Stapf*, a. a. O.).

(485) Stechen im linken Kniegelenke (*Franz*, a. a. O.).

Leises Zittern der Kniee beim Aufstehen nach dem Sitzen, welches sich während des Gehens verlor (*Becher*, a. a. O.).

Zusammenknicken der Kniee, besonders beim Treppensteigen (*Anton*, a. a. O.).

Beim Gehen schiefsen ihm die Kniee vor und knicken (*Franz*, a. a. O.).

Auf den Sennen der Beugmuskeln in der Kniekehle ruckweises Ziehen nach dem Tacte des Pulses *) (*Franz*, a. a. O.).

(490) Eine innere Unruhe in den Unterschenkeln nöthigte ihn, sie krumm zu beugen und heranzuziehen **) (*Franz*, a. a. O.).

Ziehender Schmerz im rechten Schienbeine, unten bei der Ferse, und dann im ganzen Unterfufse (im Sitzen) (*Langhammer*, a. a. O.).

Beim Ausstrecken des linken Unterschenkels, im Sitzen, ein drückend ziehender Schmerz oben an der innern Seite der Schienbeinröhre, unterhalb

---

*) s. 285.

**) s. 299. — 302.

Chinarinde.

Beobachtungen Andrer.

der Kniescheibe, welcher beim Biegen des Unterschenkels vergeht (*Franz*, a. a. O.).
Drückendes Ziehen auf dem Schienbeine, Abends, im Sitzen, welches beim Stehen und Gehen verschwindet (*Franz*, a. a. O.).
Beim Gehen Stechen in den Schienbeinen, was in der Ruhe verging (n. 5 und mehren Stunden) (*Langhammer*, a. a. O.).

(495) Beim Gehen, im Freien, einzelne, scharfe, schnell wiederkehrende Stiche oben in der Wade (*Franz*, a. a. O.).
Reifsen in der Wade (*Langhammer*, a. a. O.).
Harte, dunkelrothe Geschwulst an der Wade, die in Eiterung überging *) (*Pelargus*, Obs. II. 1. S. 72.).
Ueber der Achillessenne eine stark brennende Spannung (*Hartung*, a. a. O.).
Lähmung der Füfse (*Crüger*, a. a. O.).

(500) Heftiges stechendes Brennen oben auf dem Fufsrücken, dicht am Schienbeine (im Sitzen) (*Grofs*, a. a. O.).
Stechen im linken Unterfufse (*Langhammer*, a. a. O.).
Fufsgeschwulst (*Stahl*, a. a. O.).
Schmerzhafte Fufsgeschwulst (*Fischer*, a. a. O.).
Zusammenziehend kneipender Schmerz auf der äufsern Seite des rechten Unterfufses an der Seite der Fufssohle (n. 6 St.) (*Hartmann*, a. a. O.).

(505) Heftiges Jücken auf der rechten Fufssohle beim Gehen und Sitzen, durch Kratzen auf einige Zeit erleichtert (*Herrmann*, a. a. O.).
Stechendes Kriebeln von der grofsen Zehe bis auf den Fufsrücken, als wenn der Theil erfroren gewesen wäre, Abends im Sitzen, welches beim Gehen und Stehen verschwindet **) (*Franz*, a. a. O.).

---

*) M. s. 283. [502.] [503.].

**) Obgleich die Chinaschmerzen und Beschwerden am öftersten (nächst Berührung, s. [426.]) durch Bewegung des Theils erhöhet und vermehrt werden, so giebt es

Beobachtungen Andrer.

Stechendes Ziehen in der Ferse (n. 48 St.) (*Grofs*, a. a. O.).

Stechendes Reifsen auf der Fufssohle, in der Gegend der Ferse, im Sitzen und Gehen (*Herrmann*, a. a. O.).

Sehr heftig reifsendes Stechen in den Fufssohlen, im Sitzen und Gehen (*Franz*, a. a. O.).

(510) Ziehender Schmerz in den Mittelfufsknochen des rechten Fufses (*Herrmann*, a. a. O.).

Im Stehen, auf dem Fufsrücken, Ziehen mit Wundheitsschmerz, welches im Sitzen vergeht (*Franz*, a. a. O.).

Klammartiges Ziehen in der innern Seite des linken Unterfufses, im Sitzen (*Franz*, a. a. O.).

Zuckendes Reifsen in den Fufs- und Mittelfufsknochen (*Herrmann*, a. a. O.).

Zuckendes Reifsen in den Mittelfufsknochen und Zehen (*Grofs*, a. a. O.).

(515) Zuckendes Reifsen, blofs von Berührung, nicht von Bewegung vermehrt, in den Mittelfufsknochen und den Gliedern der Zehen, vorzüglich in den Gelenken (n. 31 St.) (*Herrmann*, a. a. O.).

Zuckendes Reifsen, wo sich die Mittelfufsknochen mit den Fufswurzelknochen verbinden (n. 25 St.) (*Herrmann*, a. a. O.).

Stechen, bald in den Schienbeinen, bald im Rücken, bald in der Brust, im Sitzen (n. 14 St.) (*Langhammer*, a. a. O.).

Feinstechen an verschiedenen Stellen der Haut (*Franz*, a. a. O.).

(Stechen in einer vernarbten Wunde am linken Fufse *) (*Anton*, a. a. O.).

---

doch auch eine nicht ganz seltne Wechselwirkung, wo sie durch Bewegung gemindert und gestillt werden, wie hier und [424.] [457.] [466.] [470.] [490.] [492.] [493.], und auch wo sie in der Ruhe vorzüglich entstehen 278. 299. 300. 301. [458.] [476.].

*) s. 313. 814.

Chinarinde.

Beobachtungen Andrer.

(520) In der Haut, besonders des Unterleibes, an einigen Stellen, ein Zupfen, als würde ein Haar angezogen (*Franz,* a. a. O.).

Krampfhaftes Zucken in verschiedenen Muskeltheilen (*Anton,* a. a. O.).

Zuckendes Reifsen*) an verschiedenen Stellen der Gliedmafsen, besonders der Hände und Unterfüfse, durch Berührung verschlimmert (*Grofs,* a. a. O.).

Es liegt ihm auf den Knochen, wie ein Ziehen (*Franz,* a. a. O.).

Dehnender, höchst empfindlich ziehender Schmerz fast in allen Knochen, bald in diesem, bald in jenem, welcher im Liegen anfänglich auf einige Augenblicke nachliefs, dann aber desto heftiger zurückkehrte (n. 14 St.) (*Becher,* a. a. O.).

(525) Gicht (*Murray,* a. a. O.).

Rheumatische Schmerzen (*Greding,* — *Raulin,* a. a. O.).

Schmerzen in den Gliedern, vorzüglich den Gelenken **) (*Fischer,* a. a. O.).

Spannende Schmerzen (*B. M. Ettmüller,* Diss. de usu et abusu praecipit. Cap. 3. §. 5.).

Herumziehender Rheumatism, bald in diesem, bald in jenem Theile, ohne Geschwulst oder Fieber, mit Schmerzen im innern Körper abwechselnd ***) (*Sydenham,* Opusc. S. 351.)

(530) Ein Brennen, mit etwas Kriebeln und Jücken vermischt, an verschiedenen Theilen des Körpers, am Tage (*Grofs,* a. a. O.).

Schwindsucht (*Murray,* — *Bagliv,* a. a. O.).

Kachexien (*Murray,* — *Berger,* a. a. O.).

Schleichende Fieber (*Bagliv,* a. a. O. — *Stahl,* Obs.).

---

*) Der Hauptschmerz, den Chinarinde erregt, scheint zuckendes Reifsen zu seyn. Herrmann.

**) M. s. 298 — 302.

***) Bei langwierigem Gebrauche.

Chinarinde.

Beobachtungen Andrer.

Wassersucht (*Murray*, — *Bagliv*, — *Berger*, — *Richard*, — *Raulin*, — *Romberg*, — *Stahl*, — *Thompson*, a. a. O.).

(535) Hautwassersucht (*Stahl*, a. a. O.).
Geschwulst der Gliedmafsen *) (*Cartheuser*, a. a. O.).
Rothlaufartige Geschwulst des ganzen Körpers (*Formey*, a. a. O.).
Gilbliche Hautfarbe (*Fischer*, a. a. O.).
Gelbsucht (*Berger*, — *Stahl*, — *Thompson*, — *Richard*, a. a. O.).

(540) Mattigkeit (*J. A. P. Gesner*, a. a. O.).
Mattigkeit in den Gliedern (*Stahl*, Obs.).
Chronische Schwäche (*Thompson*, a. a. O.),
Sinken der Kräfte (*Romberg*, a. a. O.).
Gesunkene Kräfte (*Cleghorn*, Diseases of Minorca, S. 191, 213.).

(545) Mattigkeitsgefühl, besonders wenn er vom Sitze aufsteht; er möchte sich lieber wieder setzen und sinkt auch wohl, wenn er die Muskeln nicht anspannt, auf den Stuhl zurück, worauf ein wohlthuendes Gefühl von Ruhe folgt (n. 3, 4 St.) (*Baehr*, a. a. O.).
Beim Gehen ward es ihm schwer, und er fühlte sich bald ermattet, wie durch Schwerheitsgefühl und Lähmigkeit in den Schenkeln (*Stapf*, a. a. O.).
Schwergefühl des Körpers (*Raulin*, a. a. O.).
Schwere in allen Gliedern, besonders in den Oberschenkeln, als wenn Blei daran hinge **) (*Anton*, a. a. O.).
Trägheit (*Walther*, a. a. O.).

(550) Wenn er sich einige Minuten aufrecht erhalten wollte, erfolgte Steifigkeit, Erblassung und Unbesinnlichkeit (*Gesner*, a. a. O.).
Unbesinnlichkeit und Mattigkeit zugleich (*Chr. Fr. G. Lehmann*, a. a. O.).
Kleine Anfälle von Schlagflufs und Sinnlosigkeit (*Thompson*, a. a. O.).

*) [536.] [537.] s. 283. 297. [497.] [502.] [503.].
**) Vergl. mit 281. und [461.].

Chinarinde.

Beobachtungen Andrer.

Mattigkeit und Erschlaffung des ganzen Körpers (*Herrmann*, a. a. O.).
Starke Ohnmacht*) (*Baker*, in Medical transactions, Vol. III. Lond. 1785.).
(555) Ohnmachten (*Morton*, — *Murray*, — *Crüger Gesner*, a. a. O.).
Ohnmacht — Tod (*de Koker*, a. a. O.).**)
Asphyxie, Scheintod (*Crüger*, a. a. O.).
Mattigkeit und Erschlaffung des Körpers und Geistes (n. 1 St.) (*Herrmann*, a. a. O.).
Mattigkeit: er kann kaum den Kopf halten, und schläft ein (*Franz*, a. a. O.).
(560) Schlaffheit in allen Gliedern und Zittern in den Händen ***) (*Chr. Fr. G. Lehmann*, a. a. O.).
Abgespanntheit des ganzen Körpers, auch im Sitzen fühlbar, doch weit mehr im Gehen (*Anton*, a. a. O.).
Bald Schwäche, bald äufserstes Kraftgefühl in den Gelenken ****) (*Franz*, a. a. O.).
Es ist ihm ganz schwächlich und hinfällig im Freien und wie verschmachtet um den Magen und die Brust, ob er gleich überflüssige Kraft zum Gehen hat (*Franz*, a. a. O.).
Aufserordentliche Leichtigkeit aller Bewegungen, als wäre er körperlos †) (n. 2 bis 3 St.) (*Franz*, a. a. O.).
(565) Munterkeit, doch mit starren Augen, den ganzen Abend über ††) (*Harnisch*, a. a. O.).

---

*) Bei einem kräftigen Manne, dem man ein Quentchen bester rother Chinarinde auf einmal eingegeben hatte; der Anfall von Ohnmacht war so stark, dafs er sich nicht eher daraus erholte, als bis ihm ein Brechmittel gegeben ward
**) Auch *Sydenham* (Opera, Lips. 1695. S. 379.) nennt zwei von Chinarinde, wenige Stunden vor dem Fieberanfalle genommen, verstorbene Männer seiner Zeit.
***) s. 334.
****) Wechselwirkung bei einem Gesunden.
†) Wechselwirkung nach vorgängig von Chinarinde erregtem Schwachheitsgefühle.
††) Eine Art unnatürlicher Aufreizung, wie bei den sogenannten Stärkungscuren gewöhnlicher Aerzte, wenn sie den Kranken nicht von seiner Krankheit befreien können.

Beobachtungen Andrer.

Wohlbehagen, Abends (*Chr. Fr. G. Lehmann*, a. a. O.).

Mit Kühlungsempfindung verbundenes, fühlbares, doch unsichtbares Zittern in allen Gliedern (*Hornburg*, a. a. O.).

Zuckungen (*Gesner*, a. a. O.).

Schlaflosigkeit bis Mitternacht, mit drückendem Schmerze über den ganzen Kopf *) (*Becher*, a. a. O.).

(570) Vormitternachts, bis 2 Uhr, ungewöhnliche Munterkeit (*Chr. Fr. G. Lehmann*, a. a. O.).

Schläfrigkeit, und bald darauf wieder Munterkeit (*Hornburg*, a. a. O.).

Schläfrige Lässigkeit (*Stahl*, a. a. O.).

Schläfrigkeit, den ganzen Tag, mit Dehnen der Glieder und Gähnen (*Anton*, a. a. O.).

Er wacht des Morgens zwei Stunden früher auf, als gewöhnlich (*Baehr*, a. a. O.).

(575) Schlaf, nur von 3 bis 5 Uhr früh (*Chr. Fr. G. Lehmann*, a. a. O.).

Ganz tiefer Schlaf, wie der eines Betrunkenen, ohne ein einziges Mal aufzuwachen; er ist früh ganz wüste im Kopfe, als hätte er gar nicht ausgeschlafen, und bekommt Drücken in den Schläfen beim Kopfschütteln **) (*Franz*, a. a. O.).

Unruhe, Schlaflosigkeit (*Raulin*, a. a. O.).

Unruhiger Schlaf, mit Herumwerfen, ohne Erwachen (*Hartung*, a. a. O.).

Unruhiger Schlaf (*Cleghorn*, a. a. O.).

(580) Unruhiger Schlaf: er konnte nicht einschlafen; eingeschlafen, wachte er bald wieder auf, mit

---

und ihm doch Stärke, Kräfte und Munterkeit auf einige Stunden erheucheln wollen.

*) [569.] [570.] [575.] vergl. mit 343. 344. [559.] das drückende Kopfweh die Nacht scheint charakteristisch für die Chinarinde zu seyn, vergl. mit [576.] [583.] [595.]. Auch der Druck in der Nabelgegend, Abends im Bette [582.] ist damit verwandt.

**) Vergl. mit [595.].

Chinarinde.

Beobachtungen Andrer.

Schweifse in den Kopfhaaren und an der Stirne, bei Frösteln über den Rücken (*Wagner*, a. a. O.).

Unruhiger Schlaf, und nach dem Erwachen in der Nacht, gelinder Schweifs über und über (*Hornburg*, a. a. O.).

Abends, im Bette; ein zusammenkneipender Druck in der Nabelgegend (*Franz*, a. a. O.).

Die Nacht hindurch abwechselnd Kopfweh und aufschreckende Träume *) (*Chr. Fr. G. Lehmann*, a. a. O.).

Nachts unruhiger Schlaf, aus welchem er von Zeit zu Zeit aufschreckte, und dann jedesmal einige Augenblicke unbesinnlich blieb (*Meyer*, a. a. O.).

(585) Abends, beim Einschlafen, verworrene Traumbilder, worüber er wieder erwacht (n. 16 St.) (*Wislicenus*, a. a. O.).

Nachts, beim Erwachen aus schrecklichen Träumen, Aengstlichkeit (*Herrmann*, a. a. O.).

Nachts fürchterliche, schreckhafte Träume von Fallen von oben herab, mit Aufwachen voll Unruhe und Unbesinnlichkeit die ersten Augenblicke (*Walther*, a. a. O.).

Fürchterliche Unglücksträume, worüber er aufwacht, ohne jedoch zur Besinnung kommen zu können (*Grofs*, a. a. O.).

Aengstliche Träume die Nacht, worüber er halb unbesinnlich aufwachte und noch einige Zeit furchtsam blieb (*Walther*, a. a. O.).

(590) Ein durch verworrene und abgebrochene Träume gestörter Schlaf, mit mehrmaligem Erwachen; er wachte auf, kam aber nicht zur Besinnung (*Becher*, a. a. O.).

Verworrene, unsinnige Träume nach Mitternacht, mit halb unbesinnlichem Aufwachen vermischt (*Herrmann*, a. a. O.).

Verworrene, widersinnige Träume, wovon er oft aus dem Schlafe aufgeweckt wird (*Herrmann*, a. a. O.).

---

*) [583.] — [592.] [594.] s. Anm. zu 347.

Beobachtungen Andrer.

Wollüstige Träume, mit Pollutionen (*Hornburg*, a. a. O.).

Nachts unruhiger Schlaf, mit verdriefslichen Träumen und Herumwerfen, wobei er jedesmal aufwacht (*Franz*, a. a. O.).

(595) Nachts, im Schlafe, wirft er sich hin und her, deckt sich auf und hat allerlei verdriefsliche Träume von ehedem geschehenen Dingen; früh kann er sich gar nicht ermuntern vor Wüstheit und Eingenommenheit im Kopfe; er ist früh wie gerädert und durch den Schlaf gar nicht erquickt (*Franz*, a. a. O.).

Neigung zum Gähnen (*Wislicenus*, a. a. O.).

Gähnen und Renken der Glieder (n. ¼ St.) (*Hartmann*, a. a. O.).

Im Freien stärkerer Schauder, nebst Schüttelfrost mit Gänsehaut (*Walther*, a. a. O.).

Er bekommt Schauder und Frostüberlaufen in nicht kalter und freier Luft, welches in der Stube sogleich aufhört (*Franz*, a. a. O.).

(600) In der freien Luft, bei gelinder Kälte, Zittern der Glieder vor Frost und Schauderüberlaufen über die Oberschenkel (*Franz*, a. a. O.).

Ungeachtet der kalten Stube friert er doch nicht (n. 9 St.) (*Franz*, a. a. O.).

Kalte Hände und Frost äufserlich über den ganzen Körper, als wenn er mit kaltem Wasser übergossen würde, in der freien Luft, wo er bis zum Zähneklappern stieg; in der Stube verging er, aber die kalten Hände blieben (*Teuthorn*, a. a. O.).

Kälte der Hände und Füfse, selbst in der warmen Stube (*Franz*, a. a. O.).

Kälte der Hände (*Langhammer*, a. a. O.).

605) Kalte Füfse, Abends (n. 4 St.) (*Carl Michler*, in einem Aufsatze).

Eine kalte Empfindung des linken Unterschenkels, vom Knie bis zum Unterfufse (*Hornburg*, a. a. O.).

Schauder gleich über beiden Ellbogen und über den Knieen (*Franz*, a. a. O.).

Chinarinde.

Beobachtungen Andrer.

Eiskalte Füfse bei Wärme des übrigen Körpers (n. 1 St.) (*Hornburg*, a. a. O.).
Empfindung von Kälte an den Untergliedmafsen, während Gesicht und Brust noch warm sind (n. 1 St.) (*Herrmann*, a. a. O.).
(610) Die rechte Hand ist warm (beim Schreiben), die linke kalt *) (*Hornburg*, a. a. O.).
Die rechte Hand ist merklich kälter, als die linke (*Walther*, a. a. O.).
Früh kalte Hände und Füfse und Frostschauder über die Oberschenkel, der sich beim Gehen vermehrt (n. 28 St.) (*Franz*, a. a. O.).
Frösteln (n. ¼ St.) (*Anton*, a. a. O.).
Ein leises Frösteln über den ganzen Körper (*Hartung*, a. a. O.).
(615) Fliegender Frost, vorzüglich über den Rücken (sogleich) (*Wagner*, a. a. O.).
Ein leises Frösteln im Rücken (n. 3 St.) (*Stapf*, a. a. O.).
Frost des ganzen Körpers, mit sehr kalten Füfsen (n. 2 St.) (*Franz*, a. a. O.).
Frostschauder über den ganzen Körper, ohne Durst (*Langhammer*, a. a. O.).
Frost über den ganzen Körper, mit kalten Händen (n. ½ St.) (*Meyer*, a. a. O.).
(620) Frösteln im ganzen Körper, ohne äufsere Kälte (*Chr. Fr. G. Lehmann*, a. a. O.).
Frost im ganzen Körper, mehr innerlich (n. 3½ St.) (*Meyer*, a. a. O.).
Frösteln am Körper, als wenn ihn ein kühler Wind anwehete, vorzüglich beim Gehen, nur selten mit Schauder, welcher erst im Sitzen erfolgt, über Arme, Lenden und Schenkel (n. 8 St.) (*Franz*, a. a. O.).
Schauder über den ganzen Körper, mit Gänsehaut (n. 1 St.) (*Hartmann*, a. a. O.).
Schauder und Schüttelfrost über den ganzen Körper (*Walther*, a. a. O.).

*) [610.] [611.] Wechselwirkung mit 378.

Beobachtungen Andrer.

(625) Frostschauder innerlich und äufserlich im ganzen Körper, bisweilen mehr im Marke der Knochen der Füfse, welche kälter als die Hände sind (n. ½ St.) (*Grofs*, a. a. O.).

Innerliche Kälte, periodisch mit Schauder und Schüttelfrost über den ganzen Körper (sogleich) (*Walther*, a. a. O.).

Innerer Frost, ohne äufserlich fühlbare Kälte *) (n. 4 St.) (*Wislicenus*, a. a. O.).

Innerliches Gefühl von Kälte, am meisten in den Armen und Händen (*Becher*, a. a. O.).

Frost, ohne dafs der Körper kalt war, ohne Durst **) (Zwischenzeit zwischen Hitze und Frost, 1½ St.) (*Herrmann*, a. a. O.).

(630) Mit innerm Froste, äufserer Schüttelfrost und Schauder, wobei anfangs die linke Hand und der linke Fufs kälter sind, nachgehends beide Hände und Füfse gleich kalt werden, ohne Durst (n. ½ — 1 St.). (*Walther*, a. a. O.).

Schauder über den ganzen Körper, doch an den Gliedmafsen weniger heftig, ohne Durst; der Körper ist nicht kalt, nur die Hände (n. ½ St.) (*Herrmann*, a. a. O.).

Schauder über den ganzen Körper, ohne Durst (n. 2½ St.) (*Herrmann*, a. a. O.).

Schüttelfrost über den ganzen Körper, mit eiskalten Händen, ohne Durst (n. 1—3 St.) (*Hartmann*, a. a. O.).

Schüttelfrost und innere Kälte, mehre Stunden lang, ohne Durst (n. ⅙, 1 St.) (*Walther*, a. a. O.).

(635) Nach dem Froste Durst, ohne nachfolgende Hitze (*Teuthorn*, a. a. O.).

Den ganzen Tag, von Zeit zu Zeit, Fieberfrost am ganzen Körper, vorzüglich an der Stirne, welche kalt schwitzte; eine Viertelstunde nach

---

*) [627.] [629.] Wechselwirkung mit 375.

**) Am zweiten und dritten Tage nach dem Einnehmen wurden bei den Fieberanfällen die Zwischenzeiten zwischen Frost und Hitze immer gröfser. *Herrmann*.

Chinarinde.

Beobachtungen Andrer.

dem erste Froste, starker Durst (n. 1 St.) (*Becher*, a. a. O.).
Fieberfrost (n. ¼ St.), abwechselnd kommend und vergehend, zugleich Mattigkeit der Kniee und Schienbeine im Gehen und Stehen, beim Sitzen minder (*Becher*, a. a. O.).
Früh (um 5 Uhr) starkes, fieberhaftes Frösteln, mit Mattigkeit der Füfse (n. 12 St.) (*Claufs*, a. a. O.).
Beim Fieberfroste drückender Schmerz im Unterbauche (n. ¼ St.) (*Becher*, a. a. O.).

(640) Frösteln im ganzen Körper, ohne äufsere Kälte, dann dumpfer, schneidender Kopfschmerz bis in die Augenhöhle (*Chr. Fr. G. Lehmann*, a. a. O.).
Schauder und Schüttelfrost durch den ganzen Körper, mit kalten Händen und Beklommenheit des Geistes (n. 1 St.) (*Walther*, a. a. O.).
Früh und Vormittags Schauder, mit kalten Händen, Uebelkeitsgefühl und schnellem Pulse (*Franz*, a. a. O.).
Abends (um 5 Uhr) Kälte und Schauder beim Gehen im Freien, in der Stube sich verlierend (n. 10 St.); eine Stunde darauf grofse Hitze, besonders im Gesichte, die sich bei Bewegung und im Gehen vermehrt; eine Stunde nach dem Verschwinden der Hitze erfolgt Durst (*Franz*, a. a. O.).
Zwei Frostanfälle zu verschiedenen Zeiten vor der Fieberhitze (*Fischer*, a. a. O.).

(645) Hitze, abwechselnd mit Frost; etwa eine halbe bis ganze Stunde nach dem Froste tritt die Hitze ein; einiger Durst nach kaltem Wasser in der Hitze (*Herrmann*, a. a. O.).
Beim Gehen im Freien, Frösteln auf dem Rücken, dann Hitze im Rücken, mit ausbrechendem Schweifse, auf den gleich wieder Kälteempfindung und Frösteln folgt (*Wagner*, a. a. O.).
Schneller und harter Puls, mit fliegender Hitze und abwechselndem Froste im Rücken, der sich mit kaltem Schweifse bedeckte, so wie auch auf der Stirne (n. einig. Minuten), ohne Durst in Frost und Hitze, fünf Stunden lang (*Wagner*, a. a. O.).

Chinarinde.

Beobachtungen Andrer.

Den ganzen Nachmittag Frost, abwechselnd mit Hitze, zugleich Mattigkeit in den Untergliedmafsen; alles weit schlimmer beim Gehen in freier Luft (*Wagner*, a. a. O.).

Während der, den ganzen Tag über dauernden Hitzempfindung und Gesichtsröthe abwechselnd untermischte, fieberhafte Zufälle an Frost und Schweifs, bei wenigem Durste (*Anton*, a. a. O.).

(650) Ueber den ganzen Körper bald Wärme, bald Kälte (n. $\frac{1}{2}$—1 St.), abwechselnd den ganzen Vormittag (*Walther*, a. a. O.).

Abends kalte Hände, bei heifsen Backen (*Franz*, a. a. O.).

Wärme und Röthe im Gesichte, während der übrige Körper kalt war; dabei zuweilen ein unangenehmes Kältegefühl (Frost) auf der warmen Stirne (*Becher*, a. a. O.).

Sehr grofse innere Hitze im ganzen Gesichte, dem Rumpfe und den Oberschenkeln, mit kaltem Schweifse an der Stirne, kalten Backen und kalten Füfsen (n. 10½ St.) (*Hartmann*, a. a. O.).

Wärme im Gesichte bei Frostigkeit des übrigen Körpers, und kurz darauf Kälte der Stirne bei Wärmeempfindung des übrigen Körpers (*Hornburg*, a. a. O.).

(655) Sehr grofse Empfindung von Hitze über den ganzen Körper, mit rothen Wangen, Hitze an dem Rumpfe und den Armen, mäfsig warmen Ober- und Unterschenkeln und Füfsen, bei feuchter Stirne, ohne Durst (*Hartmann*, a. a. O.).

Hitzgefühl und Röthe der Backen, ohne äufserlich fühlbare Wärme daran, ohne Durst, bei kalten Füfsen (n. 9 St.) (*Franz*, a. a. O.).

Nach vorhergegangener, erhöheter Wärme in der nicht warmen Stube, beim Gehen im Freien, Kälteempfindung um die Fufsgelenke und Kälte des übrigen Körpers, Vormittags vor Tische (*Franz*, a. a. O.).

Er ifst zu Mittage mit Wohlgeschmack und starkem Appetite, und eine Stunde darnach erfolgt Kälte, ohne Durst, dann Hitzempfindung (*Franz*, a. a. O.).

Chinarinde.

Beobachtungen Andrer.

Hitze und Hitzempfindung am Körper; anfangs sind dabei die Gliedmafsen noch kalt, und er hat auch Empfindung von Kälte daran (n. ¼ St.), bei geringem Durste nach kaltem Wasser (*Herrmann*, a. a. O.).

(660) Trockne Hitze, den ganzen Tag (*Anton*, a. a. O.).

Unauslöschlicher Durst bei Frost und Hitze eines Wechselfiebers (*J. V. von Hildenbrand* in *Hufel.* Journal XIII. 1. S. 142.).

Gefühl von fliegender Hitze, mit Durst nach kaltem Getränke (*Grofs*, a. a. O.).

Sehr grofser Durst, eine Stunde lang (n. 9½ St.), und darauf eine brennende Hitze über den ganzen Körper, mit Klopfen in allen Adern, ohne Schweifs, und ohne Durst, bei heftig brennenden Ohren und Brennen in der Stirne, doch nur gewöhnlich warmen Wangen, Händen und Füfsen, Theile, die ihm gleichwohl alle drei zu heifs deuchten der innern Empfindung nach (n. 10½ St.) (*Hartmann*, a. a. O.).

Abends, eine Stunde nach der Hitze, trockner Gaumen und Durst (*Franz*, a. a. O.).

(665) Nach der Fieberhitze, während des Schweifses im Rücken und auf der Stirne, Durst (*Wagner*, a. a. O.).

Fieber, mit Appetitlosigkeit (*Fischer*, a. a. O.).

Abends, eine Stunde nach der Hitze, Durst und Hunger, dann folgte, als er gegessen hatte, Kälte und Knurren im Bauche (*Franz*, a. a. O.).

Hitze des Körpers und Röthe und Hitze des Gesichts, drei Stunden lang, mit starkem Hunger; die Lippen brennen, wenn man eine mit der andern berührt; auch in der Haut um die Lippen ist brennend stechender Schmerz (Nachmittags) (*Franz*, a. a. O.).

Hitze des ganzen Körpers (Nachmittags von 5 bis 7 Uhr), die sich beim Gehen im Freien noch vermehrt und Schweifs an der Stirne hervorbringt, mit vorhergehendem und Anfangs der Hitze noch fortwährendem, starkem Hunger, welcher nach

Beobachtungen Andrer.

dem Fieber wiederkehrt; es ist im Gehen am Unterleibe, als liefe heifses Wasser daran herunter (ein Ueberlaufen von Hitze am ganzen Unterleibe und die Oberschenkel herab), bei rothen Backen, ohne Durst (n. 12 St.) (*Franz*, a. a. O.).

(670) Wärme im Gesichte und Backenröthe, mit trocknen, klebrigen Lippen, ohne Durst, Nachmittags um 3 Uhr (*Franz*, a. a. O.).

Hitze am ganzen Körper, mit aufgeschwollenen Adern an Armen und Händen, ohne Schweifs und ohne Durst (n. 4½ St.) (*Hartmann*, a. a. O.).

Regellose, hitzige Fieber, mit unbändigem Schweifse (*Stahl*, a. a. O.).

Häufiger Schweifs (*Morton*, a. a. O.).

Schwächender Schweifs zu Ende der Fieberhitze (*Schlegel*, a. a. O.).

(675) Allgemeiner starker Schweifs (*Alpin*, a. a. O.).

Der ganze Körper ist sehr warm, vorzüglich das Gesicht und die Brust (n. ½ St.) (*Herrmann*, a. a. O.).

Hitze durch den ganzen Körper, innerlich und äufserlich, wie von Weintrinken, mit Röthe im Gesichte (*Walther*, a. a. O.).

Hitze über und über und feine Nadelstiche in der Haut des ganzen Körpers, vorzüglich am Halse, dabei heftiger Durst auf kaltes Wasser (n. 22 St.) (*Herrmann*, a. a. O.).

Ueber den ganzen Körper eine bald vorübergehende Hitzempfindung und Hitze, und an einigen Stellen der Haut feine, schwache Nadelstiche, mit Durst auf kaltes Wasser (n. 1 St.) (*Herrmann*, a. a. O.)

(680) Heftiger Durst nach kaltem Wasser, jedoch Frost und Hitze, vorzüglich früh, gleich nach dem Erwachen (*Herrmann*, a. a. O.).

Alle Morgen mehr Durst, als Nachmittags (*Herrmann*, a. a. O.).

Gegen Abend einige Hitze, ganz ohne Frost, mit schnellerem Pulse (n. 12 St.) (*Becher*, a. a. O.).

Chinarinde.

Beobachtungen Andrer.

Geschwinde, unregelmäfsige Pulsschläge (n. 6 St.) (*Becher*, a. a. O.).

Viel langsamerer, und schwächerer Puls (in der ersten St.) *) (*de Koker*, a. a. O.).

(685) Langsamer, matter Puls (n. $1\frac{1}{2}$ St.) (*Hartmann*, a. a. O.).

Langsamer, schwächerer Puls, der nach und nach immer rascher und stärker wird (n. $\frac{3}{4}$ St.) (*Hartmann*, a. a. O.).

(Zeitiger wiederkehrendes Fieber) **) (*Schlegel*, a. a. O.).

(Verminderung des Fieberfrostes und Verstärkung der Fieberhitze) (*Schlegel*, a. a. O.).

(Verstärkte Fieberhitze) ***) (*Fischer*, a. a. O).

(690) (Bei der Fieberhitze Irrereden) (*Schlegel*, a. a. O.).

(Irrereden) ****) (*Cleghorn*, a. a. O.).

(Delirien) †) (*Gesner*, a. a. O.).

Aengstlichkeit, Beängstigung (*Cleghorn*, — *Quarin*, *Roschin*, a. a. O.).

Erstaunliche Beängstigung (*Stahl*, Obs. a. a. O.).

(695) Grofse Angst — Tod ††) (*de Koker*, a. a. O.).

Niedergeschlagenheit (*Gesner*, a. a. O.).

Trübsinn, Hoffnungslosigkeit †††) (*Grofs*, a. a. O.).

Muthlosigkeit (*Anton*, a. a. O.).

Mangel der (gewöhnlichen) fröhlichen Laune; er ist lieber für sich allein (*Hartmann*, a. a. O.).

(700) Was ihm sonst in hellem, freundlichem Lichte erschien, zeigt sich ihm jetzt glanzlos, unwürdig und schaal (*Stapf*, a. a. O.).

*) Von der Gabe eines Lothes.

**) Beim Gebrauche in Wechselfiebern.

***) Beim Gebrauche in Wechselfiebern.

****) Beim Gebrauche in Wechselfiebern.

†) Beim Gebrauche in Wechselfiebern.

††) Von Chinarinde im Froste eines Wechselfiebers eingenommen.

†††) [697.] [698.] s, 405.

Beobachtungen Andrer.

Mürrisch, zum Zanken aufgelegt *) (*Teuthorn*, a. a. O.).

Er ist so innerlich ärgerlich (*Anton*, a. a. O.).

Unzufriedenen und empfindlichen Gemüths, zum Zanken aufgelegt (*Walther*, a. a. O.).

Unaufgelegtheit zum Denken; abwechselndes Heiter- und Düsterseyn, drei Stunden lang (n. 2 St.) (*Walther*, a. a. O.).

(705) Unlust zu geistigen und ernsthaften Beschäftigungen (*Becher*, a. a. O.).

Ernsthafte Gemüthsstimmung (*Hartung*, a. a. O.).

Gleichgültigkeit gegen alle Eindrücke von aufsen und Unlust zu sprechen **) (*Becher*, a. a. O.).

Gemüthsruhe ***) (*Langhammer*, a. a. O.).

Stille Verdriefslichkeit, und nicht aufgelegt zu sprechen ****) (am ersten Tage) (*Herrmann*, a. a. O.).

(710) Verdriefslich, maulfaul, in sich gekehrt (*Stapf*, a. a. O.).

Unlust zu geistigen Arbeiten und Schläfrigkeit (*Herrmann*, a. a. O.).

Abneigung vor körperlichen und geistigen Anstrengungen (*Anton*, a. a. O.).

Er entwirft eine Menge grofser Pläne für die Zukunft †) (*Hartmann*, a. a. O.).

Er entwirft viele Pläne, und denkt über ihre Ausführung nach; es drängen sich ihm viele Ideen auf einmal auf (*Herrmann*, a. a. O.).

(715) Er hat viele Ideen, nimmt sich allerlei vor, auszuführen, baut Luftschlösser (n. einigen St.) (*Walther*, a. a. O.).

Er hat eine Menge Pläne im Kopfe, die er gern ausführen möchte, Abends (*Grofs*, a. a. O.).

---

*) [701] [703.] s. 417. 418. 420..
**) s. 415.
***) Heilwirkung, wie es scheint.
****) [709.] [710.] s. 410. — 412.
†) [713.] — [716.] s. 6. 7.

Schwarz-Christwurzel.

(Der mit Weingeist zu gleichen Theilen gemischte Saft der frischen und die geistige Tinctur der trocknen Wurzel des *Helleborus niger.*)

Der Symptome, die ich und einige meiner Schüler von dieser Wurzel beobachtet haben, sind nur wenige; indefs ist mit ihrer Erforschung doch ein Anfang hiezu gemacht; man wird an ihnen merken, dafs sie in einer besondern Art Fieber, einigen Geschwulstkrankheiten und Gemüthsleiden heilsam sich erweisen mufs. Wenn die krankhaften Zufälle, die sie erregen kann, noch vollständiger ausgeforscht seyn werden, dann wird man sehen, welches die Krankheiten waren, mit deren Heilung die Griechen an ihren Curorten so viel Aufsehen erregten; denn die Pflanze, welche sie dazu gebrauchten, war eine, unserer Schwarz-Christwurzel sehr nahe kommende Species mit blafsrothen Blumenblättern. Sie wirkt in grofsen Gaben etliche Wochen lang.

Die Hemmung allzuheftiger Primärwirkungen derselben scheinet am öftersten dem Kampher zu gelingen, die übeln Nachwirkungen aber weichen der Chinarinde am besten.

Ich habe die Wurzel selbst gesammelt, die ich zu meinen Versuchen nahm und bin daher von ihrer Aechtheit überzeugt.

Schwarz - Christwurzel.

Eingenommenheit, die den Kopf dumm macht, ein dumpfer Schmerz alle Nachmittage von 4 bis 8 Uhr.
Kopfweh, wie Zerschlagenheit, im Hinterhaupte, vorzüglich beim Bücken (n. 48 St.)
Einseitiges Kopfweh, ein Reifsen, mit Froste.
Kopfweh, vom Nacken aus nach dem Wirbel auf dem Haupte zu.
5 Durchdringender Kopfschmerz, welcher beim Aufrechtsitzen zu einem Brennen im Gehirne wird.
Er weifs nicht, wie er den Kopf, wegen des heftigen Schmerzes darin, halten soll; er legt ihn alle Augenblicke auf eine andere Stelle; am erträglichsten ist es, wenn er sich zwingt, ruhig zu liegen, und mit verschlossenen Augen halbschlummernd seinen Schmerz vergifst.
Dummheit und Hitze im Kopfe; es brennt darin.
Dumm *) und schwer im Kopfe.

---

*) Aus verschiedenen Beobachtungen schliefse ich, dafs Stupor, Abstumpfung des innern Gefühls (*sensorium commune*) — wo man bei gutem Gesichte nur unvollkommen sieht und das Gesehene nicht achtet, bei guten Gehörwerkzeugen nichts deutlich hört oder vernimmt, bei richtigem Geschmackswerkzeuge an nichts Geschmack findet, immer oder oft gedankenlos ist, sich des Vergangenen oder kurz vorher Begegneten wenig oder nicht erinnert, an nichts Freude hat, nur leicht schlummert, ohne fest und erquickend zu schlafen, arbeiten will, ohne Aufmerksamkeit oder Kräfte dazu zu haben — **eine erste Hauptwirkung der Schwarz-Christwurzel sey**.

Schwerheit und Hitze innerlich im Kopfe, bei kalten Fingern und Frostgefühle am ganzen Körper, welches sich mindert, wenn die Hände verhüllt und warm gehalten werden (n. 1 St.).

10 Sehr schmerzhafte Schwere im Kopfe, mit Spannen und Drücken, wie von aufsen nach innen, in den Schläfen, besonders aber in der Stirne; zugleich mit jedem Pulse ein pressendes Ziehen, als wenn das Blut sich gewaltsam durch den Kopf drängte (den ganzen Tag, vorzüglich im Fieber), in freier Luft gemindert.

Drückender Schmerz in der Nasenwurzel.

Kleine Geschwülste in der Stirnhaut, welche wie zerschlagen oder wie von einem Stofse schmerzen.

Gilbliche Gesichtsfarbe.

Gesichtsblässe während der Kopfhitze.

15 Fippern der Augenlider.

(Geschwollene, rothe Augenlider.)

Das Tageslicht ist ihm empfindlich; er mag auch die Gegenstände um sich her nicht sehen und liegt mit geschlossenen Augen (beim Fieber).

Erweiterte Pupillen.

In den Augen Gefühl, als würden sie durch etwas Schweres von obenher zugedrückt; er mufs sich anstrengen, um sie weit zu öffnen (in freier Luft) (n. 7, 8 St.).

20 Drücken in der Vertiefung, hinter dem Ohrläppchen.

Rheumatische Steifigkeit des Nackens.

Schmerz der Halsdrüsen.

(Schwärung des Lippenwinkels, mit Jücken.)

Bläschen auf der Zunge.

25 Böser Hals: beim Schlingen ein Drücken und wie wund im Halse.

Speichelflufs.

Zusammenflufs wässerigen Speichels; er mufs oft ausspucken.

Bitterlich im Halse, aber noch bitterer, wenn er etwas geniefst.

Er hat Appetit, aber wenn er ifst, so schmeckt es

ihm nicht und er bekommt Uebelkeit auf Augenblicke, die gleich nach dem Essen aufhört.

30 Ekel vor grünem Zugemüse und Sauerkraut, bei gutem Brod- und Fleisch-Appetite (über eine Woche lang).

Widerwille gegen Speise.

Ekel vor Fleischfette (über eine Woche lang), während Brod und mageres Fleisch gut schmeckt.

Durstlosigkeit den ganzen Tag.

Brecherlichkeit (n. 40 St.).

35 Brechübelkeit, von der Herzgrube aus herandringend.

Leeres Aufstofsen und Brecherlichkeit, und er kann sich dennoch nicht übergeben.

Starker Zerschlagenheitsschmerz neben und unter der Herzgrube, in der Gegend des Pförtners, wo er im Gehen jeden Tritt schmerzhaft fühlt; der Schmerz erhöhet sich beim Lautreden und beim Befühlen der Stelle.

Gefühl, als würde die Herzgrube eingezogen.

Auftreibung der Herzgrube und der Oberbauchgegend, welche den Athem beengt, und wie von einem innern Geschwüre schmerzt.

40 Bei jedem Tritte giebt es ihm einen schmerzhaften Eindruck auf die Herzgrube.

Knurren im Unterleibe.

Ungeheures Kollern im Unterleibe und Poltern (sogleich).

Bauchweh.

Im Unterleibe ein Paar Stiche, und ein reifsender Schmerz quer über (n. ¼ St.).

45 Kälteempfindung im Unterleibe.

Ueberhingehende Auftreibung des Unterleibes, Abends (n. 5 Tagen).

Täglich drei, vier Mal geht statt des Stuhls weifse Gallerte, wie Froschleich, ab, mit vielem Pressen.

Durchfall.

Verhaltener Stuhl den ersten Tag, den andern Tag früh gewöhnlicher, und Nachmittags Durchfallstuhl.

50 Stühle lautern, zähen, weifsen Schleims.
Oefteres Uriniren.
Harndrängen (micturitio).
Eintritt des monatlichen Blutflusses (n. 8 St.).

* * *

Schnelles Athmen.
55 Hüsteln.
Zusammenziehender Schmerz im Kreuze.
Jückendes Fressen an beiden Armen, und nach dem Kratzen, Beifsen, wie von Salzwasser, nach dem Schlafengehen, Abends und früh.
Gilbliche, rundliche Schwinden an beiden Armen, aus denen beim Kratzen Wasser aussieperte.
Müdigkeit der Oberschenkel.
60 Füfse schwer und matt.
Steifigkeit in den Kniekehlen.
Unfestigkeit der Glieder, Schwäche der Füfse, Schwanken der Kniee; er kann nur langsam gehen.
Plötzliche Erschlaffung aller Muskeln; kalt am Körper und mit kaltem Stirn-Schweifse fällt er jähling zur Erde und stammelt, hat aber Bewufstseyn; der Puls ist sehr langsam und die Pupillen sind ganz verengert (n. 1 St.).
In freier Luft fühlt er sich wohler, die Brechübelkeit verliert sich und der Kopfschmerz wird bedeutend gelindert.
65 In der freien Luft ist es ihm, als wäre er lange krank gewesen, alle Gegenstände kommen ihm wie verändert und neu vor.
Plötzliche wässerige Hautanschwellung.*)

---

*) Dieses Sympton, mit denen [104.] [105.] [106.] vereinigt, scheint für einige Geschwulstkrankheiten viel zu versprechen. Diejenigen werden mit Gewifsheit schnell und dauerhaft von der Schwarz-Christwurzel geheilt, deren übrige Symptome mit denen homöopathisch, das ist, in Aehnlichkeit übereinstimmen, welche diese kräftige Pflan-

Schwarz-Christwurzel.

(Empfindung in den geschwollenen Theilen, als wenn sie auseinandergetrieben und zu schwer wären.)
Stechend bohrende Schmerzen in den Knochenbedeckungen.
Stechend bohrende Schmerzen in verschiedenen Theilen des Körpers, welche sich von kühler Luft, von Körperanstrengung und nach Essen und Trinken verschlimmern.

70 Er schlummert mit halberöffneten Augen, die Pupillen aufwärts gekehrt (sogleich).
Langsamer Puls (n. 1 und 16 St.).
Sehr kleiner Puls.
Kälte des Körpers, vorzüglich früh.
Fieber: bei gewaltiger innerer Kopfhitze, Kälte der Hände und Füfse, dann gelinder Schweifs am ganzen Körper, eine Stunde lang (n. 4 St.).

75 Mehrtägiges Fieber: aufser dem Bette beständiger, durstloser Frost über den Körper (beim Sitzen, Stehen und Gehen) bei kalten Händen, mit innerer brennender Hitze und Dummheit im Kopfe und mit starker Schläfrigkeit, Schwerheit und Mattigkeit der Füfse und Steifigkeit in den Kniekehlen, nach dem Niederliegen im Bette sogleich Hitze und Schweifs über und über, ebenfalls ohne Durst.
Fieber: bei beständigem Froste über den Körper, ohne Durst, Hitze im Kopfe und Kopfweh, wie Zerschlagenheitsschmerz, im Hinterhaupte.
Er möchte sich vor Schauder in's Bett legen, und sieht gelblich im Gesichte aus.
Der Schauder fängt von den Armen an:

---

ze eigenthümlich selbst in gesunden Menschen erregen kann. Hierauf gründet sich auch der zuweilen hülfreiche Erfolg der Bacher'schen Pillen, die ein blofs ungefährer Fund der Hausmittelpraxis gewesen zu seyn scheinen, denn von einer homöopathischen Angemessenheit der Christwurzel in gewissen Geschwulstkrankheiten konnte die Arzneikunst bisher nichts wissen, da ihr die eigenthümlichen Krankheitswirkungen dieser Pflanze unbekannt waren, sie auch keine Ahnung hatte, was aus ihnen Heilbringendes zu folgern sey.

Nach fünftägigem durstlosem Frostschauder Durst.
80 Abends, beim Niederlegen, jedesmal Frostigkeit, und alle Morgen Schweifs (n. 10 Tagen).
Gelinder Schweifs an den Unterfüfsen gegen Morgen (in der ersten Nacht).
Hitze und Schweifs (n. 36 St.).
Oeftere, abwechselnde Anfälle von allgemeiner trockner Hitze, dann Schauder und Kälte, worauf heimliches Leibweh folgt.
Nach dem Fieber Gefühl, als wenn er lange krank gelegen hätte.
85 Aeufserste Aengstlichkeit.
Zerstreutheit des Geistes beim Studiren; er konnte die Gedanken nicht festhalten.
(Unentschlossenheit.)
Er verzweifelt an seinem Leben.
Er stöhnt und krunkt.
90 Heimweh.
Beim Anblick eines Fröhlichen wird er wehmüthig und fühlt sich dann erst recht unglücklich.
(Er kleidet sich unschicklich.)

Beobachtungen Andrer.

Taumlich im Kopfe (*Alberti*, Juris. med. Tom. VI. S. 719.).
Betäubung des Kopfs (sogleich) (*Theodor Moſsdorf*, in einem Aufsatze).
Schwindliche Betäubung des Kopfs, in jeder Lage (*Moſsdorf*, a. a. O.).
Beim Niederbeugen und Wiederaufrichten des Kopfes Schwindel, der gleich nach dem Aufrichten wieder vorüber war (n. 10½ St.) (*Moſsdorf*, a. a. O.).

(5) Betäubender Kopfschmerz, wie von Trunkenheit, den ganzen Nachmittag (n. 7 St.) (*Langhammer*, in einem Aufsatze).
Betäubung des ganzen Kopfs beim Fliefsschnupfen (n. 5½ St.) (*Langhammer*, a. a. O.).
Unfähigkeit zum Nachdenken (n. 10 St.) (*Moſsdorf*, a. a. O.).
Schwere des Gehirns und Empfindung, als würde es von einer straffen Haut umspannt, mit Unfähigkeit zum Denken und zum Behalten im Gedächtnisse (*Moſsdorf*, a. a. O.).
Gedächtnifsschwäche: er konnte sich nur mit Anstrengung und nach einiger Zwischenzeit auf das besinnen, was er hatte sagen wollen und warum er gefragt ward (n. ⅛ St.) (*Moſsdorf*, a. a. O.).

(10) Gedächtnifsschwäche: er behielt das Gelesene keinen Augenblick (*Ernst Kummer*, in einem Aufsatze).
Dummheit des Kopfs, wie benebelt, am meisten in der Stirne (n. ¾ St.) (*Langhammer*, a. a. O).
Zerschlagenheitsschmerz, wie mit Dummheit verbunden, bald in diesem, bald in jenem Theile des Gehirns, am schlimmsten beim Bücken (*Chr. G. Hornburg*, in einem Aufsatze).
Wüstheit des Kopfs, wie Zerschlagenheit, beim Fliefsschnupfen (n. 5 St.) (*Langhammer*, a. a. O.).
Kopf schmerzt wie zerschlagen (*Hornburg*, a. a. O.).

Schwarz-Christwurzel.

Beobachtungen Andrer.

(15) Beschwerliches Kopfweh (*Schulze*, Materia medica, S. 152.).

Von innen herausdrückender Kopfschmerz in der rechten Stirnseite (*W. E. Wislicenus*, in einem Aufsatze).

Schmerz im Kopfe, als ob das ganze Gehirn nach innen gedrückt würde, bei jedem Schritte im Freien (n. 1 St.) (*Franz Hartmann*, in einem Aufsatze).

Druck im Wirbel des Kopfs, wie mit einer Spitze (*Hornburg*, a. a. O.).

Heftig drückender Kopfschmerz, mit grofser Schwere, vorzüglich im Hinterhaupte, beim Erwachen (n. 41 St.) (*Mofsdorf*, a. a. O.).

(20) Ununterbrochen drückender Schmerz im Hinterhaupte, gegen den Nacken zu (*Ferdinand Rückert*, in einem Aufsatze).

Drückender Kopfschmerz im rechten Stirnhügel, vermehrt beim Gehen im Freien (*Kummer*, a. a. O.).

Nach angestrengter Aufmerksamkeit drückender Kopfschmerz in der rechten Schläfe, beim Gehen verschlimmert (n. 8 St.) (*Kummer*, a. a. O.).

In beiden Schläfen ein zusammendrückender Schmerz (*Ernst Stapf*, in einem Briefe).

Drücken im Gehirne, gleich als würde es von beiden Seiten nach der Mitte und nach oben zusammengeprefst (n. 9 St.) (*Mofsdorf*, a. a. O.).

(25) Ein drückender Schmerz in der Stirne, wie Wüstheit (n. 11 St.) (*Langhammer*, a. a. O.).

Ein drückend betäubendes, schwindelartiges Ziehen, bald in der einen, bald in der andern Gehirnhälfte, auch wohl im ganzen Gehirn (*Stapf*, a. a. O.).

Ziehendes Drücken in der linken Hirnhälfte von hinten bis zur Stirne, als häufte sich die Hirnmasse hier an (sogleich) (*Mofsdorf*, a. a. O.).

Ziehendes Kopfweh im Oberhaupte, früh im Bette (n. 24 St.) (*Wislicenus*, a. a. O.).

Stumpfes Ziehen in der Stirne, so dafs sich die Stirnhaut runzelte (*Hornburg*, a. a. O.).

Schwarz-Christwurzel. 213

Beobachtungen Andrer.

(30) Pulsweises, jedesmal sich in einen Stich endigendes Klopfen in der linken Schläfe (n. ¾ St.) (*Kummer*, a. a. O.).

Stiche, wie aus dem Gehirn aufsteigend, in der Gegend der Kranznath, rechts (*Kummer*, a. a. O.).

Quer über die Stirne gehende, bohrende Stiche (n. 14 St.) (*Langhammer*, a. a. O.).

Früh mehre scharfe Stiche äufserlich an der rechten, dann an der linken Seite der Stirne (n. 3, 4 St.) (*Langhammer*, a. a. O.).

Zerschlagenheits-Schmerz des äufsern Ober- und Hinterhauptes, vorzüglich beim Fieberfroste; bei jeder Bewegung, besonders deim Bücken und Treppensteigen geht der Schmerz in ein heftiges Zucken in den äufsern Kopfbedeckungen über, das durch äufseres Aufdrücken gemindert wird (n. 48 St.) (*Wislicenus*, a. a. O.).

(35) Empfindungen, als würden die Bedeckungen des Hinterhauptes straff herabgezogen (n. 41 St.) (*Mofsdorf*, a. a. O.).

Die Stirnmuskeln ziehen sich in Falten (*Hornburg*, a. a. O.).

Pulsschläge auf der Stirne und den Schläfen, bei Hitze des Gesichts (n. 6 St.) (*Mofsdorf*, a. a. O.).

Ein Blüthchen auf der Stirne, linker Seite, das bei starkem Berühren wie zerschlagen schmerzt (*Mofsdorf*, a. a. O.).

Ein bei Berührung stichelndes Spannen auf dem linken Augenbraubogen, als wollte ein Blüthchen entstehen (n. 46 St.) (*Mofsdorf*, a. a. O.).

(40) Fippern in den Augenbraumuskeln und den Wangen, bei Hitze des Gesichts (*Mofsdorf*, a. a. O.).

Hin- und herziehender Schmerz im Augenbraubogen, mit krampfhafter Zusammenziehung des Augenbraumuskels (n. 10. St.) *Mofsdorf*, a. a. O.).

Erweiterte Pupillen (die ersten St.) (*Stapf*, a. a. O.).

Drücken in den Augenhöhlen, als sollten die Augen herausfallen (*Rückert*, a. a. O.).

Schmerzhaftes Drücken im rechten innern Augen-

Beobachtungen Andrer.

winkel, das sich bei Schliefsung der Augen noch erhöht (n. 9 St.) (*Langhammer*, a. a. O.).

(45) Jücken im Augenwinkel (n. ¼ St.) (*Langhammer*, a. a. O.).

Brennendes Beifsen in den Augen, vorzüglich den innern Winkeln (*Wislicenus*, a. a. O.).

Sticheln in den Augen, als sollten sie thränen (sogleich) (*Mofsdorf*, a. a. O.).

Früh, nach dem Erwachen, beim Zudrücken der Augen, heftiges Sticheln auf dem Augapfel und dessen Bedeckungen, wie mit feinen Spitzen (n. 9 St.) (*Mofsdorf*, a. a. O.).

Sticheln auf dem Augapfel von oben her (*Mofsdorf*, a. a. O.).

(50) Früh, nach dem Erwachen, Wundheit der Augenwinkel des linken Auges, mit einiger Nässe darin (*Stapf*, a. a. O.).

Früh sind die innern Augenwinkel voll trockner Augenbutter (n. 9 St.) (*Mofsdorf*, a. a. O.).

Ziehender Schmerz oben von der Schläfe nach dem Ohre (sogleich) (*Mofsdorf*, a. a. O.).

In beiden Ohren ein Ziehen, als wollte das innere Ohr zerplatzen, eine Art Ohrenzwang (*Stapf*, a. a. O.).

Neben den stechend reifsenden Zahnschmerzen, im rechten Ohre ein wühlend bohrendes Stechen, die Nacht hindurch; früh und den ganzen Tag blieb nur der Ohrschmerz zurück (*Kummer*, a. a. O.).

(55) Nahe am Ohre, hinter dem aufsteigenden Aste des Unterkiefers, eine Reihe Nadelstiche (n. 30 St.) (*Kummer*, a. a. O.).

Zusammenschnürung der Nase, als ob Erstickung erfolgen sollte (*Schulze*, a. a. O.).

In dem linken Nasenflügel ein jückendes Brennen (*Hornburg*, a. a. O.).

Beifsendes Jücken unter der Nase herum und auf der Oberlippe, wie bei eintretendem Schnupfen (*Mofsdorf*, a. a. O.).

Früh, nach dem Erwachen, eine blasenähnliche

Schwarz-Christwurzel. 215

Beobachtungen Andrer.

Blüthe am rothen Theile der Mitte der Oberlippe (*Hornburg*, a. a. O.).

(60) Abends nach dem Niederlegen, im Bette, stechend reifsender Zahnschmerz in den rechten untern und obern Backzähnen, welche weder Wärme, noch Kälte vertragen und die ganze Nacht plagen, so dafs er nur wenig schlief; darauf sind die untern Backzähne länger; am Tage wenig (*Kummer*, a. a. O.).

Beim Zusammenbeifsen ein Reifsen in den beiden einander gegenüberstehenden dritten Backzähnen, nach der Wurzel zu (sogleich) (*Mofsdorf*, a. a.O.).

Gefühllose Erstarrung der Zunge (*Grew*, Anatomy of plants, S. 280.).

Ganz trockne, weifse Zunge, früh beim Aufstehen aus dem Bette (n. 24 St.) (*Kummer*, a. a. O.).

An der Zungenspitze ein bei Berührung stechend schmerzendes Blüthchen (*Kummer*, a. a. O.).

(65) Geschwulst der Zunge (*Bacher*, in Samml. f. pr. Aerzte. B. I. S. 3.).

Ein kratziges Wesen hinten am Gaumen (*Stapf*, a. a. O.).

Lästige Trockenheit am Gaumen und schneidender und scharriger Schmerz am Gaumen beim Bewegen der Mundtheile zum Schlingen (viele Tage anhaltend) (*Wislicenus*, a. a. O.).

Trockner, schleimiger Geschmack, mit heftigem Durste, zwei Stunden lang (*Mofsdorf*, a. a. O.).

Viel wässeriger Speichel im Munde (*Stapf*, a. a.O.).

(70) Immerwährendes Zusammenlaufen des Speichels im Munde, welchen er ausspeien mufs (n. 1¼ St.) (*Hartmann*, a. a. O.).

Häufiges, geschmackloses, trocknes Aufstofsen (die ersten St.), dann ganz unterdrücktes Aufstofsen (*Stapf*, a. a. O.).

Leeres Aufstofsen, ohne allen Geschmack (n. ½ St.) (*Kummer*, a. a. O.).

Schlucksen (*Büchner* — *Stegmann*, Diss. de salut. et nox. Elleb. nigri usu, Halae 1751. S. 22.).

Schlucksen (n. 2 St.) (*Langhammer*, a. a. O.).

Beobachtungen Andrer.

(75) Grofse Efslust: er hat immer Hunger und alles schmeckt gut (*Kummer*, a. a. O.).

Kurz nach dem Mittagsessen Abgang starker, stinkender Blähungen (n. 1¼ St.) (*Kummer*, a. a. O.).

Uebelkeitsgefühl im Magen; es ist ihm öfters, als hungerte ihn, aber die Speisen widerstehen ihm, ob er gleich keinen unrechten Geschmack weder im Munde, noch an den Speisen hat (n. 24 St.) (*Wislicenus*, a. a. O.).

Anhaltende Brecherlichkeit *) (*Gesner*, Entdeckungen I. S. 167.).

Erbrechen (*John Cook*, in Oxford. Magazine, for March, 1769.).

(80) Erbrechen eines grünschwärzlichen Stoffs, mit Leibweh; Zufälle, welche nach einem dreistündigen Nachlafs wieder anfingen, eine Stunde dauerten, worauf eine zweistündige anscheinende Ruhe, dann ein heftiger Laut und so der Tod erfolgte (n. 38 St.); die Gliedmafsen waren dann schlaff und welk, das Blut in den Adern flüssig, an der linken Seite des Schlundes und Magens, so wie in den dünnen Därmen, eine mäfsige Entzündung; das Gehirn sehr weich und welk (*Morgagni*, de sed. et caus. morb. LIX. 15, 16.).

Ungeheurer Schmerz in der Herzgrube (*Gesner*, a. a. O.).

Herzdrücken (*Cook*, a. a. O.).

Kratzig rauhe Empfindung im Magen (wie vom Reiben mit etwas Schafwollenem) (*Hornburg*, a. a. O.).

Ein empfindliches Brennen im Magen, welches durch den Schlund heraufsteigt (*Tournefort*, Voyage dans le Levant. T. II. S 189.).

(85) Im Magen Kneipen (n. 2½ St.) (*Hornburg*, a. a. O.).

Leibweh (*Büchner — Stegmann*, a. a. O. — *Gesner*, a. a. O.).

---

*) Von Stink-Christwurzel.

Beobachtungen Andrer.

Schwere im Unterleibe (n. 2 St.) (*Hornburg*, a. a. O.).
Ein in der Lebergegend beginnendes und immer tiefer nach unten und vorne sich windendes Kneipen (n. 2½ St.) (*Hartmann*, a. a. O.).
(Nach dem Essen) starkes, ruhrartiges Kneipen querüber im Unterleibe (*Hornburg*, a. a. O.).

(90) Bauchkneipen (beim Treppensteigen) (n. 32 St.) (*Langhammer*, a. a. O.).
Scharfes Drücken quer über den Bauch, unterhalb des Nabels, von aufsen nach innen, vorzüglich stark im Sitzen (n. 24 St.) (*Wislicenus*, a. a. O.).
Hörbares, schmerzloses Knurren unter der Nabelgend (n. 1 St.) (*Kummer*, a. a. O.).
Bewegung im Unterleibe, wie wenn Blasen aufstiegen und zerplatzten, worauf übelriechende Blähungen abgingen (n. 8 St.) (*Kummer*, a. a. O.).
Im Leibe herumgehende Blähungen (*Hornburg*, a. a. O. — *Stapf*, a. a. O.).

(95) Früh, nach, wie gewöhnlich, genossener Milch, Abgang übelriechender Blähungen (n. ¼ St.) (*Kummer*, a. a. O.).
Purgiren unter Uebelkeit und Bauchweh (*Tournefort*, a. a. O.).
Durchfall, und vor jedem Stuhle Leibweh, welches nach jedem Stuhlgange wieder nachliefs (*Rückert*, a. a. O.).
Durchfall (*Morgagni*, a. a. O.).
Harter, weniger Stuhlgang, während dessen und gleich nachher heftiges, schneidendes Stechen im Mastdarme, von unten hinauf, gleich als zöge er sich eng zusammen und als stäcke ein Körper mit schneidenden Rändern dazwischen (n. 12 St.) (*Mofsdorf*, a. a. O.).

(100) Reiz zu Hämorrhoiden (*Schulze*, a. a. O.).
Nach einer Ausleerung ein minutenlanger, brennend beifsender Schmerz im After (*Stapf*, a. a. O.).
In der rechten Schoofsgegend einzelne, in Stich übergehende Drucke, eine Empfindung, als wollte ein Bruch entstehen (*Kummer*, a. a. O.).

Beobachtungen Andrer.

Starkes, hartes Drücken auf die Mitte des Schaambeins (n. ¼ St.) (*Hornburg*, a. a. O.).
Abgang häufigen Urins, ohne sonderliches Drängen (n. 24, 26 St.) (*Langhammer*, a. a. O.).
(105) Oefteres Drängen, Harn zu lassen, und wenig Urinabgang (n. ¾, n. 2½, 3 u. n. 5½ St.) (*Langhammer*, a. a. O.).
Viel Abgang wässerigen Harns (*Stapf*, a. a. O.).
Mehre jückende, feine Stiche an der Spitze der Eichel (n. ½ St.) (*Langhammer*, a. a. O.).
Scheint den Begattungstrieb gewaltig zu unterdrücken (*Stapf*, a. a. O.).

* * *

Niefsen (*Van Hilden*, Opera med. chir. Cent. 4. obs. 12.).
(110) Früh, nüchtern, Niefsen (n. 26 St.) (*Langhammer*, a. a. O.).
Krampfhafter Kitzelreiz in der Nase, wie zum Niefsen (welches doch nicht erfolgte), mit Gähnen (n. 1 St) (*Kummer*, a. a. O.).
Niefsen, gleich nach dem Aufstehen, früh aus dem Bette, wobei die Oberlippe in der Mitte aufsprang (*Kummer*, a. a. O.)
Ein plötzlich entstehendes, anhaltendes Hüsteln (beim gewohnten Tabakrauchen, im Sitzen) (n. 15 St.) (*Langhammer*, a. a. O.).
Schweräthmigkeit: er mufste langsam und zum Theil tief Athem holen (n. ¼ St.) (*Mofsdorf*, a.a.O.).
(115) Zusammenschnürung der Kehle (*Büchner*, a. a. O.).
Brust ganz zusammengezogen, dafs er nach Luft mit aufgesperrtem Munde schnappte, aber nicht athmen konnte (*Alberti*, Jurisp. med. Tom. VI. S. 719.).
Scharfes Schneiden an den untersten wahren Ribben über die Brust weg, von innen heraus, durch Einathmen verstärkt (*Wislicenus*, a. a. O.).
Erhöhete Wärme in dem untern Theile der Brusthöhle (*Hornburg*, a. a. O.).

Schwarz-Christwurzel.

Beobachtungen Andrer.

Kratzig rauhe Empfindung im obern Theile des Brustbeins (*Hornburg,* a. a. O.).

(120) Bei Bewegung des Halses sind einige Muskeln desselben steif und schmerzhaft (*Stapf,* a. a. O.).
Steifigkeit der Nackenmuskeln bis zum Hinterhaupte heran, selbst in der Ruhe, doch bei Bewegung des Kopfs am meisten (früh) (n. 41 St.) (*Mofsdorf,* a. a. O.).
Ein dumpfer Schmerz im linken Sckulterblatte, bei Bewegung schärfer schmerzend (*Stapf,* a. a. O.).
Zwischen den Schulterblättern, am Rückgrate, Zerschlagenheitsschmerz (*Hornburg,* a. a. O.).
Sichtbares Muskelzucken im linken Oberarme, mit Schmerz, als wenn etwas Hartes an diese Stelle heftig stiefse (*Hornburg,* a. a. O.).

(125) Im rechten Oberarme Empfindung, wie nach einem Stofse, doch nicht beim Befühlen (*Hornburg,* a. a. O.).
Feines Reifsen an den Knochenröhren der Arme (*Wislicenus,* a. a. O.).
Starkes Ziehen von der Mitte des Unterarms bis in die Ellbogenbeuge (*Mofsdorf,* a. a. O.).
Ziehender Schmerz von der rechten Handwurzel bis in den Zeigefinger (n. 10 St.) (*Mofsdorf,* a. a. O.).
Abends, beim Gehen im Freien, starke Nadelstiche im linken Handgelenke (n. 13 St.) (*Langhammer,* a. a. O.).

(130) Quer über die Beugeflechsen der linken Hand laufende Nadelstiche (beim Gehen im Freien) (n. 12¾ St.) (*Langhammer,* a. a. O.).
Schweifs in den Handflächen, bei kalten Handrücken (n. 2 St.) (*Kummer,* a. a. O.).
Reifsen in den Rücken aller Finger der linken Hand (früh im Bette) (n. 18 St.) (*Mofsdorf,* a. a. O.).
Reifsen im linken Mittelfinger, vorzüglich im mittelsten Gelenke (*Mofsdorf,* a. a. O.).
Bohrender Schmerz im mittelsten Gelenke des Mittel- und Zeigefingers (n. 20 St.) (*Mofsdorf,* a. a. O.).

Schwarz-Christwurzel.

Beobachtungen Andrer.

(135) Kraftlosigkeit in beiden Händen, dafs er nichts fassen, noch die Finger mit Kraft zur Faust zusammen bringen konnte (*Mofsdorf*, a. a. O.).

Lähmiges Reifsen im rechten kleinen Finger (n. 27 St.) (*Mofsdorf*, a. a. O.).

Lähmiges Reifsen und krampfhafte Erstarrung im vierten Finger der rechten Hand, das in der Ruhe vergeht (*Mofsdorf*, a. a. O.).

Ein Kitzel am linken Zeigefinger (n. 10 St.) (*Langhammer*, a. a. O.).

Ein schmerzhaftes Drücken quer über den rechten Daumen (*Langhammer*, a. a. O.).

(140) Eine entzündete Stelle an dem Nagel des linken Zeigefingers und des rechten Daumens, bei Berührung geschwürig schmerzend (n. 20 St.); Tags darauf ging etwas weifsliche Feuchtigkeit heraus, worauf sie heilte (*Mofsdorf*, a. a. O.).

Zwischen dem hintersten Gelenke des rechten vierten und fünften Fingers, mehre kleine Bläschen, die bei Berührung schründen, einige Zeit nässen und dann lange Zeit mit einem Schorfe bedeckt stehen bleiben (*Mofsdorf*, a. a. O.).

Auf dem mittelsten Gelenke des vierten rechten Fingers kleine, nässende, unschmerzhafte Bläschen; bei starkem Daraufdrücken scheint der Knochen wund zu schmerzen (*Mofsdorf*, a. a. O.).

Ein gelind ziehender Schmerz in der rechten Hüfte (*Stapf*, a. a. O.).

Plötzliche lähmige Steifigkeit im linken Hüftgelenke, beim Gehen im Freien (n. 23 St.) (*Mofsdorf*, a. a. O.).

(145) Einzelne Stiche in der linken Hüfte, wie mit einer Nadel (*Hornburg*, a. a. O.).

In der linken Hüfte einige heftige, etwas langsame Stiche, wie mit mehren Stecknadeln (*Hornburg*, a. a. O.).

Mehrmaliges brennendes Drücken in der linken Hüfte (n. 2 St.) (*Hornburg*, a. a. O.).

Steifigkeit und Spannen der Oberschenkelmuskeln *Rückert*, a. a. O.)

Schwarz-Christwurzel.

Beobachtungen Andrer.

Sehr grofse Schwäche der Ober- und Unterschenkel (n. 1½ St.) (*Hartmann*, a. a. O.).

(150) Wühlender Schmerz an der rechten Kniescheibe (n. ⅕ St.) (*Langhammer*, a. a. O.).

Mehrmals wiederkehrende, bohrende, stumpfe Stiche durch das linke Kniegelenk, im Freien, beim Gehen und Stehen (n. 26 St.) (*Mofsdorf* a. a. O.).

Steifigkeit der Kniekehlflechsen, vorzüglich der äufsern, beim Gehen im Freien (n. 25 St.) (*Mofsdorf*, a. a. O.).

Am rechten Unterschenkel, nahe am äufsern Knöchel scharfe, herauffahrende Stiche (n. 8 St.) (*Langhammer*, a. a. O.).

Im innern Knorren des linken Fufses Schmerz, wie nach einem äufsern Stofse (*Hornburg*, a. a. O.).

(155) Verrenkungsschmerz im linken Fufsgelenke; er fürchtet, den Fufs umzuknicken (n. 80 St.) (*Kummer*, a. a. O.).

Ein drückendes Schmerzgefühl am Sprungbeine der rechten Ferse, in jeder Lage (n. 11 St.) (*Langhammer*, a. a. O.).

Ein feines, schmerzhaftes Drücken in der rechten Fufssohle, im Sitzen (n. 5 St.) (*Langhammer*, a. a. O.).

Reifsen im linken Fufsballen (n. ¼ S.) (*Mofsdorf*, a. a. O.).

Stechendes Zucken in der linken grofsen Zehe (*Mofsdorf*, a. a. O.).

(160) Die Haare am ganzen Körper gingen aus, die Nägel fielen ab (*Cook*, a. a. O.).

Die Oberhaut des Körpers schälte sich ab (*Cook*, a. a. O.).

Scharfe, reifsende Stiche an mehren Stellen des ganzen Körpers zugleich, an den Ober- und Unterarmen, Brust, Rücken u. s. w. (n. 8 St.) (*Langhammer*, a. a. O.).

Lähmige Schwäche der Gliedmafsen und ungewöhnliche Steifigkeit (*Scopoli*, flora carniolica, S. 557.).

Alle Glieder sind ihm so schwer und schmerzhaft

Beobachtungen Andrer.
empfindlich in den Muskeln, dafs er sie nur ungern bewegte (*Wislicenus*, a. a. O.).
(165) Dehnen und Strecken der Glieder (n. 1 St.) (*Kummer*, a. a. O.).
Vormittags Müdigkeit und Schläfrigkeit, mit Gähnen (n. 2 St.) (*Kummer*, a. a. O.).
Ohnmachten (*Büchner* — *Stegmann*, a. a. O. — *Cook*, a. a. O.).
Convulsionen, Krämpfe (*Büchner* — *Stegmann*, a. a. O. — *van Hilden*, a. a. O.).
Krämpfe und convulsive Bewegungen, zugleich ein Stofs ins Gehirn, wie mit einem Pfeile (*Tournefort*, a. a. O.).
(170) Sobald er früh im Bette die Augen aufschlägt, mufs er sich dehnen, wobei er matt wird, und ihm die Augen wieder zufallen (*Kummer*, a. a. O.).
Gegen Morgen unruhiger Schlaf; er wendet sich bald auf diese, bald auf jene Seite, in welchem Schlummer ihm dunkle Traumbilder vorschweben (*Kummer*, a. a. O.).
Gegen Morgen unruhiger, mit geschichtlichen Phantasieen angefüllter Schlummer, wobei er sich bald auf diese, bald auf jene Seite legte (*Kummer*, a. a. O.).
Nach dem Niederlegen ins Bett, lebhafte Phantasien, es schweben ihm hunderterlei Gestalten vor den Augen, die eben so schnell vergingen, als sie kamen (*Kummer*, a. a. O.).
Nachts unaufhörlich verworrene, oft sehr ängstliche, doch unerinnerliche Träume (*Wislicenus*, a. a. O.).
(175) Nachts verwirrte, unerinnerliche Träume (*Langhammer*, a. a. O.).
Er fühlt den Pulsschlag lebhaft durch den ganzen Körper, am meisten am Herzen (*Kummer*, a. a. O.).
Starker Puls (n. ¼ St.) (*Hornburg*, a. a. O.).
Herzklopfen (*Hornburg*, a. a. O.).
Durst (*Büchner* — *Stegmann*, a. a. O.).
(180) Fieber (*Schulze*, a. a. O.).
Allgemeiner Schüttelfrost mit Gänsehaut,

Beobachtungen Andrer.

schmerzhafter Empfindlichkeit des äufsern Kopfs beim Anfühlen und Bewegen, ziehendem Reifsen in den Gliedmafsen und öftern Stichen in den Gelenken, besonders des Ellbogens und der Schultern, ohne Durst; einige Tage hindurch, von früh an (n. 25 St.) (*Wislicenus*, a. a. O.).

(Abends kalte Füfse, die auch im Bette nicht warm werden wollten) (*Kummer*, a. a. O.).

Kälte der Hände, während das Gesicht und der übrige Körper warm waren (n. ¼ St.) (*Langhammer*, a. a. O.).

Abends (gegen 5, 6 Uhr) und vorzüglich nach dem Niederlegen, brennende Hitze über den ganzen Körper, besonders stark am Kopfe, bei innerm Schauder und Froste, ohne Durst; wenn er trinken wollte, so widerstand es ihm, er konnte nur wenig auf einmal zu sich nehmen (*Wislicenus*, a. a. O.).

(185) Aeufserliche Hitze des Gesichts, die Wangen glühen in der Stube (n. 6 St.) (*Mofsdorf*, a. a. O.).

Allgemeiner Schweifs gegen Morgen, mehre Nächte hindurch, bei nur gewöhnlicher Körperwärme (n. 48 St.) (*Wislicenus*, a. a. O.).

Kalte Schweifse (*Büchner — Stegmann*, a. a. O.).

Bleiches, eingefallenes Gesicht, Pulslosigkeit, Eiskälte und kalter Schweifs über und über, so dafs an jedem Haare ein Tropfen hing (*Alberti*, Jurispr. med. Tom. VI. S. 719.).

Aengstlichkeit (*Büchner — Stegmann*, a. a. O.).

(190) Schreckliche Angst, die aber nach dem Erbrechen nachliefs *) (*Bisset*, Essay on the med. const. of Great Britain, S. 333.).

Solche Angst, Uebelkeit und Pein, dafs er zu sterben glaubt (*Alberti*, a. a. O.).

---

*) Von Stink-Christwurzel.

Beobachtungen Andrer.

Er konnte weder sitzen, noch stehen, noch liegen, und wiefs immer nach dem Herzen (*Alberti*, a. a. O.).

Unruhig und ängstlich, wie Unglück ahnend (n. 5 Tagen) (*Kummer*, a. a. O.).

Traurige Gemüthsstimmung über seine gegenwärtige Lage, es kommt ihm alles so schaal vor und nichts hat Reiz für ihn (*Wislicenus*, a. a. O.).

(195) In sich gekehrtes, stilles Wesen, den ganzen Nachmittag (*Alberti*, a. a. O.).

Immer heitere und aufgelegte Gemüthsstimmung (Heilwirkung) (*Kummer*, a. a. O.).

Haselwurzel.

(Die geistige Tinctur der trocknen Wurzel oder der mit Weingeist gemischte Saft des ganzen Krautes von *Asarum europaeum.*)

Selbst wenn die gewöhnlichen Aerzte eigends, wie selten, sich bemühten, die Kräfte der einfachen Arzneisubstanzen zu probiren, wie nachlässig sie auch da zu Werke gegangen sind, sieht man, nächst andern Beispielen, auch an den Arbeiten von *Coste* und *Willemet,* welche in ihrer Preisabhandlung: *Essais sur quelques plantes indigenes (Nancy* 1778.) unter andern auch die Haselwurzel wollen ausgeprüft haben. Und was sahen sie dann von ihr in ihren eigends damit angestellten Versuchen? Nichts von allen den hier unten folgenden, so merkwürdigen Symptomen dieser Wurzel, als dafs sie, zu 28 bis 40 Granen eingegeben, fünf bis sechsmaliges Erbrechen gemacht habe. Aber welches besondere, und mit welchen gefährlichen Zufällen begleitete Erbrechen? Hievon kein Wort. Ferner, dafs einem Lastträger 48 Gran eingegeben, starke Kolikschmerzen und heftiges Erbrechen und Purgiren zuwege gebracht haben, was sie durch ein Klystier von Milch besänftigen mufsten. Und defshalb soll, wie sie wähnen, diese Wurzel mit der Ipekakuanha gleichwirkend seyn? Und weiter hätte sie gar nichts zuwege gebracht? Und diefs wäre denn alle von ihr zu erwartende Heilsamkeit? Wie nachlässig mufs man in einer so wichtigen Sache zu Werke gehen, wenn man weiter nichts will gesehen, nichts weiter von ihr beobachtet und keinen heilsamern Gebrauch von ihr entdeckt haben!

Nein! die Haselwurzel ist so wenig als Brechmittel statt der Ipekakuanha zu gebrauchen (welche sonst auch noch weit andere Veränderungen im menschlichen Befinden hervorbringt), als viele andere Substanzen, die, in Uebermenge eingenommen, ebenfalls durch gewaltsames Erbrechen von der Natur ausgestofsen werden, wie Arsenik, schwefelsaurer Zink, essigsaures Kupfer, Weifsniefswurzel u. s. w. Sind denn alle diese, im Uebermafse gefährliches Erbrechen erregenden, Substanzen blofs defswegen in der Natur vorhanden, damit wir sie als Brechmittel gebrauchen sollen? Welche Kurzsichtigkeit, welche gefährliche Oberflächlichkeit! Und diefs sage ich nicht blofs von *Coste* und *Willemet*, sondern über alle unsere gewöhnlichen (Nicht-)Beobachter ist dieselbe Klage zu führen. *Mutato nomine de te fabula narratur.* Sie wollen von allen Arzneisubstanzen fast nichts, als Ausleerungen durch Schweifs, Harn, Stuhl, u. s. w. sehen und gesehen haben, weil sie immer materielle Krankheitsstoffe, die fast nie existiren, ausfegen wollen und nie anders heilen zu können wähnen.

Wenn man das, was die genannten Männer von ihrem Lastträger nur so hingeworfen, als sey es nichts, weil er nicht auf der Stelle starb, erzählen und das, was man in den unten folgenden Beobachtungen liest, zusammen nimmt, so wird es sehr wahrscheinlich, dafs diese Wurzel, in der Gabe so weit erhöht, dafs sie jene, den Saburralisten so beliebte

Ausleerung von oben zuwege bringen kann, zugleich die Menschen in die augenscheinlichste Lebensgefahr versetzt und sie so, wie *Wedel* sah, zuweilen auch wirklich tödtet. Das wäre also ein herrliches, höchlich anzupreisendes Mittel, die (eingebildete) Magenunreinigkeit wegzubringen mit keinem andern Nachtheile, — als offenbarer Lebensgefahr! Es sey fern, dafs wir mit unsern kranken Menschenbrüdern so barbarisch umgehen sollten.

Nein! zu weit edlern Absichten schuf der gütige Erhalter des Lebens diese Wurzel. Natürliches, krankhaftes Erbrechen mit ähnlichen, drohenden Zufällen, wie die von *Asarum*, begleitet, mit der kleinsten Gabe der äufserst verdünnten Haselwurzeltinctur zu tilgen, diefs sey der erste edle Gebrauch, den wir von ihr zu machen haben — gerade das Gegentheil von jenem mörderischen Mifsbrauche, wozu man sie empfahl in grofser Gabe als Brechmittel.

Was sie aber noch aufserdem für homöopathische Hülfe leisten könne, besagen ihre übrigen, hier folgenden Symptome, die für den denkenden Arzt keiner Erläuterung, keiner Hinweisung auf damit zu heilende Krankheitsfälle bedürfen.

Der homöopathische Arzt, welcher das gerade Gegentheil von dem thut, was die gewöhnliche Arzneischule bisher mit sich brachte, weifs einen wohlthätigern Gebrauch von diesen mächtigen Gaben Gottes zu machen; er mifsbraucht sie nie zu solchen revolutionären, halsbrechenden Umstürzungen der Menschennatur; selbst die Hausthiere sollten billig mit solchen Grausamkeiten, die man Pferdecuren nennt, verschont werden.

Nein, der Schöpfer wollte, dafs wir durch die kleinsten und daher nie Gefahr bringenden Gaben kräftiger Arzneien die grofsen Krankheiten von ähnlichen Symptomen (homöopathisch) besiegen lernen möchten. Nicht defshalb erschuf er sie in Menge, dafs wir, ohne Hülfe zu bringen, mit grofsen Gaben dem edlen Menschengeschlechte Schaden zufügen sollten, wie bei dem gewöhnlichen allopathischen Curiren geschieht. Diese Substanzen haben von der Natur noch weit andere Zwecke und Bestimmungen erhalten, die wir nur noch nicht alle kennen, um derentwillen sie in Menge geschaffen wurden; sie bringt nichts für einen einzigen Zweck hervor; nein! vielfach ist die Bestimmung ihrer vielnützigen Erzeugnisse. Und wenn sie dann dabei auch als Arznei dienen, so kann uns der Vorrath derselben in der Natur doch unmöglich berechtigen, sie in grofsen Gaben bei Krankheiten zu mifsbrauchen. So hat z. B. der Arsenik gewifs noch grofsen andern Nutzen in der Haushaltung Gottes, da wir von den mehren hundert Centnern, die das sächsische Erzgebirge allein davon hervorbringen kann, nur einen unbedeutend kleinen Theil zur Arznei brauchen können, wenn wir ihn wohlthätig anwenden wollen.

Die Haselwurzel soll, nach *Coste* und *Willemet*, an dem Essig ein Antidot finden. Kampfer scheint wenigstens wirksam zu seyn, Nachtheile ihrer Anwendung am unrechten Orte oder in grofsen Gaben zu besänftigen.

Ein Quatrilliontel eines Grans (als verdünnte Auflösung) scheint von der geistigen Tinctur und vom frisch ausgepreſsten und mit gleichen Theilen Weingeist vermischten Safte die quintillionfache Verdünnung zu einem Tropfen oder vielmehr zu einem sehr kleinen Theile eines solchen Tropfens) die beste Gabe zu homöopathischem Gebrauche zu seyn.

Haselwurzel.

Stuhl weifslich grau und aschfarben, obenauf wie Blutschleim.
(Ein Ziehen in der Harnröhre.)
(Heftiges Niefsen.)
Sehr kurzer Athem (die Nacht).
5 (Zornig und böse vor dem Husten.)
Viel Schleimauswurf durch Raksen und Husten.
(Beim Anfange des Hustens ist das Athmen so pfeifend.)
Ein Ziehen in die Finger, Abends beim Liegen im Bette.
Ein Ziehen im Knie.
10 Ein Ziehen in den Kniekehlflechsen, Abends beim Liegen im Bette.
(Glucksen in der Kniekehle.)
Ein Ziehen in die Fufszehen, Abends beim Liegen im Bette.
(Eine Nacht um die andere unruhiger Schlaf; er kann nicht gut einschlafen.)
Abends, im Bette, eine Wallung im Blute, die ihn hinderte einzuschlafen, zwei Stunden lang.
15 Abends im Bette, gleich nach dem Niederlegen, Schweifs.
Melancholische Verdriefslichkeit.

Beobachtungen Andrer.

Schwindel, wie von einem gelinden Rausche, beim Aufstehen vom Sitze und Herumgehen (nach 10 Minuten) (*Ernst Stapf*, in einem Briefe).

Er bemerkt die Gegenstände um sich her nicht (*Carl Franz*, in einem Aufsatze).

Gedankenzustand, wie wenn man eben einschläft; ein allmähliges Verschwinden der Gedanken (*Franz*, a. a. O.).

Gedanken so überspannt, dafs sie ganz verschwinden (*Franz*, a. a. O.).

(5) Er ist ganz dumm im Kopfe und hat zu nichts Lust (*Leopold Rückert*, in einem Aufsatze).

Unfähigkeit zu jeder Arbeit und es geht ihm nichts von statten; die Geisteskräfte fehlen (vor jedem Erbrechen, nachher etwas leichter); überhaupt fehlt ihm der Verstand die ganze Arzneikrankheit hindurch (*Rückert*, a. a. O.).

Empfindung von Schwindel, als stände er nicht recht sicher (Abends (n. 4 Tagen) (*Rückert*, a. a. O.).

Eingenommenheit, wie Dummheit des ganzen Kopfs, mit Spannen in der Gegend der Ohren (*Rückert*, a. a. O.).

Früh, beim Aufstehen, düselig im Kopfe, mit Kopfweh in der linken Stirne (n. 22 St.) (*Stapf*, a. a. O.).

(10) Wenn er mit dem Kopfe arbeiten und nachdenken will, so ist sogleich der Gedankenmangel wieder da und der ziehende Druck in der Stirne, so dafs er gleich aufhören mufs (*Rückert*, a. a. O.).

So oft er ein wenig nachdenken will, erhöhen sich die Kopfbeschwerden und die Brechübelkeit merklich; er mufs eilends alle Gedanken fahren lassen, die ihn ohnehin zu nichts führen können, da er ganz dumm ist (*Rückert*, a. a. O.).

Drückendes, wüste machendes, dumpfes Kopfweh in der Stirne, wie wenn man zu früh aus dem Schlafe geweckt worden ist (*Stapf*, a. a. O.).

Haselwurzel.

Beobachtungen Andrer.

Dumpfer Kopfschmerz (n. ½ St.) (*Chr. G. Hornburg,* in einem Aufsatze).
Kopfschmerz, wie Eingenommenheit in der linken Schläfe, darauf unter den Seitenbeinen, zuletzt im Hinterhaupte (*Hornburg,* a. a. O.).

(15) Eingenommenheit des Kopfs, weniger fühlbar beim Gehen, mehr beim Sitzen, und Drücken in den Augen, wie mit einer stumpfen Spitze, von innen heraus, besonders unter dem rechten Augenlide (n. ¼ St.) (*Franz,* a. a. O.).
Spannend schmerzhafte Eingenommenheit des Kopfs (*Stapf,* a. a. O.).
Der Kopf ist schwer und eingenommen, zugleich Druck über der Pfeilnath, wie wenn er berauscht wäre (n. 3 St.) (*Stapf,* a. a. O.).
Der Kopf wird schwer, als wäre etwas Wackelndes oder Wankendes darin, das, je nachdem man ihn biegt, vor- oder rückwärts, seine Schwere zu erkennen giebt (*Franz,* a. a. O.).
Druck im Gehirne, meist nach vorne (n. ¼ St.) (*Rückert,* a. a. O.).

(20) Drücken im linken Hinterkopfe, das sich nach dem Seitenkopfe zieht (n. 3 Minuten) (*Stapf,* a. a. O.).
Herauspressender Druck an beiden Kopfseiten (*Rückert,* a. a. O.).
Sehr empfindlicher Kopfschmerz in der linken Schläfe und hinter den Ohren, wie Zusammenpressen, der beim Gehen und Schütteln des Kopfs heftiger, beim Sitzen aber gelinder wird (n. 12 St.) (*Stapf,* a. a. O.).
Druck über den gröfsten Theil des Gehirns von aufsen nach innen (n. 2¼ St.) (*Rückert,* a. a. O.).
Druck im Gehirne auf einer Stelle des Vorderkopfs, von oben nach unten, wie mit einem Steine (n. ¼ St.) (*Rückert,* a. a. O.).

(25) Heftiger Druck in der Stirne, herabwärtsziehend auf die Augen, welche dann thränen (n. 2¼ St.) (*Rückert,* a. a. O.).

Beobachtungen Andrer.

Mit verschiedenen Gefühlen gemischter Druck hie und da im Gehirne (*Rückert*, a. a. O.).

Gefühl von abwechselnd starkem Drucke in der Stirne, von oben nach unten (*Rückert*, a. a. O.).

Drückender Schmerz in den Schläfen, besonders der linken (*Franz*, a. a. O.).

Scharf drückender Kopfschmerz über der Nasenwurzel (*Franz*, a. a. O.).

(30) Reifsender, drückender Schmerz in der linken Schläfe (*Stapf*, a. a. O.).

Heftiger, ziehender Druck im Gehirne unter der Stirne (beim Brechwürgen jedesmal erhöhet) (*Rückert*, a. a. O.).

Ziehendes Kopfweh, als wollte es in die Schläfe hineinziehen (Mittags); im Freien und beim Liegen scheint sich's zu mindern (*Stapf*, a. a. O.).

Ein (betäubendes) Ziehen bald hie, bald da im Gehirne, im Ohre und im Nacken (*Stapf*, a. a. O.).

Wenn er sich gebückt hat und sich wieder aufrichtet, einige Secunden lang, zerreifsender Kopfschmerz in der Stirne (*Rückert*, a. a. O.).

(35) Reifsender, pulsartig klopfender Schmerz in der Stirne (*Rückert*, a. a. O.).

Früh, beim Aufstehen aus dem Bette, klopfender Schmerz in der Stirne (n. 24 St.) (*Rückert*, a. a. O.).

Durch Vorbücken wird klopfender Kopfschmerz in der Stirne erregt (*Rückert*, a. a. O.).

Er fühlt im Hinterhaupte, späterhin durch den ganzen Körper, den Schlag der Arterien (*Rückert*, a. a. O.).

Spannen der ganzen Kopfhaut, so dafs er die Haare (schmerzhaft) fühlt (*Rückert*, a. a. O.).

(40) Mit feinen Stichen beginnendes Jücken unter der linken Schläfe (*Franz*, a. a. O.).

Eine Kälteempfindung auf einer kleinen Stelle der linken Kopfseite, ein Paar Zolle über dem Ohre (*Stapf*, a. a. O.).

Kriebeln unter dem obern Lide, besonders des linken Auges (*Franz*, a. a. O.).

Haselwurzel.

Beobachtungen Andrer.

Das obere linke Augenlid ist etwas geschwollen, das Auge kann nicht viel Lesen vertragen (*Rückert*, a. a. O.).

Zucken des untern Lides des rechten Auges (*Franz*, a. a. O.).

(45) Gefühl von Zucken im linken obern Augenlide von innen nach aufsen, anfallsweise, doch blofs, wenn er das Augenlid still hält; sobald er es aber aufzieht, um etwas zu sehen, so vergeht es gleich (n. 9 St.) (*Rückert*, a. a. O.).

Im äufsern Augenwinkel des rechten Auges ein Kältegefühl, wie von einem kalten Hauche (*Stapf*, a. a. O.).

Sobald er die Augen zum Lesen braucht entsteht in jedem ein Gefühl, als würde es auseinander geprefst (*Rückert*, a. a. O.).

Druck im linken Auge (*Stapf*, a. a. O.).

Pulsmäfsig reifsender Schmerz im Innern des rechten Auges (n. 1½ St.) (*Rückert*, a. a. O.).

(50) Gefühl von Trockenheit und Ziehen in den Augen (*Rückert*, a. a. O.).

Trocknes Brennen in den Augenlidern und den innern Augenwinkeln, vorzüglich im linken Auge (*Stapf*, a. a. O.).

Schmerzhaftes Trockenheitsgefühl im innern Auge (*Stapf*, a. a. O.).

Wärmegefühl und leiser Druck in den Augen; sie haben viel von ihrem Glanze verloren und sehen matter aus (*Rückert*, a. a. O.).

Verdunkelung der Augen (n. ¼ St.) (*Franz*, a. a. O.).

(55) Das ganze rechte äufsere Ohr ist heifs anzufühlen, oft wiederkehrend in der ganzen Arzneikrankheit (*Rückert*, a. a. O.).

Gefühl von Wärme an der Mündung des rechten Gehörganges und Empfindung, als wäre ein dünnes Fell darüber (n. ½ St.) (*Rückert*, a. a. O.).

Dumpfes Brausen im linken Ohre, wie Sturmwind von Weitem; im rechten, helles Singen (*Franz*, a. a. O.).

Im Ohre, sowohl äufserlich, als inerlich, eine

Beobachtungen Andrer.

zwängende Empfindung, wie Ohrenzwang (*Hornburg*, a. a. O.

Drücken hinter und unter dem linken Ohre (*Hornburg*, a. a. O.).

(60) Beim Biegen des Kopfs auf die linke Seite ein Schmerz, als wäre von allzuheftiger Anstrengung ein Bund Muskelfasern aus seiner Lage gekommen, der sich über die linke Schläfe und hinter dem Ohre nach der linken Schulter verbreitet, und nach dem Tacte des Pulses bei seiner Erhöhung sich vermehrt und bei seiner Senkung nachläfst (*Stapf*, a. a. O.).

Fortwährender Schmerz von Druck und Spannen auf der Mündung des Gehörganges (*Rückert*, a. a. O.).

Im linken Ohre eine nach aufsen und innen zu bemerkbare Empfindung, als zögen sich die Ohrknorpel zusammen (*Hornburg*, a. a. O.).

Vermindertes Gehör des linken Ohres, wie wenn man es mit der Hand zuhielte; es ist, als wären die Knorpel näher zusammengetreten, oder als stäke Baumwolle in den Ohren (*Franz*, a. a. O.).

Es deuchtet ihm wie ein Fell über den rechten Gehörgang gespannt (sogleich) (*Rückert*, a. a. O.).

(65) Eine Empfindung im äussern Gehörgange, als wäre die Oeffnung vor dem Trommelfelle verkleistert (*Hornburg*, a. a. O.).

Vor beiden Ohren ist es ihm, als wären sie verstopft (*Franz*, a. a. O.).

Er hört auf dem rechten Ohre schlechter, als auf dem linken (n. 1 St.) (*Rückert*, a. a. O.).

Es ist ihm wie ein Fell vor der Mündung des Gehörganges, mit Gefühl, als würde er zusammengedrückt (n. ¼ St.) (*Rückert*, a. a. O.).

Ueber dem rechten äufsern Gehörgang ist wie ein Fell gespannt, und ein spannender Druck darin — sieben Tage lang fast ununterbrochen; doch beim Froste stets heftiger (*Rückert*, a. a. O.).

(70) Das Gefühl von Spannen und Druck auf dem

Haselwurzel.

Beobachtungen Andrer.

rechten Gehörgange läfst fast nie nach, und erstreckt sich dann auch auf den rechten Unterkiefer, wobei, wenn es heftig ist, häufigerer, kalt deuchtender Speichel von der rechten Seite in den Mund fliefst (n. ½ St.) (*Rückert*, a. a. O.).

Brennend stechender Schmerz an der linken Wange (*Franz*, a. a. O.).

Gefühl von Wärme in der linken Backe (n. 4 St.) (*Stapf*, a. a. O.).

Gefühl von Wärme in den Backen (n. 10 St.) (*Rückert*, a. a. O.).

Beim Waschen des Gesichts mit kaltem Wasser vergingen Schwindel, Kopfweh, Brennen auf der Zunge und im Munde, Zusammenziehen der linken Halsmuskeln und die Mattigkeit in den Knieen, kamen aber nach dem Abtrocknen wieder (*Stapf*, a. a. O.).

(75) Feines Stechen an der rechten Wange (*Franz*, a. a. O.).

Am linken Backen ein mit sanften, aber spitzigen Stöfsen begleiteter, zusammenziehender Schmerz, bei ziehendem Schmerze im dritten Backzahne (*Franz*, a. a. O.).

Erregt in der Nase *) Abgang blutigen Schleims (*Murray*, Appar. med. III. S. 519.).

Trockenheit des Innern der Unterlippe (*Franz*, a. a. O.).

Ein Kältegefühl, wie kühler Hauch in den obern Vorderzähnen (*Stapf*, a. a. O.).

(80) Empfindung in der linken Reihe Zähne, als ob sie hohl wären (*Hornburg*, a. a. O.).

Schneidender Schmerz mit Klamm am Unterkiefergelenke (*Franz*, a. a. O.).

Es läuft viel kühler Speichel im Munde zusammen (*Stapf*, a. a. O.).

Oefteres Gefühl von Zusammenziehen im innern Munde, wodurch Zusammenflufs wässerigen Speichels entsteht (*Rückert*, a. a. O.).

---

*) In die Nase geschnupft.

Beobachtungen Andrer.

Der Speichel im Munde scheint ganz zäh zu seyn (n. 24 St.) (*Rückert*, a. a. O.).

(85) Der Speichel war beim Auswerfen brennend heiſs im Munde (n. ½ St.) (*Stapf*, a. a. O.).

Weiſs belegte Zunge (n. 26 St.) (*Rückert*, a. a. O.).

Eine beiſsende Empfindung auf der Zunge und dem Zahnfleische. (*Stapf*, a. a. O.).

Gefühl von Brennen quer über die Mitte der Zunge weg, dann Brennen und Trockenheit im ganzen Munde (n. 20 Minuten) (*Stapf*, a. a. O.).

Schleim im Munde, mit süſslich fadem Geschmacke (*Franz*, a. a. O.).

(90) Geschmack im Munde, wie von verdorbenem Magen (*Rückert*, a. a. O.).

Tabakrauchen schmeckt nicht (*Rückert*, a. a. O.).

Der Tabak schmeckt beim Rauchen bitter (*Franz*, a. a. O.).

Brod schmeckt bitter (*Rückert*, a. a. O.).

Das trocken genossene Brod schmeckt bitter (Abends) (*Franz*, a. a. O.).

(95) Trockenheit des Halses, mit Stechen (*Franz*, a. a. O.).

Kratzen im Halse (*Stapf*, a. a. O.).

Im Halse so zäher Schleim, daſs er ihn nicht herauszubringen oder auszuraksen vermochte, acht Tage lang (*Rückert*, a. a. O.).

Das Schlingen ist erschwert, wie durch Halsdrüsengeschwulst (*Rückert*, a. a. O.).

Schlucksen (n. 1¼ St.) (*Rückert*, a.a.O. — *Hornburg*, a. a. O.).

(100) Früher Hunger (*Franz*, a. a. O.).

Häufiges Aufstoſsen (*Rückert*, a. a. O. — *Hornburg*, a. a. O.).

Häufiges, leeres Aufstoſsen (*Stapf*, a. a. O.).

Beim Gehen im Freien ein Aufsteigen, wie von Luft, aus dem Magen, und wie es zum Munde herauskam, muſste er ein paar Mal gähnen, dann eine Stunde lang leeres Aufstoſsen und reichlicher Blähungsabgang (*Stapf*, a. a. O.).

Haselwurzel.

Beobachtungen Andrer.

Unvollkommnes Aufstofsen bis an den obern Theil der Brust (*Franz*, a. a. O.).

(105) Uebelkeits - Schütteln (*Rückert*, a. a. O.).
Uebelkeit (n. 1 St.) (*Hornburg*, a. a. O.).
Allgemeine Unbehaglichkeit und Uebelkeit (*Rückert*, a. a. O.).
Uebelkeit und Ekel mit Schauder (sogleich) (*Franz*, a. a. O.).
Fortwährende Uebelkeit und Brecherlichkeit im Rachen (*Rückert*, a. a. O.).

(110) Brechübelkeit, mit Drücken in der Stirne, wobei viel Wasser im Munde zusammenläuft (*Rückert*, a. a. O.).
Leeres Brechwürgen, wobei ihm das Wasser im Munde zusammenläuft (n. $\frac{1}{2}$, $1\frac{1}{2}$ St.) (*Rückert*, a. a. O.).
Das Brechwürgen wird um desto heftiger, je öfter es kommt; die Augen treten voll Wasser (*Rückert*, a. a. O.).
Beim Brechwürgen sind alle Zufälle erhöhet, nur die Dummheit des Kopfs läfst nach (*Rückert*, a. a. O.).
Erbrechen (eine Stunde nach dem ersten Würgen) mit grofser Anstrengung des Magens, in fünf, sechs Absätzen, jedesmal, als sollte der Kopf in der Gegend der Ohren zersprengt werden; es kommt nur wenig grünlicher, etwas säuerlicher Magensaft heraus (n. $1\frac{1}{2}$ St.) (*Rückert*, a. a. O.).

(115) Erbrechen mit grofser Angst (*J. B. v. Helmont*, Pharmac. mod. §. 47.).
Erbrechen, Durchfall — Tod (*G. W. Wedel*, Amoenit. mat. med. S. 240.).
Erbrechen mit grofser Anstrengung und heftigem Drucke auf den Magen; die Brechanstrengung nimmt ihm den Athem, fast bis zum Ersticken, und doch kommt nichts als ein säuerliches Wasser heraus (n. $2\frac{1}{4}$ St.) (*Rückert*, a. a. O.).
Erbrechen, mit Gefühl von Anstrengung des Magens und heftigem Zusammendrücken in der

Beobachtungen Andrer.

Oberbauchgegend und gleicher Empfindung im Kopfe (n. 2¼ St.) (*Rückert*, a. a. O.).

Es bleibt immer einige Uebelkeit im Magen, mit Unlust, Gefühl von Kopflosigkeit und Trägheit (*Rückert*, a. a. O.).

(120) (Nach dem Erbrechen, Linderung der Kopfbeschwerden) (*Rückert*, a. a. O.).

Vollheit im Magen, mit Hunger (*Franz*, a. a. O.).

Kneipen im Magen (n. 1½ St.) (*Hornburg*, a. a. O.).

Gelindes Kneipen im Magen oder gleich darüber (*Franz*, a. a. O.).

Im Magen ein Druck, wie mit einer stumpfen Spitze (*Hornburg*, a. a. O.).

(125) Beschwerlicher Druck auf die Herzgrube, welcher macht, dafs er nicht einmal fühlt, ob er hungert oder nicht — den ganzen Tag (*Rückert*, a. a. O.).

Harter Druck auf die Magengegend und Herzgrube, zwei Tage nach einander (*Rückert*, a. a. O.).

Druck auf die Magengegend beim Einathmen (*Rückert*, a. a. O.).

Gefühl von Zusammenschnürung in der Gegend des Zwerchfells (*Rückert*, a. a. O.).

Von Zeit zu Zeit scharfes Schneiden im Oberbauche herum, was nach Abgang einer Blähung jedesmal nachläfst (*Rückert*, a. a. O.).

(130) Schneiden im Oberbauche (n. 2 St.) (*Rückert*, a. a. O.).

Ungeheure Kolik und Erbrechen (*Coste* und *Willemet*, in Samml. br. Abh. f. pr. A. IV. 2.).

Vollheit im Unterleibe, und doch dabei Appetit und Hunger (*Franz*, a. a. O.).

Weichlichkeit im Unterleibe, nebst wiederholtem, drückendem Kopfweh längs der Kronnath (n. 8 St.) (*Stapf*, a. a. O.).

Es geht ihm schmerzlos und still im Leibe herum (*Stapf*, a. a. O.).

(135) Schnappen der Blähungen im Unterleibe, die nicht fortgingen (*Franz*, a. a. O.).

Druck im Unterleibe (*Rückert*, a. a. O.).

Haselwurzel.

Beobachtungen Andrer.

Gefühl von Druck und schmerzlichem Pressen auf der linken Seite des Unterbauchs, bei Bewegung bemerkbar (*Rückert*, a. a. O.).

Einzelne schmerzhafte Empfindungen in der linken Seite des Unterleibes, schief unter dem Nabel (*Stapf*, a. a. O.).

Vor dem Stuhlgange Schneiden im Bauche und scharfe Stiche im Mastdarme von oben nach unten (früh) (*Rückert*, a. a. O.).

(140) Es drängt ihn ($1\frac{1}{2}$ Stunde nach dem ersten Stuhlgange) eilends zu Stuhle, mit Schneiden im Unterbauche und Mastdarme vor und während des (weichern) Stuhlgangs (*Rückert*, a. a. O.).

Stuhl in harten, kleinen Stücken (*Rückert*, a. a. O.).

Der gewohnte Frühstuhlgang blieb etliche Stunden länger aus und dann war es wenig, eigelb (schleimig) und in einem dünnen Zuge (*Stapf*, a. a. O.).

Durchfall (*Coste* und *Willemet*, a. a. O.).

Durchfälliger, zähschleimiger, gleichsam harziger Stuhl; es gehen Madenwürmer in ganzen Zotten Schleim ab, wohl 6 Tage lang (*Stapf*, a. a. O.).

(145) Drücken auf die Harnblase, während und nach dem Harnen (*Franz*, a. a. O.).

Beständiger Drang zum Uriniren (*Franz*, a. a. O.).

Ein wilder, empfindlicher Schmerz im linken Schoofse, welcher schnell durch die Harnröhre in die Eichel fuhr und in derselben einen schründenden, zusammenziehenden, heftigen, innerlichen Schmerz eine lange Zeit unterhielt (*Stapf*, a. a. O.).

Unzeitige Geburt, Abtreibung der Frucht (*Ray*, hist. univ. plant. I.).

* * *

(Stockschnupfen; das linke Nasenloch ist verstopft) (*Stapf*, a. a. O.).

(150) Es läuft in der Nase wie ein Kitzel (wie vom galvanischen Säurepol), der nach vergeblichem Drängen ein Niefsen und ein Auslaufen heller Feuchtigkeit erzeugt (*Stapf*, a. a. O.).

Beobachtungen Andrer.

Gefühl, als wenn der Athem und der Speichel heifs wären, ohne dafs jedoch der Mund Trockenheitsgefühl hat (*Rückert*, a. a. O.).

Mehrmaliges Husten wegen Schleims auf der Brust, welcher vorher in den Hals steigt und schweres Athmen und zuletzt Husten verursacht, mit Auswurf (*Franz*, a. a. O.).

Das Einathmen macht einen Reiz im Halse, welcher Husten erregt (*Rückert*, a. a. O.).

Kurzer Athem; es schnürt ihm den Hals zu und erregt Hüsteln (*Rückert*, a. a. O.).

(155) Stumpfer, den Athem hemmender Stich, ganz tief, wie in der linken Lunge, bei jedem Einathmen (n. 15 St.) (*Rückert*, a. a. O.).

Er kann nur kurz und ruckweise athmen, wegen Stichen und Zusammenschnüren der Kehle; dem Zusammenschnüren half das Hüsteln auf kurze Zeit ab (*Rückert*, a. a. O.).

Stumpfer Stich links neben der Herzgrube (n. 9 St.) (*Rückert*, a. a. O.).

Im rechten Lungenflügel Stiche beim Einathmen (n. 12 St.) (*Rückert*, a. a. O.).

Häufige, stumpfe Stiche in beiden Lungen, beim Einathmen, acht Tage lang (*Rückert*, a. a. O.).

(160) Stiche auf der Brust beim Athemholen (n. 24 St.) (*Rückert*, a. a. O.).

Wenn er nur ein wenig tief athmet, sogleich stumpfe Stiche in beiden Lungen (*Rückert*, a. a. O.).

Gefühl von Druck auf der ganzen Brust (*Rückert*, a. a. O.).

In der Gegend der letzten Ribben ein scharfer Druck, wie mit einem Messerrücken (*Hornburg*, a. a. O.).

In der rechten Brustseite ein starkes, nachdrückliches, tactmäfsiges Pressen (n. $1\frac{1}{2}$ St.) *Hornburg*, a. a. O.).

(165) Sichtbares Zucken und Palpitiren in den Muskeln der Gegend des Schlüsselbeins (*Hornburg*, a. a. O.).

Haselwurzel.

Beobachtungen Andrer.

Dehnender Schmerz in der linken Seite (n. ¼ St.) (*Franz*, a. a. O.).
Gefühl, wie von Zusammenschnürung des linken Lungenflügels mit einer Schnure oder Drath, wie ein Zerschneiden (*Rückert*, a. a. O.).
Schmerz in beiden Lungen rings herum, als würden sie mit einem scharfen Drath zusammengeschnürt (*Rückert*, a. a. O.).
In der rechten Brust eine brennende Empfindung, mehr nach aufsen, als nach innen (*Hornburg*, a. a. O.).

(170) Brennender Schmerz mit Stechen im Kreuze, während des Sitzens (*Franz*, a. a. O.).
Von dem einen Beckenkamm bis zum andern, über das Rückgrat, Schmerz, als würde das Muskelfleisch nach aufsen gerissen, in reifsenden Rucken, beim Gehen (*Hornburg*, a. a. O.).
Lähmungsschmerz, wie zerschlagen, im Rücken, so lange er aufgerichtet bleibt, steht oder sitzt und nicht liegt (*Rückert*, a. a. O.).
Zerschlagenheitsschmerz im Rücken (*Rückert*, a. a. O.).
Stumpfe Stiche unter den Schulterblättern (*Rückert*, a. a. O.).

(175) Am innern Rande des rechten Schulterblattes ein Schmerz, wie von Stofs oder Schlag, vorzüglich bei Berührung und Einwärtsziehen des Schulterblattes bemerkbar (n. 25 St.) (*Stapf*, a. a. O.).
Schmerz links im Nacken, wie wenn durch allzuheftige Anstrengung ein Bund Muskelfasern aus ihrer Lage gekommen wäre, der sich dann über den Kopf und die Schultern verbreitet (n. 6 St.) (*Stapf*, a. a. O.).
Lähmiger Schmerz in einem der Nackenmuskeln, wie zerschlagen, bei Bewegung des Halses (*Rückert*, a. a. O.).
An den Muskeln des Nackens Empfindung, wie von einer allzu engen Halsbinde, und als würde mit einer stumpfen Schneide daraufgedrückt (*Franz*, a. a. O.).

Haselwurzel.

Beobachtungen Andrer.

Schweregefühl am Halse und Empfindung, als würden Muskeln durch Binden zusemmengedrückt (*Hornburg*, a. a. O.).

(180) Krampfhaftes Zusammenziehen der linken Halsmuskeln, nebst sichtbarer Biegung des Kopfs auf diese Seite (*Stapf*, a. a. O.).

Heftig reifsende Stiche in beiden Schultern, bei Bewegung und Ruhe (*Rückert*, a. a. O.).

In der Achselhöhle, wie in den Achseldrüsen, ein schnell entstehender stumpfer Schmerz (*Stapf*, a. a. O.).

Ein Druck in der linken Achselhöhle, wie mit einem rauhen Holze (*Hornburg*, a. a. O.).

Unter der rechten Achselhöhle, nach vorne zu, ein Jücken, wie von einem Flohstiche (*Franz*, a. a. O.).

(185) Schmerz in der Achsel, wie verrenkt, bei Bewegung des Arms (*Franz*, a. a. O.).

Am dreieckigen Muskel des Oberarms ein zusammenziehend spannender Schmerz, wenn man die Hand auf den Tisch legt, und auch wenn man sie da liegen läfst (*Franz*, a. a. O.).

Lähmungsschwäche im Arme (*Rückert*, a. a. O.).

Er kann den Arm nicht lange ohne Beschwerden und Ermattungsgefühl auf dem Tische liegend erhalten; hängt aber der Arm herab, so fühlt er nichts (*Rückert*, a. a. O.).

Drückendes Reifsen im linken Arme in allen Lagen (*Rückert*, a. a. O.).

(190) Ziehend lähmiger Schmerz im linken Handgelenke (*Stapf*, a. a. O.).

Schneller, ziehend brennender Schmerz von der Handwurzel durch den Daumen und die Zeigefinger (n. 3 St.) (*Hornburg*, a. a. O.).

Von Zeit zu Zeit zuckend reifsende Schmerzen in den Ober- und Untergliedmafsen (*Rückert*, a. a. O.).

Zerschlagenheitsgefühl und zuweilen überhingehen-

Haselwurzel.

Beobachtungen Andrer,
des schmerzhaftes Reifsen in den Ober- und Untergliedmafsen (*Rückert*, a. a. O.).
Schmerzhafte Empfindung an der Hüfte (*Franz*, a. a. O.).

(195) In der rechten Hüfte ein stumpfes Drücken (*Hornburg*, a. a. O.).
Im linken Schenkelkopfe und weiterhin, vorzüglich beim Gehen, ein (ziehend spannender) Schmerz (*Stapf*, a. a. O.).
In den Hüften ein ziehend drückender Schmerz (beim Gehen) (*Hornburg*, a. a. O.).
Beim Gehen oder Bewegen nach dem Sitzen, so wie beim Befühlen, ein dumpfer Schmerz im Hüftgelenke und in der Mitte des Oberschenkels (*Stapf*, a. a. O.).
Empfindung vom rechten Hüftgelenke an bis in's Knie, als wollte das Glied einschlafen (*Stapf*, a. a. O.).

(200) Wenn er auftritt, thut es im Hüftgelenke und in der Mitte des Oberschenkels heftig weh und der Fufs ist davon wie gelähmt; er kann nicht recht auftreten (*Stapf*, a. a. O.).
Jählinger, wühlender Schmerz in den obern Muskeln des linken Oberschenkels (*Franz*, a. a. O.).
Reifsend stechender Schmerz im linken Oberschenkel (*Rückert*, a. a. O.).
Krampfartiges Zusammenziehen der Muskeln des rechten Oberschenkels, nahe am Knie, welches durch Ausstrecken des Beins nachläfst (*Franz*, a. a. O.).
Heftige, reifsende Stiche in den Knieen, bei Bewegung und Ruhe (*Rückert*, a. a. O.).

(205) Müdigkeit der Schenkel beim Treppensteigen, viele Tage lang (*Rückert*, a. a. O.).
Mattigkeitsgefühl in den Schenkeln, als hätte er sich durch den Schlaf nicht ausgeruht (*Rückert*, a. a. O.).
Gefühl von Mattigkeit in den Knieen, mit sichtbarem Schwanken beim Gehen, wenn er nicht

Beobachtungen Andrer.

recht auf sich Acht gab (n. 15 Minuten) (*Stapf*, a. a. O.).

Mattigkeit und Zerschlagenheit der Schenkel und Kniee, wie bei dem Anfalle eines Wechselfiebers (*Rückert*, a. a. O.).

Unruhe im linken Kniegelenke, die zur Bewegung antreibt (n. $\frac{1}{2}$ St.) (*Franz*, a. a. O.).

(210) Oberhalb der rechten Kniekehle ein Druck, wie mit etwas Hartem, Stumpfem (*Hornburg*, a. a. O.).

Der linke Unterschenkel ist wie eingeschlafen, und der Unterfuſs wie in groſser Kälte gefühllos und wie todt und abgestorben (*Franz*, a. a. O.).

Sichtbares Zucken und Palpitiren in den Wadenmuskeln (*Hornburg*, a. a. O.).

Im linken Schienbeine Empfindung, wie von Zerschlagenheit (*Hornburg*, a. a. O.).

Im Fuſsblatte schnell hinstechende Schmerzen (n. $3\frac{1}{2}$ St.) (*Hornburg*, a. a. O.).

(215) (An beiden Füſsen schmerzen die kleinen Zehen wie erfroren (*Stapf*, a. a. O.).

Ueberempfindlichkeit aller Nerven: wenn er nur daran denkt (und dieſs muſs er unaufhörlich), daſs Jemand mit der Fingerspitze oder dem Fingernagel auf Leinwand oder dergleichen leise kratzen könne, so durchschaudert ihn ein höchst widriges Gefühl, das auch alle seine Gedanken und Verrichtungen auf Augenblicke hemmt (n. 11 St.) (*Rückert*, a. a. O.).

Nach dem Mittagsessen groſse Müdigkeit (*Stapf*, a. a. O.).

Alle Nachmittage groſse Mattigkeit und immerwährendes Gähnen (*Rückert*, a. a. O.).

Trägheit, Langsamkeit und Unlust zu aller Arbeit (*Rückert*, a. a. O.).

(220) Allgemeines Gefühl von Mattigkeit und bisweilen Zerschlagenheit (*Rückert*, a. a. O.).

Leichtigkeit in allen Gliedern: er weiſs gar nicht, daſs er einen Körper hat (*Franz*, a. a. O.).

Beim Spazieren in freier Luft verging der Kopf-

Haselwurzel.

Beobachtungen Andrer.

schmerz, das Hitzgefühl im Backen und die schläfrige Verdriefslichkeit (*Stapf*, a. a. O.).

Er glaubt beim Gehen in der Luft zu schweben, wie ein vollendeter Geist (*Franz*, a. a. O.).

Häufiges Gähnen (*Rückert*, a. a. O.).

(225) Er wird gegen Abend so schwach, mit Brecherlichkeit, dafs, wenn er sich im Sitzen aufrichtet, es ist, als wenn er augenblicklich erliegen und sterben sollte, er mufs sich durchaus zu Bette legen (*Rückert*, a. a. O.).

Sehr grofse Tagesschläfrigkeit (n. 12, 13, 14 Tagen) (*Rückert*, a. a. O.).

Schläfrigkeit, Verdriefslichkeit (*Stapf*, a. a. O.).

Während des Schlafs, im linken Fufsrücken, ein so heftiges Stechen, dafs er träumte, er bekäme während des Auflegens eines Cantharidenpflasters einen Stich; beim Erwachen fühlte er nichts (*Hornburg*, a. a. O.).

Die Nacht ärgerliche und verdriefsliche Träume von Beschämungen u. s. w. (*Franz*, a. a. O).

(230) Schütteln über den ganzen Körper (sogleich) (*Franz*, a. a. O.).

Leiser Schauder über den Körper (n. $\frac{1}{2}$, $1\frac{1}{4}$ St.) (*Rückert*, a. a. O.).

Schauder (mit Ekel und Uebelkeit) (sogleich) (*Franz*, a. a. O.).

Ein Frösteln im Rücken (welches beim Beifsen auf eine harte Brodrinde plötzlich entstand) (*Stapf*, a. a. O.).

Frösteln und Frostigkeit, ohne Durst (*Rückert*, a. a. O.).

(235) Ununterbrochener Frost, Gänsehaut; Hände und Gesicht kalt, Bläue des Gesichts (*Rückert*, a.a. O.).

Die Hände sind eiskalt, die Arme aber und der übrige Körper warm, aber doch mit Gänsehaut bedeckt, und er friert heftig (*Rückert*, a. a. O.).

Abends Schüttelfrost, mit ungeheurer Mattigkeit, vorzüglich in den Knieen und dem Kreuze, ohne Durst; die Hände sind kalt, der übrige Körper

Beobachtungen Andrer.

aber gewöhnlich warm, die Stirne hingegen heifs (*Rückert*, a. a. O.).

Frösteln, mit Hitze im Gesichte (*Rückert*, a. a. O.).

Den ganzen Tag Frostigkeit: wenn er still sitzt oder liegt und sich zugedeckt hält, empfindet er nichts (als ein Wehthun der Augen, Druck in der Stirne und auf der Herzgrube, und zuweilen äufsere Hitze); wenn er sich aber in der Stube auch noch so wenig bewegt, oder ohne Bewegung sich der freien Luft aussetzt, friert er entsetzlich, fast ganz ohne Durst; wenn er aber draufsen stark geht, oder von da in die warme Stube kommt, oder wenn er sich in der Stube durch starkes Reden erwärmt, oder nach dem Mittagsessen, so wie beim Liegen im warmen Bette, fühlt er sich wie gesund und von gehöriger Wärme, hat auch wohl etwas Hitze mit Bierdurst (*Rückert*, a. a. O.).

(240) Beim Trinken Frost (*Rückert*, a. a. O.).

Kalte Empfindung am Körper, als wehe ihn ein kalter Wind an; dabei war er kalt anzufühlen, fast stets mit aufgelaufener Gänsehaut, nach einigen Stunden wiederkehrende, etwas erhöhete Wärme (Nachmittags), bei schleimigem Munde, Trockenheit im Halse und Durst; hierauf eine ähnliche Kälte, und Abends (eine Stunde vor Schlafengehen), abermals erhöhte Wärme, die im Bette fortdauert, wobei er die Hände entblöfsen mufs, ebenfalls mit grofser Trockenheit am Gaumen (*Franz*, a. a. O.).

Den ganzen Tag Fieber: Vormittags Frost, der weder bei Bewegung in freier Luft, noch durch Wärme von aufsen nachläfst; nach dem Mittagsschlafe äufseres Hitzgefühl mit innern Frostschaudern und mit Durst (*Rückert*, a. a. O.).

Wenn er nicht stark zugedeckt sitzt, oder sich rührt, sogleich Frost, nach dem Zudecken aber gleich Hitze, doch zuweilen mit Frostschaudern (*Rückert*, a. a. O.).

Nach Aufhören des Hitzgefühls, bei bleibender Hitze des Kopfes und des Gesichtes, kommt Fro-

Haselwurzel.

Beobachtungen Andrer.

stigkeit, so dafs er bei der geringsten Bewegung friert (*Rückert*, a. a. O.).

(245) Hitze der Stirne und des Haarkopfs, der übrige Körper von gewöhnlicher Wärme, mit Frösteln und Frostigkeit ohne Durst, und starkem und schnellem Pulse (*Rückert*, a. a. O.).

Nach dem Frösteln, Gefühl von Hitze und wirkliche Hitze, besonders des Gesichts und der innern Handfläche, wobei sich die Beschwerden im Ohre erneuern (*Rückert*, a. a. O.).

Wärmegefühl, als wollte Schweifs ausbrechen (n. 4 St.) (*Rückert*, a. a. O.).

Ungewöhnliche Wärme des Körpers, den ganzen Tag (n. 24 St.) (*Franz*, a. a. O.).

Gelinder Schweifs blofs am Oberkörper und an den Obergliedmafsen (*Hornburg*, a. a. O.).

(250) Starker Nachtschweifs (*Rückert*, a. a. O.).

Warmer Schweifs, selbst beim Stillsitzen (*Rückert*, a. a. O.).

Er schwitzt sehr leicht, bei geringer Veranlassung (*Rückert*, a. a. O.).

Weinerliche Traurigkeit und Aengstlichkeit (*Stapf*, a. a. O.).

Grofse Lustigkeit (n. 6 bis 12 St.), mit der bisweilen Stille, ja selbst Trübsinn auf einige Augenblicke abwechselt (*Rückert*, a. a. O.).

Ipekakuanha.

(Die geistige Tinctur der Wurzel *Cephaëlis Ipecacuanha Willd.*
aus Brasilien.)

Man wird aus beifolgenden, obschon noch nicht vollzähligen, Symptomen ersehen, dafs dieses so kräftige Gewächs bei weitem nicht etwa blofs dazu erschaffen worden ist, um eine gewaltsame Ausleerung des Magens durch Erbrechen zu bewirken (welches zu den zweckwidrigen Grausamkeiten der gemeinen Praxis in den meisten Fällen zu zählen ist), sondern um weit edlere und wichtigere Heilzwecke mit ihr zu erreichen. Ursprünglich zur Hülfe für die Herbstruhren ward sie nach Europa gebracht und defshalb Ruhrwurzel genannt. Es sind nun 120 Jahre, seit sie, durch Leibnitz empfohlen, zu dieser Absicht gemifsbraucht worden ist, aus der falschen Folgerung, weil sie einige Durchfälle stille, werde sie auch Ruhren heben, da doch diese gerade das Gegentheil von Durchfall, d. i. von zu häufigen, dünnen Stuhlgängen sind. Nun erst ist man davon abgekommen, weil die vielfältigste langjährige Anwendung derselben in Ruhren lehrte, dafs sie darin gar nicht taugt. Diese vielen unglücklichen Versuche, die nicht wenigen Kranken das Leben kosteten, hätten alle erspart

Ipekakuanha.

werden können, wenn man die reine, eigenthümliche Wirkung dieser Wurzel, und welche Krankheitzustände sie ursprünglich in gesunden Menschen erzeugen, welche ähnliche folglich sie in natürlich Kranken aufheben und heilen könne, vorher ausgeforscht gehabt hätte. Man würde da gesehen haben, wie man erst jetzt aus den beifolgenden Symptomen der Ipekakuanha sieht, dafs sie in Aehnlichkeitswirkung blofs das viele Blut in den Ruhrstühlen und einige Arten Bauchschmerzen bei diesen Krankheiten mindern, aber alle die übrigen, den Ruhren weit wesentlichern Zufälle nicht heben kann, da sie nicht ähnliche erzeugt.

Dagegen wird man aus ihren Symptomen erkennen, dafs sie z. B., so wie einige den ihrigen ähnliche Brechreize heben, so auch vorzüglich in Blutflüssen, in paroxysmenartigen, krampfhaften Engbrüstigkeiten und Erstickungskrämpfen, auch in einigen Arten von Tetanus (vorausgesetzt, dafs in allen diesen die übrigen Symptome des Kranken auch bei der Ipekakuanha in Aehnlichkeit angetroffen werden) specifische Heilwirkung äussern müsse, wie auch der Erfolg bestätigt.

Gewisse Arten von Wechselfiebern sind so geeignet, dafs diese Wurzel ihr angemessenes Heilmittel ist, was aus ihren eignen Symptomen hervorgeht, insofern sie mit denen des Wechselfieberfalles mehr homöopathische Aehnlichkeit, als mit den der übrigen Arzneien, haben. Hätte man sie nicht ganz passend hiezu gewählt, so hinterläfst sie das Fieber gewöhnlich in einem Zustande, wogegen nun Wohlverleih (in andern Fällen China, Ignatzsamen oder Kockel) das Heilmittel ist.

So werden auch einige Nachwehen vom unpassenden Gebrauche des Arseniks und von langwierigen Mifsbrauche der Chinarinde durch einige Gaben Ipekakuanha gehoben.

In allen diesen Fällen von homöopathischer Heil-Anwendung dieser Wurzel sind ebenfalls nur ganz kleine Gaben angezeigt. Ich gab bisher die verdünnte Tinctur zu einem Tropfen, welcher ein Milliontheil eines Grans Ipekakuanha-Kraft enthielt, habe aber aus der noch oft unnöthig starken Wirkung in vielen Fällen gesehen, dafs die Gabe zu homöopathischem Gebrauche (versteht sich, bei Entfernung aller andern, fremdartigen, arzneilichen Einflüsse) noch mehr verkleint seyn müsse.

Nur wo eine starke Vergiftung mit einer grofsen Gabe Mohnsaft zu besiegen ist, mufs eine grofse Gabe Ipekakuanha-Tinctur (zu 30, 40, 60 Tropfen der starken Tinctur) angewendet werden — wo nicht vielmehr starker Caffeetrank (oder Kampher) den Umständen nach angezeigt ist.

Die Ipekakuanha wirkt nur kurze Zeit; in grofsen Gaben kaum ein Paar Tage, in ganz kleinen etwa ein Paar Stunden.

Ipekakuanha.

Schwindel beim Gehen.
Stark stechender Schmerz im Wirbel des Hauptes.
In kurzen Anfällen ein fein und stark stechender Kopfschmerz, welcher in einer Stunde in ein Drücken ausartet (n. 8 St.).
Fein stechender Schmerz in der Stirne, welcher durch Befühlen des Theils erregt und verschlimmert wird.
5 Aeufserer Schmerz auf dem Seitenbeine des Hauptes, wie von einem Stofse mit einer stumpfen Spitze (n. ½ St.).
Kopfwch: Stechen und Schwere.
Reifsender Schmerz in der Stirne, der durch Befühlen des Theils erregt und verschlimmert wird.
Kopfweh, wie von Zerschlagenheit des Gehirns und Schädels, welches durch alle Kopfknochen hindurchdringt bis zur Zungenwurzel herab, mit Uebelkeit.
Drückendes Kopfweh.
10 Spannendes Kopfweh.
(Zusammenschnürender Kopfschmerz in der linken Schläfe und über der Augenhöhle) (n. 1 St.).
Ein bald in den Schläfen, bald über der Augenhöhle auf einer kleinen Stelle herausdrückender und fast bohrender Schmerz, welcher durch äufsern Druck verschwindet, und von Schliefsung der Augen sich mindert (n. 1 St.).

Beim Bücken starke Stiche über dem Auge, mit einer Empfindung, als wenn es geschwollen wäre (n. 20 St.).

Blasses Gesicht mit blauen Rändern um die Augen und grofser Schwäche, wie nach einer überstandenen, schweren Krankheit.

15 (Frieselausschlag auf der Stirne bis in die Haare hinein und auf den Backen.)

Leichter zu erweiternde Pupillen (n. 8 St.).

Trockenheit der Augenlider, mit Schläfrigkeit (n. 8 St.).

In den Lippenwinkeln Empfindung, als wenn sie wund wären, beim Befühlen und bei Bewegung der Lippen.

Eine beifsende Empfindung auf den Lippen.

20 Heftigster Schmerz des hohlen Zahns im Beifsen, sogleich, als wenn er herausgerissen würde, bis zum Lautheulen und Schreien, und darauf fort immerwährendes Reifsen darin (n. 1 St.).

Ein Schmerz in den Zähnen, als wenn sie herausgerissen würden, anfallweise (n. 8 St.).

Allzu grofse und fast schmerzhafte Empfindlichkeit aller Theile im Munde.

Eine beifsende Empfindung am Rande der Zunge.

Auf dem hintern Theile der Zunge und an der Gaumendecke eine Empfindung, wie vom Kauen der Marchantie oder des Draguns entsteht, welche den Speichel häufig herbeilockt.

25 Er mufs den Speichel beständig hinterschlingen (n. 1 St.).

Häufiger Zuflufs von Speichel, einige Stunden über.

Wenn man liegt, so läuft der Speichel aus dem Munde.

Stumpfe Stiche quer durch den Hals bis in das innere Ohr.

Ein Feinstechen im Schlunde (n. ½, 1 St.).

30 Schmerz beim Schlingen, als wenn im Schlundkopfe eine Geschwulst wäre (n. 1 St.).

Schwerschlingen, wie von einer Lähmung der Zunge und des Schlundes (n. 8 St.).

Ipekakuanha.

Schmerz im Schlunde, als wenn er allzu trocken, und rauh und wund wäre, welcher durch Niederschlucken des Speichels oder gewöhnlichen Getränks sich jedesmal nur auf kurze Zeit lindert (n. 1 St.).
Durstlosigkeit.
Fader Geschmack im Munde.
35 Während des Schluckens ein Geschmack im Halse, wie von ranzigem Oele (n. ¼ St.).
Das Bier schmeckt schaal (n. 2 St.).
Nach dem Essen Gähnen und Dehnen.
Brecherlichkeit und Erbrechen.
(Uebel und schwer im Unterleibe.)
40 Gefühl, als wenn der Magen schlaff herabhinge, mit Appetitlosigkeit (n. 1 St.).
Empfindung von Leerheit und Schlaffheit des Magens.
Unruhe im Unterleibe (n. ½ St.).
Zusammenziehende Empfindung unter den kurzen Ribben.
Starke Stiche im linken Hypochondrium (n. ½ St.).
45 Gefühl von höchster Ausdehnung und Auftreibung des Unterleibes.
Blähungskolik.
Ein raffendes Kneipen im Unterleibe, wie wenn man mit einer Hand zugriffe, so dafs jeder ausgebreitete Finger einen scharfen Eindruck in die Gedärme machte, durch Körperruhe zu besänftigen, durch die mindeste Bewegung aber auf's Höchste zu verstärken.
Kneipender Bauchschmerz in beiden Hypochondern und in der Gegend der Herzgrube (n. 3 St).
Schneidender Bauchschmerz um den Nabel, mit Schauder.
50 Schneidender Bauchschmerz auf der Seite in der Gegend des Nabels, welcher durch Befühlen und äufsern Druck sich verstärkt, mit weifsem, schäumigem Speichel im Munde und erweiterten Pupillen (n. ¼ St.).
Schneidender Bauchschmerz um den Nabel, als

wenn der monatliche Blutfluſs ausbrechen wollte, mit Frost und Kälte des Körpers, während innere Hitze nach dem Kopfe steigt (n. 2 St.).

Reiſsende Bauchschmerzen über dem Nabel.

(Stechende Leibschmerzen, und Brennen und Stechen im Mastdarme, mit Stuhldrang.)

(Lauchgrüne Stuhlgänge.)

55 (Dünner Stuhlgang, unter brennend stechendem Schmerze im Mastdarme und After.)

(Zitrongelbe Stuhlgänge.)

Durchfällige, gleichsam gegohrne Stühle (n. 1 St.).

Faulig stinkende Stühle.

Kothabgänge mit rothem, blutigem Schleime überzogen.

60 Stechend schneidend brennender Schmerz am Rande des Afters, wie bei hartnäckigen Hämorrhoiden (n. ¼ St.).

Starke Stiche im After.

Weniger, rother Harn. *)

(Aus der Harnröhre des Kindes flieſst mehre Tage eine eiterartige Flüssigkeit aus, mit beiſsendem Schmerze.)

Ein windender, ziehender Schmerz in den Hoden (n. 8, 10 St.).

65 Ein Drang und Pressen nach der Bärmutter und dem After.

Das zu Ende des Monatlichen abgehende Blut wird unterdrückt.**)

* * *

Wie trockner Schnupfen in der Nase, als wenn die innere Nasenhöhle zu trocken wäre (n. 3 St.).

---

*) M. s. 82.

**) Durch die Nachwirkung oder antagonistische Reaction des Organisms; denn die erste Wirkung der Ipekakuanha bringt Blutflüsse aus allen Oeffnungen des Körpers hervor, und vorzüglich bringt es Mutterflüsse hervor, und heilt jene, wie diese, homöopathisch, wenn die übrigen Symptome der Kranken mit denen von der Ipekakuanha (m. s. 51. 65. u. s. w.) in Aehnlichkeit stehen.

Ipekakuanha.

Empfindung von Trockenheit in der Nase und den Stirnhöhlen (n. 3 St.).
Schnupfen, mit ziehenden Schmerzen in allen Gliedern.
70 Röchelndes Geräusch in den Luftröhrästen, beim Athemholen.
Vormittags eine Beklemmung auf der Brust und kurzer Athem, als wenn er in vielem Staube wäre und er davor nicht athmen könnte.
Engbrüstigkeit.
Mehrstündige Engbrüstigkeit.
Abendliche Engbrüstigkeit.
75 Beklemmung der Brust nach dem Essen.
Die Brust thut inwendig weh, wie wund.
Ein Husten, der den Athem bis zum Ersticken hemmt.
Erstickungshusten, wobei das Kind ganz steif wird und im Gesichte blau (n. 10 St.).
Trockner Husten, von einem Kitzel im obern Theile des Kehlkopfs (n. 2, 3, 5 St.).
80 Husten, welcher von einer zusammenziehend kitzelnden Empfindung entspringt, die vom obern Theile des Kehlkopfs bis in das unterste Ende der Bronchien sich erstreckt (n. 4, 6, 7 St.).
Ein Husten, welcher nach dem Gehen in kalter Luft und beim Niederliegen, früh und Abends, unaufhörlich fortwährt, von tiefem Einathmen erregt; zugleich mit einem Leibschmerze, als wenn der Nabel herausgerissen werden sollte, und Hitze im (Kopfe) Gesichte und Schweifse an der Stirne.
Beim Husten Schmerz im Unterleibe, als wenn es zum Wasser drängte und der Harn nicht fortkönnte, wie bei Harnverhaltung.
Von Husten entsteht Brecherlichkeit ohne Uebelkeit (n. 1 St.).
Nach dem Husten klopfender Schmerz im Kopfe und der Herzgrube.
85 (Kneipende [zuckend reifsende?] Schmerzen von kurzer Dauer in der rechten Brust, unter der Achsel.)

Ipekakuanha.

(Zwischen den Schulterblättern Klammschmerz bei Bewegung.)
Kneipende Schmerzen im rechten Arme (n. 3 St.).
Die eine Hand ist kalt.
(Flechtenartiger Ausschlag an der Handwurzel und am After, welcher am meisten Abends nach dem Niederliegen jückt; nach dem Kratzen erscheinen rothe Buckeln auf der Haut, aber das Jücken hört doch nicht auf.)

90 Schmerz im Kniee, als wenn die Flechsen und Bänder durch Strapazen ermüdet wären.
Müdigkeit der Schenkel und untern Gliedmafsen (n. 8, 9 St.).
In den Wadenmuskeln ein Fippern und ein Kriebeln, wie bei Eingeschlafenheit eines Gliedes.
Kneipender Schmerz im rechten Fufse (n. 4 St.).
Ein ziehender Schmerz im Knochen des Oberarms und Oberschenkels, Abends nach dem Niederlegen (n. 5 St.).

95 Knacken und Knarren in den Gelenken.
(Hie und da am Körper stechende, von Bewegung erregte Schmerzen, die sich in brennende endigen.)
Schmerz in allen Knochen, wie Zerschlagenheit (n. 3 St.).
Schmerz in den Gelenken, wie er bei Eingeschlafenheit der Glieder gewöhnlich ist (n. 3 St).
Schläfrigkeit.

100 Schlaf (sogleich).
Schlaf mit halberöffneten Augen (n. 6 St.).
Schlaf voll Unruhe und Wimmern.
Wenn sie schlafen will, giebt's ihr in allen Gliedern Stöfse.
Er schrickt im Schlafe auf.

105 Von öfterm Wachen und schreckhaften Träumen unterbrochener Schlaf (n. 10 St.).
Früh, beim Erwachen, Aengstlichkeit im Blute, als wenn er grofse Hitze, oder stark geschwitzt hätte, oder aus ängstlichen Träumen erwacht wäre, wiewohl er weder heifs, noch schweifsig anzu-

Ipekakuanha.

fühlen war; zugleich eine Schwere im Kopfe, als wäre das Gehirn gedrückt.
Wimmernde Furchtsamkeit im Schlafe.
Zeichen von vorwärts und rückwärts biegender Rumpfstarre, Emprosthotonus und Opisthotonus*) (n. 10 St.).
Der Körper des Kindes ist steif ausgestreckt.

110 Steife Ausstreckung des ganzen Körpers, worauf ein krampfhaftes Zusammenfahren der Arme folgt (n. ¼ St.).
Jählinges, krampfhaftes Zusammenrucken der Arme.
Herzklopfen.
Herzklopfen, fast ohne Aengstlichkeit.
Schauder mit Gähnen (n. ½ St.).

115 Schauder, mit Aufstofsen.
Er hat gar keine Wärme im Körper.
Frostigkeit: er kann nicht die mindeste Kälte vertragen.
Immer Frost unter der Haut, und desto mehr, wenn sie sich an die Wärme setzt.
Ueberempfindlichkeit gegen Kälte und Wärme.

120 Er fror die ganze Nacht im Bette und konnte vor Frost nicht einschlafen.
Er wird kalt am Körper.
(Um vier Uhr Nachmittags) erst Schauder, dann Frost mit Kälte ohne Durst (n. 5 St.).
Hände und Füfse sind eiskalt und triefen von kaltem Schweifse, wobei die eine Backe roth, die andre blafs ist, und Gemüth und Körper sich höchst elend und matt fühlt, bei erweiterten Pupillen (n. 10 St.).
Aeufserliche Kälte und innerliche Hitze.)

125 (Aeufserliche Hitze, ohne innerliche) (n. mehren Stunden).
(Hitze und Röthe im Gesichte, ohne Durst.)
Abends Hitze des ganzen Körpers.

---
*) M. s. 78, 109, 110.

Nachmittags (gegen 4 Uhr) jählinge, allgemeine Hitze, mit Schweifs an den Armen und auf dem Rücken (n. 16 St.).

Schweifs um Mitternacht (n. 12 St.).

130 Er redet kein Wort.

Sein Ideengang ist sehr langsam.

Er hat an nichts Freude, es ist ihm nichts lieb.

Es ist ihm alles zuwider.

Stille, in sich gekehrte Verdriefslichkeit, die alles verschmähet.

135 Mürrisches Wesen, was alles verachtet, und will, dafs auch andre nichts achten und schätzen sollen.

Verdriefslichkeit: er hält sich für unglücklich.

Er ist bedenklich, befürchtend, und hält Kleinigkeiten für etwas Wichtiges (n. 6 St.).

Er ist verdriefslich und ärgert sich, dafs sein Geschäft ihm nicht geschwind genug von statten geht.

Er ist unbehülflich und ungeschickt und stöfst an alles an.

140 Höchste Ungeduld.

Er läfst den Muth sinken, und ist zur Aergernifs und zum Bösewerden höchst aufgelegt.

Das Gemüth ist voll Wünsche und Verlangen, und weifs selbst nicht, wozu?

Er wird sehr oft über die geringste Kleinigheit böse, und kann auch eben so leicht und schnell wieder gelassen werden (n. 5 St.).

Er wird über das geringste Geräusch aufgebracht.

145 Er ist höchst geneigt, unwillig und böse zu werden.

Das Kind schreit und heult heftig und ununterbrochen, und steckt die Fäustchen in den Mund; das Gesicht ist blafs und der Körper etwas kühl (n. 1 St.).

Beobachtungen Andrer.

Schwindel, als sollte er da und dorthin wanken, mit Verschwinden der Gedanken auf Augenblicke, blofs beim Gehen und vorzüglich beim Herumwenden (n. 2 St.) (*E. Stapf*, in einem Briefe).

(Abends) beim Gehen im Freien, ein Hin- und Herschwanken des Körpers nach beiden Seiten, wie von Trunkenheit, mit Kopfbetäubung (n. 10 St.) (*Chr. Fr. Langhammer*, in einem Aufsatze).

Schmerzhafte Schwere im Kopfe (n. 2 St.) (*Stapf*, a. a. O.).

Schwere im Kopfe, mit Schläfrigkeit (*J. G. Lehmann*, in einem Aufsatze).

(5) Spannend drückender Kopfschmerz im Hinterhaupte und Nacken, welcher bis in die Schultern zieht (n. 3 St.) (*Stapf*, a. a. O.).

Ein dumpfes Ziehen im Kopfe hin und her (sogleich) (*Lehmann*, a. a. O.).

Früh, nach dem Aufstehen aus dem Bette, reifsendes Kopfweh bis Mittag, Nachmittags geringer (n. 31 St.) (*Lehmann*, a. a. O.).

Ein heftig reifsender Kopfschmerz in der Stirne, welcher beim Bücken zunimmt (n. 2 St.) (*Lehmann*, a. a. O.).

Schmerzhaftigkeit des Hinterkopfs und Nackens, durch Bewegung des Kopfs erregt (n. 2½ St.) (*Stapf*, a. a. O.).

(10) Pupillenerweiterung (n. 2½ St.) (*Langhammer*, a. a. O.).

Augenbutter in den äufsern Augenwinkeln (n. 7½ u. 12 St.) (*Langhammer*, a. a. O.).

Rothe, entzündete Augen (*W. Scott*, in edinb. med. Comment. IV, S. 74.).

Augenentzündung (*Geoffroy*, traite de la mat. med. II. S. 157.).

Drückender Schmerz von der Ohrmuschel bis in's Trommelfell, welcher sich bis an die Hervorragung des Hinterhaupts zieht (n. 28 St.) (*Lehmann*, a. a. O.).

Ipekakuanha.

Beobachtungen Andrer.

(15) Taubhörigkeit des rechten Ohres, mit Drücken darin (*Lehmann*, a. a. O.).
Nasenbluten (*Murray*, medic. pr. Biblioth. III. S. 237. — *Geoffroy*, a. a. O. — *Lemery*, *) traité univ. des drog. simpl. S. 438.).
Empfindung von Hitze in den Wangen, auch äufserlich fühlbar, doch ohne Röthe (n. 3 St.) (*Stapf*, a. a. O.).
Lippen äufserlich voll Ausschlag (*Heller*, in *Hufel*. Journal XXVII, 1. S. 51.).
Lippen mit Schwämmen und Aussatz besetzt (*Heller*, a. a. O. S. 67.).

(20) Beifsen an den Lippenrändern, der Zungenspitze und den Seiten der Zunge, mit Zusammenflufs wässerigen Speichels im Munde und einigem Schmerze im Unterleibe (n. ½ St.) (*Stapf*, a. a. O.).
Speichelflufs (*S. Pye*, in med. Bemerk. und Unters. I. S. 244. — *Heller*, a. a. O.).
Starker Zusammenflufs des Speichels im Munde n. 2½ St.) (*Lehmann*, a. a. O.).
Krampfhaft zusammenziehendes Gefühl im Halse und auf der Brust (*Scott*, a. a. O.).
Böser Hals (*Geoffroy*, a. a. O.).

(25) Trockenheit und Rauhheit im Munde, vorzüglich im Schlundkopfe (n. ½ St.) (*Lehmann*, a. a. O.).
Der (gewohnte) Tabak schmeckt beim Rauchen ekelhaft und erregt Erbrechen (*Lehmann*, a. a. O.).
Gleich nach dem (gewohnten) Tabakrauchen, eine aus dem Magen entstehende Uebelkeit, mit Schlucksen, die erst nach mehrmaligem, zuletzt breiartigem Stuhlgange sich verlor (n. 14 St.) (*Langhammer*, a. a. O.).
Uebelig, weichlig, wabblich ist ihm (*Stapf*, a. a. O.).
Ekel, Uebelkeit und Heben zum Erbrechen (n. 1¼ St.) (*Lehmann*, a. a. O.).

(30) Beschwerliche Uebelkeit (*Clark*, bei *Murray*, Appar. Med. I. S. 814.).

*) Von in die Nase gezogenem Pulver.

Ipekakuanha.

Beobachtungen Andrer.

Weichlichkeit im Unterleibe, mit anfangendem Leibweh (*Lehmann*, a. a. O.).

Uebelkeit, wie vom Magen aus, mit leerem Aufstofsen und Zusammenflusse vielen Speichels (n. $\frac{1}{2}$ St.) (*Langhammer*, a. a. O.).

Aufstofsen aller 8 bis 10 Minuten, auch den folgenden Tag, mit Knurren im Bauche (*Lehmann*, a. a. O.).

Beim Bücken Erbrechen und Gefühl, als müfste er hinfallen (*Lehmann*, a. a. O.).

(35) Beim Bücken Erbrechen der vorher genossenen Speisen, ohne vorheriges Aufstofsen (n. 1$\frac{1}{2}$ St.) (*Lehmann*, a. a. O.).

Erbrechen einer gelben Schleimmasse (*Heller*, a. a. O. S. 54.).

Erbrechen grofser Schleimmassen (*Heller*, a. a. O. S. 57.).

Erbrechen grofser, übelriechender Schleimstücken (*Heller*, a. a. O. S. 54.).

Erbrechen grünen, gallertartigen Schleims (*Heller*, a. a. O. S. 51.).

(40) Erbrechen grasgrünen Schleims (*Heller*, a. a. O. S. 52.).

Heftigstes Wehgefühl im Magen (*Heller*, a. a. O. S. 53.).

Entsetzliche Schmerzen im Magen (*Heller*, a. a. O. S. 51.).

Unbeschreiblich weh um's Herz (Herzgrube?) (*Heller*, a. a. O. S. 54.).

Ein stumpf stechender Schmerz in der Herzgrube, wie mit einem spitzigen Holze (*Lehmann*, a. a. O.).

(45) Heftiges Stechen in der rechten Bauchdünnung, einige Minuten lang (*Lehmann*, a. a. O.).

Oefterer, flüssiger Stuhlgang, mit weichlicher Empfindung im Unterleibe (*Lehmann*, a. a. O.).

Purgiren (*Murray*, a. a. O.).

Grasgrüne Stuhlgänge (*Heller*, a. a. O. S. 53.).

Blutiger Stuhlgang (*Scott*, a. a. O.).

Beobachtungen Andrer.

(50) Kriebeln im After, als wollten Madenwürmer hervorkommen (*Lehmann*, a. a. O.).
Blutiger Harn (*Scott*, a. a. O.).
Oefterer Drang zum Harnen, mit wenigem Urinabgange (n. 2, 2¼ St.) (*Langhammer*, a. a. O.).
(Häufiges Harnen strohgelben Urins, der vor dem Lassen sehr drängt und brennt, ohne nachfolgenden Harnzwang (n. 2 St.) (*Stapf*, a. a. O.).
Urin trübe, mit Bodensatz, wie Ziegelmehl (*Heller*, a. a. O. S. 51. 65.).
(55) Beim Uebereinanderlegen der Oberschenkel ein Stechen in den Hoden (n. 2 St.) (*Langhammer*, a. a. O.).
Im Stehen ein wollüstiges Jücken an der Eichel, was zum Kratzen nöthigte (n. 3¼ St.) (*Langhammer*, a. a. O.).
Mutterblutfluſs — Erneuerung der vor 14 Tagen gehabten Reinigung (*Scott*, a. a. O.).

* * *

Heftiges, wiederholtes Nieſsen (*Lehmann*, a. a. O.).
Engbrüstigkeit (*Murray*, a. a. O.).
(60) Krampfhaftes Asthma mit einem starken Zusammenziehen im Halse und in der Brust, wobei eine besondere Art keichenden Lautes gehört ward *) (*Scott*, a. a. O.).
Jählinge Anfälle von beschwerlicher Kurzäthmigkeit, mit einem keichenden Laute in den Luftröhren (*Scott*, a. a. O.).
Zusammenziehen auf der Brust, mit Kurzäthmigkeit und keichendem Athem; sie muſste am offnen Fenster nach freier Luft schnappen, mit Gesichtsblässe, kaum fühlbarem Pulse und Erstickungsgefahr, von Abend bis früh 9 Uhr (*Scott*, a. a. O.).
Erneuerung der Engbrüstigkeit nach 24 Stunden, von Abends 10 Uhr an bis 10 Uhr früh, 8 Tage lang (*Scott*, a. a. O.).

---

*) Bei zwei Frauenzimmern vom Dunste des Pulvers in einem entfernten Zimmer, das Uebelbefinden dauerte 14 Tage lang.

Beobachtungen Andror.

Anfall von Erstickung, zwei bis drei Tage lang (*Scott*, a. a. O.).

(65) Husten eines dicken, widrig metallisch schmeckenden Schleims (*Scott*, a. a. O.).
Bluthusten (*Geoffroy*, — *Murray*, — *Scott*, a. a. O.).
Gegen Abend eine Stunde anhaltender, erstickender, angreifender, sehr entkräftender Husten (*Eberh. Gmelin*, Untersuch. üb. d. thier. Magnetismus, Heilbr. 1793.).
Abends zwischen 6 und 7 Uhr äufserst heftiger, convulsivischer Husten (*Gmelin*, a. a. O.).
Abends um 7 Uhr ein, eine halbe Stunde anhaltender, erstickender, äufserst entkräftender Husten, mit Kälte der Extremitäten (*Gmelin*, a. a. O.).

(70) Im linken Knie ein Schmerz, wie vertreten, vorzüglich beim Gehen, beim Sitzen seltner und unmerklicher (n. 1 S.) (*Stapf*, a. a. O.).
Schläfrigkeit und Trägheit in allen Gliedern (n. 2 St.) (*Lehmann*, a. a. O.).
Entkräftung (*Scott*, a. a. O.).
Schläfrigkeit, Müdigkeit (n. 2 St.) (*Stapf*, a. a. O.).
Unruhiger Schlaf (*Scott*, a. a. O.).

(75) Lebhafte, unerinnerliche Träume, auf oftes Erwachen, wie von Munterkeit, die Nacht (*Langhammer*, a. a. O.).
Schauerliche Kälte in den Gliedern, gleich, als wenn man sich vor etwas entsetzte (*Lehmann*, a. a. O.).
Eine stark zunehmende, fast brennende Hitze (Hitzgefühl) im Kopfe und dem ganzen Körper, doch bei kalten Händen und Füfsen; wie die Hitze auf's Höchste gestiegen war, entstand am Rumpf und Kopf einiger Schweifs mit einem beifsenden Jücken, vorzüglich am Halse (n. 1 St.) (*Lehmann*, a. a. O.).
Nachmittags und Abends Hitzgefühl, fast Brennen im Kopfe, in der Stirne und den Wangen, ohne Durst (n. 6 St.) (*Stapf*, a. a. O.).
Schweifs (*Fothergill*, Medic. obs. and inqu. VI.).

Beobachtungen Andrer.

(80) Nächtlicher Schweifs (*Cleghorn*, Diseases of Minorca, S. 230.).

Schweifs, einige Stunden lang (*Hillary*, Air and diseases of Barbadoes).

Sauerriechender Schweifs (*Heller*, a. a. O. S. 51. 54.).

Starker, saurer Schweifs, mit trübem Urin (*Heller*, a. a. O. S. 74.).

Unlust zu arbeiten (*Lehmann*, a. a. O.).

(85) Widerwille gegen literarische Arbeit; die Gedanken fehlen ihm (n. 29 St.) (*Lehmann*, a. a. O.).

Den ganzen Tag üble Laune; er hatte keine Lust zu reden und war zum Weinen geneigt (*Langhammer*, a. a. O.).

Heitre Laune: er hatte Lust zu sprechen und selbst zu spafsen*) (*Langhammer*, a. a. O.).

---

*) Heil-Nachwirkung nach vorgängigem, entgegengesetztem Gemüthszustande.

Meerzwiebel-Squille.

(Die geistige Tinctur der knolligen Wurzel von *Scilla maritima.*)

Zur Bereitung der Auflösung der Meerzwiebelkraft in Weingeist ist das Verfahren einfacher und vorzüglicher, dafs man aus einer möglichst frischen Meerzwiebel ein frisches Stück, 100 Gran schwer, herausschneidet, es in einem Mörsel, unter allmähligem Zusatz von 100 Tropfen Weingeist zu feinem, gleichartigem Breie stöfst, diesen dann mit 500 Tropfen Weingeist verdünnt und wohl vermischt, etliche Tage ruhig stehen läfst, und von der dann hell abgegossenen bräunlichen Tinctur 6 Tropfen mit 94 Tropfen Weingeist, mittels zehnmaligen Schüttelns, zur ersten Verdünnung ($\frac{1}{100}$) bringt.

Die hier unten verzeichneten Beobachtungen lassen sich noch um vieles vermehren; sie scheinen aber schon hinreichend, den Gebrauch, welcher bis jetzt von dieser Wurzel gemacht worden, zu beurtheilen und zu berichtigen, welches ich in einigen Anmerkungen zum Theil gethan habe.

Die Wirkungsdauer der Squille geht in grofsen Gaben auf 14 Tage; in kleinen ist sie verhältnifsmäfsig kürzer.

Murray und Tissot rühmen den Kampher als Antidot der Meerzwiebel, welches mit meinen Beobachtungen überein kommt.

Meerzwiebel.

Früh, beim Aufstehen aus dem Bette, ein Schwindel, als wenn er seitwärts fallen sollte (n. 48 St.).
Schwach im Kopfe und träumerig (n. 6 — 12 St.).
Nebelige Düseligkeit im Kopfe (n. 2 Min.).
Klemmender Kopfschmerz in den Seitentheilen des Kopfs (n. ½ St.).

5 Zusammenziehender Schmerz in beiden Schläfen.
Zuckender Stich in der rechten Schläfe bis in die Stirne.
Heftig ziehende Stiche in der rechten Schläfe; sie zogen die Hälfte des Gehirns zusammen.
Beim Schütteln des Kopfs ein Schwappern darin.
(Drückend reifsender Kopfschmerz, welcher die Geistesarbeiten nicht hindert) (n. 12 St.).

10 Kitzel im äussern Winkel des linken Auges.
Jücken im linken Auge (n. 24 St.).
Im rechten Auge eine zusammenziehende Empfindung.
Starke Erweiterung der Pupillen (n. 2 Minuten).
Die Pupillen verengern sich (n. 5 St.).

15 Ziehender Stich von der Stirne bis in's rechte Ohr.
(Im Innern beider Ohren reifsende Schmerzen.)
Scharfer Nasenschleim.
Wundheits-Empfindung an den Rändern der Nasenlöcher.

Ueber der Mitte der Oberlippe ein Ausschlag, welcher näfst und um sich frifst, wie ein Geschwür, mit stechendem Jücken.

20 Bläschen auf der Zunge.

Heraufgehende Stiche in beiden obern Spitzzähnen, wie wenn scharf kalte Luft in die Zähne zieht, beim Essen und Trinken, es mochte kalt oder warm seyn.

(Schmerz in den Unterkieferdrüsen) (n. 3 St.).

(Es schmeckt ihm alles sauer und bitter.)

Leeres Aufstofsen, mehre Stunden lang (n. 1 St.).

25 Oefteres Aufstofsen eines säuerlichen Geschmacks bis in den Mund.

Gänzliche Appetitlosigkeit; er kann gar nichts essen und hat doch einen unverdorbenen Geschmack.

Drückend stechender Schmerz in der linken Seite der Bauchmuskeln (n. 24 St.).

Gluckerndes Quellen in den Muskeln der rechten Bauchseite.

Kneipen im Unterbauche (n. 14 St.), welches den Tag darauf um dieselbe Stunde wieder kam, und durch Blähungsabgang sich erleichterte und verging.

30 Jücken am After.

Nach dem Harnen Harnzwang, ohne dafs Urin vorhanden war (n. 5 St., 3 Tage lang).

Harnzeiten nicht öfter, aber weniger Urin (3 Tage lang).

Oefteres Harnen*), ohne Vermehrung des Urins in den ersten St.).

---

*) Die Primärwirkung der Squille auf die Harnwege ist Anfangs grofser Drang zum Harnen 33., mit vielem Urinabgange [106.], vorzüglich wasserhellem [104.] [111.], wenigstens, wenn's auch nicht viel ist, wässerigem Harne [108.].

Nach Verflufs dieser ersten und positiven Wirkung der Squille erfolgt nach mehren Stunden die (Nachwirkung) Gegenwirkung des Organismus, als das Gegentheil der primären Arzneiwirkung, nämlich geringe Neigung zum Uriniren, geringe Absonderung des Harns und seltnerer Abgang desselben 32. 34. [102.], zuweilen von ge-

M e e r z w i e b e l. 269

Seltner Trieb zum Harnen und weniger Urinabsonderung (n. 20 St.).
35 Starker Drang zum Harnen sehr wenigen Urins (n. 40 St.).
(Urin heifs, und Stuhlgang mit unverdauten Theilen und sehr stinkend.)
Aengstliche, stumpfe Stiche in der Eichel.
Zusammendrückender Schmerz in den Hoden.

wöhnlicher Farbe [108.], öfter aber von dunkler Farbe [105.] 110.], und auch bei starkem Drange dazu, doch nur wenig 35., oder auch gar kein Harnabgang 31.

Weil man nun von jeher diefs Alles nicht wufste, nicht erforschte, und nicht einmal den Weg, diefs zu erfahren, kannte, so konnte man auch in Geschwulst-Krankheiten mehre tausend Jahre hindurch (undenkliche Zeiten vor den Griechen ward die Squille schon in Egypten zu dieser Absicht als das einzige Mittel angewandt) mit der Meerzwiebel so wenig wahre Heilungen vollenden, dafs die meisten Kranken dieser Art nur um desto eher und gewisser durch sie in's Grab gestürzt wurden. Immer freute man sich höchlich, dafs sie anfangs so viel Harn forttrieb, und frohlockte als über nächstens davon zu erwartende Heilung; man wufste aber nicht, dafs diefs blofs die Primärwirkung der Squille und in diesem Falle also nur das Entgegengesetzte des vorhandnen Krankheitszustandes, folglich, nur palliativ war, und sah dann mit Bedauern, trotz allen Steigens mit den Gaben, nichts als das Widerspiel (Nachwirkung) in Gang kommen, nämlich dunkeln und immer weniger Harn seltner und seltner abgehen.

Nur die wenigen unter den Geschwulst-Krankheiten (denn sie sind unzählig vielfach, und die Geschwulst ist nur ein einziges Symptom derselben, daher der Name Wassersucht, der sie alle in sich begreifen soll, als wären sie allesammt nur eine einzige, sich immer gleiche Krankheit — eine unverzeihliche Lüge der Pathologie ist), nur jene wenigen Geschwulstkrankheiten, deren Symptome überhaupt in ziemlicher Aehnlichkeit unter den positiven Meerzwiebel-Symptomen zu finden sind, deren Harnabgangs-Symptome aber insbesondere mit den angegebenen Primär-Symptomen der Squille möglichst übereinkommen (sie sind selten), können durch Squilla wirklich und dauerhaft geheilt werden. Weit eher werden sich die Arten abzehrenden Harnflusses (Diabetes) darbieten, wo diese in erster Wirkung Harnabsonderung mehrende Wurzel auch noch in Rücksicht der Aehnlichkeit der übrigen Symptome auf die Krankheit homöopathisch passend, als ein hülfreiches, specifisches Heilmittel befunden werden wird.

* * *
(Sie niefst etliche Mal die Nacht.)

40 (Schleimausflufs aus der Nase.)
Schnupfen, mit geschwürigen Nasenlöchern.
Stockschnupfen.
Ein Kitzel inwendig in der Gegend des Schildknorpels, der zum Husten reizte, wodurch jedoch der Kitzel noch vermehrt ward.
Es nöthigt ihn oft zum Tiefathmen, und diefs Tiefathmen reizt ihn zum Husten.

45 Oefterer Reiz zum trockenen, kurzen Husten von 4, 5 Stöfsen, hervorgebracht von einem Kitzel unter dem Schildknorpel.
Ein, Anfangs mit Auswurf begleiteter Husten. *)
Ein immerwährender Schleimauswurf (n. 2 St.).
Trockner, heftiger Husten, welcher einen Erschütterungsschmerz im Unterleibe und Trockenheit im Halse verursacht.
Beim Husten und im Gehen Schmerz auf der Seite des Unterleibes, als wenn ein Eingeweide herausbrechen wollte.

50 Husten bis zum Brechwürgen.
Beim Husten, beim Reden und von der mindesten Bewegung, ein unerträgliches Gefühl von Hitze, ohne äufserlich fühlbare Hitze (n. 20 St.).

*) Allen meinen Beobachtungen zufolge, erregt die Squille die Schleimdrüsen der Luftröhre und Luftröhräste, so dafs der Schleim beweglicher und dünner durch Husten ausgeworfen werden könne, blofs in ihrer ersten Wirkung; m. s. 46. 47. 52. [126.] [128.]. Daher kann ihr Gebrauch als sogenanntes Brust lösendes Mittel blofs palliativ seyn, das ist, sie mufs beim Fortgebrauche durchaus das Uebel vermehren, wenn die Vollheit der Brust von zähem, festsitzendem Schleime ein chronisches Uebel war, denn nach dieser ihrer ersten, Brust lösenden Wirkung erzeugt als Nachwirkung der Organism das Gegentheil, der Schleim der Bronchialdrüsen wird immer zäher und der Husten trockner; m. s. 43. 45. 48. [125.]. Eher würde diese Wurzel daher in übertriebner, allzu häufiger Schleimabsonderung in der Brust heilsam sich erweisen, wie schon Weickard empfahl.

Meerzwiebel.

(Vor dem Husten Röcheln, was nach dem Husten weg war.)

Auf der linken und auf der rechten Seite der Brust, unweit des Brustbeins, zuckende Stiche beim Einathmen (n. 24 St.).

Beim Ausathmen drückende, breite Stiche unter der letzten Ribbe an beiden Seiten (zwei Tage lang).

55 Stumpfe, breite Stiche in der untersten linken Ribbe, früh im Bette, worüber er aufwachte.

Ein ziehender Schmerz in der Brust (n. 8—12 St.).

Ziehender Stich von der letzten wahren Ribbe bis in die Achsel (n. 46 St.).

Ein, in Stich endigender, zusammendrückender Schmerz in der rechten Brustseite.

(In der rechten Seite der Brust, unter dem Arme, ein drückender; und wenn er sich bückt, ein pochender Schmerz; beim Befühlen aber schmerzte es, als wenn das Fleisch da los wäre.)

60 Spitzige Stiche am Ende des Schlüsselbeins, nach der Achsel zu, beim Ein- und Ausathmen.

Steifigkeit im Genicke (n. 12 St.).

In den Seiten-Halsmuskeln rheumatischer Schmerz.

Schweifs in der Achselhöhle.

Convulsivisches Zucken des linken Arms (im Stehen).

65 Convulsivisches Zucken der Ober- und Unterschenkel, im Sitzen (n. 24 St.).

Zerschlagenheit der Oberschenkel.

Müdigkeit der Oberschenkel.

Ein, vom obern Theile des Oberschenkels bis in die Fufszehen in einem Striche herabfahrendes Gluckern.

In der linken Kniekehle ein zusammenziehender Schmerz, welcher ihn nöthigte, das Knie zu krümmen, im Stehen.

70 Ziehender Schmerz im Unterschenkel.

Brennender Schmerz am Ballen des rechten Fufses, wie nach Erfrieren.

Schweifs an den Fufszehen.

Wundwerden zwischen den Gliedmafsen.

Unter den Schulterblättern, im Rücken und dem linken Oberarme ein Gluckern, wie Quellen.

75 Anhaltende, dumpfe, rheumatische Schmerzen am ganzen Körper, welche sich in der Ruhe vermindern und bei Bewegung sich vermehren (n. 6 — 24 St.).

Müdigkeit (n. 6 St.).

Gefühl von Schwere im ganzen Körper, wie von Mattigkeit (n. 8—12 St).

Schlaflosigkeit ohne auffallende Ursache.

Mehr innere, als äufsere Hitze im Gesichte, ohne Durst, die sich bei Bewegung des Körpers vermehrt, unter Frösteln des übrigen Körpers bei der mindesten Entblöfsung.

80 Vorzüglich im Gesichte, Hitze und Röthe bei der mindesten Bewegung und beim Reden (n. 10 St.).

(Trockne, äufsere und innere Hitze, ohne Durst, drei Stunden lang (n. ½ St.), darauf blofs innere, trockne Hitze, ohne Durst.)

Hitze im Kopfe, bei kalten Füfsen.

Jeden Nachmittag Hitze des Körpers, ohne Durst, mit kalten Füfsen.

Durst bei Abend-Frösteln, ohne innere oder äufsere Hitze.

85 Aergerlichkeit über Kleinigkeiten.

Muth, Gesetztheit.

Beobachtungen Andrer.

Uebelkeits - Schwindel, als wenn man sich lange in einem Kreise herumgedrehet hat (*Chr. G. Hornburg*, in einem Aufsatze).

Eingenommenheit des Vorder - und Hinterkopfs, wie nach einem Rausche, mit einem Drücken vorne und hinten im Kopfe (*F. Hartmann*, in einem Aufsatze).

Früh, nach dem Aufstehen, dumpfer, sumsender Kopfschmerz (*H. Becher*, in einem Aufsatze).

Früh, nach dem Erwachen, Schwere im ganzen Oberhaupte (*Becher*, a. a. O.).

(5) Eine aufserordentliche Schwere im ganzen Kopfe, als wenn er ihn nicht still halten könnte, blofs im Sitzen (*Hartmann*, a. a. O.).

Plattes Drücken über den ganzen Kopf, wie von einer Last (n. 12 St.) (*Becher*, a. a. O.).

Kurzdauerndes Drücken im Hinterhaupte (*Becher*, a. a. O.).

Drückender Schmerz im linken Stirnhügel auf einer kleinen Stelle (*Hartmann*, a. a. O.).

Drückend ziehender Schmerz in der Stirne (*Hartmann*, a. a. O.).

(10) Ein, von der linken zur rechten Seite ziehender, schnell vorübergehender Schmerz im Hinterhaupte (*Hartmann*, a. a. O.).

Einzelne, mit Ziehen verbundene, schmerzhafte Stiche in der Stirne, von der linken zur rechten Seite (*Hartmann*, a. a. O.).

Ein, in Stich sich endigendes Ziehen in der rechten Schläfe (n. ½ St.) (*Hartmann*, a. a. O.).

Ein ziehend stechender, lang anhaltender Schmerz im Hinterhaupte, im Sitzen (*Hartmann*, a. a. O.).

Etwas langsame Stiche in die rechte Stirne hinein (*Hartmann*, a. a. O.).

(15) Ein schmerzhaft eindringender Stofs im linken Stirnhügel (n. 1 St.) (*Hartmann*, a. a. O.).

Reifsender Kopfschmerz im Hinterhaupte (*Hartmann*, a. a. O.).

Beobachtungen Andrer.

Ein wühlender Kopfschmerz in der Stirne (*Hartmann*, a. a. O.).

Schmerzhafte Empfindlichkeit des Oberhauptes (*W. E. Wislicenus*, in einem Aufsatze).

Jedesmal früh schmerzhafte Empfindlichkeit oben auf dem Kopfe und Betäubung im Innern (*Wislicenus*, a. a. O.).

(20) (Fressendes) Jücken auf der Stirne und dem Kinne, als wenn ein Ausschlag hervorbrechen wollte, während des Kratzens verschwindend und gleich nachher wiederkehrend (*Becher*, a. a. O.).

Stiche im rechten Stirnhügel bis die Nase herunter (*Hartmann*, a. a. O.).

Das Aussehen des Gesichts wechselt, und ist bald sehr verfallen, bald munter, ohne Hitze oder Frostgefühl (*E. Stapf*, in einem Briefe).

Verzerrte, angespannte Gesichtszüge, grofse, erweiterte Augen und starrer Blick, mit Röthe der Backen, ohne Durst (*Hartmann*, a. a. O.).

Starrer Blick (*Hartmann*, a. a. O.).

(25) Das linke Auge ist sichtbar kleiner, als das rechte; das obere Lid des linken Auges ist wie geschwollen und hängt fühlbar etwas herab, und macht das Auge kleiner (*Stapf*, a. a. O.).

Die Augen schienen einige Minuten lang in kühlem Wasser zu schwimmen (*Stapf*, a. a. O.).

Starke Verengerung der Pupillen (sogleich) (*Chr. Teuthorn*, in einem Aufsatze).

Verkleinerung der Pupillen (n. ½ St.) (*Becher*, a. a. O.).

Verengerte Pupillen (n. 1 St.) (*Hartmann*, a. a. O.).

(30) (Sehr erweiterte Pupillen) (*Stapf*, a. a. O.).

Feines Brennen in den äussern Augenwinkeln (*Hornburg*, a. a. O.).

Wimmelndes Feinstechen im äussern Winkel des linken Auges (*Becher*, a. a. O.).

Heftiges Reifsen in beiden Augen zugleich, gleichsam hinter den Augäpfeln (*Becher*, a. a. O.).

Ein reifsender Schmerz hinter dem linken Ohre (*Hartmann*, a. a. O.).

Meerzwiebel.

Beobachtungen Andrer.

(35) Steifigkeit in den linken Halsmuskeln (*Hornburg*, a. a. O.).

Ein stechendes Jücken am Halse und an den Kinnbacken, wie von einem Floh, welches durch Kratzen nur auf einen Augenblick verging und nach demselben gleich wieder kam (*Hartmann*, a. a. O.).

Täglich bis zum siebenten Tage sich mehrende Blüthchen am Halse, die blofs beim Reiben schmerzen (n. 4 Tagen) (*Wislicenus*, a. a. O.).

Ziehen und Klemmen in den Halsmuskeln, auch ohne Bewegung (*Hornburg*, a. a. O.).

Die Haut am Halse wird, äufserlich, schmerzhaft empfindlich bei geringem Reiben des Halstuches, und zeigt röthliche, fast wund geriebene Stellen (n. 24 St.) (*Wislicenus*, a. a. O.).

(40) Es ist ihm klebrig und schleimig im Munde (*Stapf*, a. a. O.).

Weit hinten am obern Gaumen ist es rauh und kratzig (*Stapf*, a. a. O.).

Brandiger Geschmack im Gaumen, selbst während des Kauens der Speisen, welcher auch nach dem Essen blieb, und blofs während des Hinterschlingens der Speisen nicht gespürt wird (*Becher*, a. a. O.).

Brennen im Gaumen und Halse (*Hornburg*, a. a. O.).

Kratzendes Brennen im Gaumen, ähnlich dem Soodbrennen (n. 5, 6 Tagen) (*Wislicenus*, a. a. O.).

(45) Heifshunger (n. etlichen St.) (*Teuthorn*, a. a. O.).

Unersättlichkeit im Essen, was ihm wohl schmeckte; der Magen schien ihm voll und er hatte doch Appetit (*Hartmann*, a. a. O.).

Gänzliche Appetitlosigkeit (*J. H. Schulze et Schroeter*, Diss. Asthma rad. scillae usu sublatum, Halae 1735.).

Appetitlosigkeit, theils wegen Gefühls von Vollheit, theils weil die Speisen brandig schmeckten, theils weil ihm einige gar keinen Geschmack hätten, z. B. Fleisch und Suppe, andere hingegen widrig süfslich schmeckten, wie Brod und Butter (*Becher*, a. a. O.).

Meerzwiebel.

Beobachtungen Andrer.

Verdirbt die Efslust (*Bergius*, Mat. med. S. 278.).

(50) Der Geschmack des zu Geniefsenden ist vermindert und wie abgestumpft (*Wislicenus*, a. a. O.).
Schwacher Appetit (*Wislicenus*, a. a. O.).
Unschmackhaftigkeit der Rauchtabaks (*Hornburg*, a. a. O.).
Widrig süfslicher Geschmack aller Speisen, besonders des Fleisches und der Suppen (n. 48 St.) (*Becher*, a. a. O.).
Leeres Aufstofsen (*Stapf*, a. a. O. — *Hartmann*, a. a. O.).

(55) Kurzes Aufstofsen (*Stapf*, a. a. O.).
Aufstofsen eines widrigen Geschmacks (*Stapf*, a. a. O.).
Nach dem Mittagsessen Aufstofsen nach dem Geschmacke des Genossenen und Brechübelkeit (*Becher*, a. a. O.).
Uebelkeit mit Aufstofsen (*F. Walther*, in einem Aufsatze).
Reiz zum Erbrechen in der Magengegend (*Hornburg*, a. a. O.).

(60) Uebelkeit hinten im Halse und fast beständiges Zusammenlaufen des Speichels im Munde (n. 48 St.) (*Becher*, a. a. O.).
Beständiger Wechsel zwischen Brecherlichkeit in der Herzgrube und Durchfalls-Regungen im Unterbauche; ist das eine vorhanden, so fehlt das andre, doch mehr Durchfalls-Regungen (*Stapf*, a. a. O.).
Ungeheures Würgen zum Erbrechen (*Tissot*, Epist. med. pract. edit. Bald. S. 207. — *Muzell*, Wahrnehm. II. S. 34.).
Heftige Uebelkeit (*Muzell*, — *Bergius*, a. a. O. — *Cohausen*, Commerc. lit. Norimb. Vol. XII. sect. II. cap. 34.).
Erbrechen (*Muzell*, — *Cohausen*, a. a. O.).

(65) Magenschwäche (*Tissot*, a. a. O.).
Verderbt die Verdauungskraft des Magens (*Bergius*, a. a. O. .

Meerzwiebel.

Beobachtungen Andrer.

Schmerzhaftes Klemmen unterhalb der Brust in der Herzgrube (*Hornburg*, a. a. O.).
Feine Stiche an der linken Seite der Herzgrube (n. 32 St.) (*Wislicenus*, a. a. O.).
Magendrücken (*Zwelfer*, Pharmac. regia, S. 146.).

(70) Absetzendes Drücken in der Herzgrube (n. ½ St.) (*Becher*, a. a. O.).
Drücken, wie ein Stein, im Magen (*Schulze et Schroeter*, a. a. O.).
Ungeheurer Magenschmerz (*Lange*, Medicina dom. Brunsvic. S. 176.).
Entzündung der Eingeweide (*Zwelfer*, a. a. O.).
Unschmerzhaftes Kollern und Knurren im Unterleibe (*Hornburg*, a. a. O.).

(75) Kneipen im Unterleibe (*Walther*, a. a. O.).
Kneipen und Kollern im Unterleibe, wie von Blähungen, und sie gingen ab (n. 14 St.) (*Hartmann*, a. a. O.).
Blähungsstauchung und Schneiden im Unterbauche, ohne Abgang (*Becher*, a. a. O.).
Es kollert und poltert ruckweise im Unterbauche über der Schaamgegend, wie Blähungen, die jedoch nicht abgehen (öfterer im Gehen und Stehen, als im Sitzen), welches nach dem Essen schnell und dauerhaft verging (*Stapf*, a. a. O.).
Im Unterleibe Empfindung von Leerheit, wie wenn man gehungert hat (*Hartmann*, a. a. O.).

(80) Ziehender Schmerz im Unterleibe, beim Gehen verstärkt, und durch Zusammendrücken nicht zu mindern (n. 28 St.) (*Becher*, a. a. O.).
Reifsen durch den Unterleib, unterhalb des Nabels (n. 4 St.) (*Wislicenus*, a. a. O.).
Im Unterbauche, zwischen dem Nabel und der Schaamgegend, ein empfindlicher Schmerz (wie von Blähungen oder wie von einer Purganz, oder als sollte Durchfall entstehen) (n. 2 St.) (*Stapf*, a. a. O.).
Spannung des Unterleibes, der jedoch weich anzufühlen war (*Stapf*, a. a. O.).

Beobachtungen Andrer.

Schneidendes Kneipen im Unterbauche (*Hartmann*, a. a. O.).

(85) Empfindliche Schmerzhaftigkeit des bedeutend aufgetriebenen, jedoch weichen Unterleibes (*Stapf*, a. a. O.).

Beim jedesmaligen, auch öftern Befühlen des Unterleibes ging sogleich eine laute Blähung ab (*Stapf*, a. a. O.).

Häufiger Abgang von Blähungen (n. 24 St.) (*Becher*, a. a. O.).

Abgang kurz abgebrochener Winde (*Stapf* a. a. O.).

Häufiger Abgang sehr übelriechender Blähungen (n. 1 St.) (*Teuthorn*, a. a. O.).

(90) Unaufhörlicher Abgang geräuschvoller, sehr stinkender, starker Blähungen, wovon der Unterleib nur auf Augenblicke erleichtert wird (*Stapf*, a. a. O.).

Harter, weniger Stuhl, Abends (n. 12 St.) (*Becher*, a. a. O.).

Sehr harter, doch täglicher Stuhlgang (*Wislicenus*, a. a. O.).

Breiichter Stuhlgang, ohne Leibweh (*Becher*, a. a. O.).

Durchfälliger Abgang einer Menge brauner, ganz dünner, schleimiger, sehr stinkender Excremente, ohne Schmerz oder Zwängen, mit hervorsprudelnden Blähungen und gemischt mit Madenwürmern und einer Menge formloser, weifser Fäserchen (*Stapf*, a. a. O.).

(95) Durchfall von früh 2 Uhr bis 7 Uhr, zuletzt ganz wässerig, fast ohne Blähungen (*Stapf*, a. a. O.).

Mehrtägige Leibverstopfung (*Stapf*, a. a. O.).

Stechen am After beim Gehen (n. 8 Tagen) (*Wislicenus*, a. a. O.).

Mit Blut gefärbter Stuhlgang (*Tissot*, a. a. O.).

Grofser Drang zum Harnen und Stuhlgang; beim ersten Harnen ein dünner Stuhl ohne Leibweh (n. 10 Minuten) (*Hartmann*, a. a. O.).

(100) Beim zweiten Treiben auf den Harn erfolgte

Meerzwiebel.

Beobachtungen Andrer.

zugleich dünner Stuhl ohne Leibweh (*Hartmann*, a. a. O.).

Steter, aber vergeblicher Drang, den Harn zu lassen (n. ¼ St.) (*Walther*, a. a. O.).

Es scheint weniger Urin abzugehen, als gewöhnlich (n. 48 St.) (*Wislicenus*, a. a. O.).

Geringer Abgang wässerigen Harns (n. ½ St.) (*Walther*, a. a. O.).

Heftiger Drang zum Harnen; er leerte ungewöhnlich viel Urin aus, welcher wie Wasser aussah (n. 7 St.) (*Becher*, a. a. O.).

(105) Bei geringem Nöthigen zum Harnen, röthlicher Urin (von gewöhnlicher Menge) mit röthlichem Bodensatze, drei Tage lang (n. 20 St.) (*Becher*, a. a. O.).

Er kann den Urin nicht halten, weil die Menge des Harns zu grofs ist; er wäre ihm entgangen, wenn er mit dem Lassen nicht geeilt hätte (n. ¼ St.) — ein Zustand, welcher 12 Stunden anhielt (*Hartmann*, a. a. O).

Starkes Treiben des Urins *) (n. ¼ St. (*Hartmann*, a. a. O.).

Seltneres Harnen, als in gewöhnlichen Tagen, und geringere Absonderung eines nicht dunkeln Harns (n. 24 St.) (*Hartmann*, a. a. O.).

Blutiger Harn (*Tissot*, a. a. O. — *Caspari*, Diss. de Scilla, S. 11.).

(110) Braungelber, durchsichtiger Urin, welcher in geringer Menge abgesondert wird, und nach dem Stehen Flocken bildet **) (die ersten 8 St.) (*Teuthorn*, a. a. O.).

Oefteres Harnen ganz wasserhellen Urins; es thut ihm schnell Noth, zu harnen (n. 1 St.) (*Stapf*, a. a. O.).

---

*) Die Versuchsperson war sonst nur gewohnt, täglich zweimal mäfsig Urin zu lassen.

**) Schien eine Art Heilwirkung zu seyn, da die Versuchsperson vorher eine allzu häufige Absonderung und Ausscheidung des Harns hatte.

Beobachtungen Andrer.

Er wachte die Nacht zum Harnen auf (n. 18 St.) (*Teuthorn*, a. a. O.).

Stechen an der Mündung der Harnröhre und etwas weiter zurück (n. 2¼ St.) (*Wislicenus*, a. a. O.).

Stechender Schmerz in der Harnröhre beim Drücken zum Stuhl (n. 8 Tagen) (*Wislicenus*, a. a. O.).

(115) Bärmutter-Blutflufs (*J. G. Wagner*, Observ. clin. Lüb. 1737.).

* * *

Heftiges, anhaltendes Niefsen und Fliefsschnupfen (sogleich) (*Mofsdorf*, und *Wislicenus*, in einer schriftlichen Nachricht).

Beifsender Schnupfen mit öfterm Niefsen (n. 48 St.) (*Becher*, a. a. O.).

Früh Ausbruch starken, fliefsenden Schnupfens (n. 6 Tagen) (*Wislicenus*, a. a. O.).

Sehr heftiger Schnupfen; die Augen haben ein trübes, mattes Ansehn und laufen voll Wasser (Vormittags) (n. 7 Tagen) (*Wislicenus*, a. a. O.).

(120) Schweres, langsameres Ein- und Ausathmen (*Becher*, a. a. O.).

Engbrüstigkeit mit öfterem, schnellerem Athem, und Aengstlichkeit, so lange die Engbrüstigkeit anhielt (*Becher*, a. a. O.).

Engbrüstigkeit und Stechen in der Brust, welches beim Einathmen am beschwerlichsten ist (*Walther*, a. a. O.).

Beklemmung über die Brust, als wäre sie zu enge (*Walther*, a. a. O.).

Gelinder Hustenreiz im Halsgrübchen, im obern Theile der Luftröhre; er hüstelt einige Mal (n. 1 St.) (*Stapf*, a. a. O.).

(125) Husten mit vermindertem Auswurfe (n. 9 Tagen); bei jedem Hustenstofse schmerzhaftes Drücken in der Brusthöhle nach aufsen zu, und schmerzhafte Zusammenziehung der Bauchmuskeln (*Wislicenus*, a. a. O.).

Meerzwiebel.

Beobachtungen Andrer.

Früh Husten mit starkem, schleimigem Auswurfe (n. 7 Tagen) (*Wislicenus*, a. a. O.).

Lungenentzündung *) (*Zwelfer*, a. a. O.).

Früh plötzlich ein heftiger Husten, mit Stichen in der Seite bei jedem Hustenstofse, mit Auswurf (n. 6 Tagen); die Tage vorher war kaum eine Spur von Husten (*Wislicenus*, a. a. O.).

Stiche an der linken und rechten wahren Ribbe, zu gleicher Zeit (*Hartmann*, a. a. O.).

(130) Eine Art Seitenstechen (*Wagner*, a. a. O.).

In der linken Seite, gleich unter der letzten Ribbe, ein zusammenschnürender Stich, durch starkes Gehen erregt (*Teuthorn*, a. a. O.).

Stechen in der linken Seite (n. ¼ St.) (*Hornburg*, a. a. O.).

---

*) Wenn man die Beobachtungen der Aerzte aller Jahrhunderte nachschlägt, so findet man von Zeit zu Zeit, dafs die besten unter ihnen, auf empirischen Fund in der Erfahrung gestützt, sich der Squille mit dem vortrefflichsten Erfolge im Seitenstechen einiger Entzündungen der Brusteingeweide bedient haben, ungeachtet ihnen die grofse Schärfe dieser Wurzel auf der Zunge und innerlich, in gröfsern Gaben gereicht, recht wohl bekannt war. Es konnte auch nicht fehlen, dafs sie mit ihr so hülfreich seyn mufsten, wie sie waren, nach den vielen homöopathischen Primärwirkungen dieser Wurzel auf die Brust der Gesunden (m. s. 53. bis 55. 58. 60. [122.] und [127.] bis [135.]). Ungleich hülfreicher waren sie, als die gemeine Schule, welche, wie jetzt wieder Mode geworden, nach theoretischer Satzung blofs sogenannte Antiphlogistica und das unbarmherzigste Blutvergiefsen (Aderlässe) befiehlt, und eine ungeheure Menge Unglück damit anrichtet. Doch würden jene noch hülfreicher gewesen seyn in Heilung der hitzigen Seitenstiche, wenn sie nach den nun bekannt gemachten Symptomen der Squille die Fälle ihrer Anwendung noch genauer homöopathisch ausgesucht, und unter Entfernung aller fremdartigen Einflüsse auf den Kranken, und ohne Zumischung irgend einer andern Arznei, die Squille in den geeignetsten Krankheitsfällen nicht nur allein, sondern auch in gehörig kleiner Gabe zu reichen verstanden hätten, wozu ich in den meisten Fällen kaum ein Quintillionel, oft nur ein Sextillionel eines Grans Squille-Kraft, und noch weniger (nur einen sehr kleinen Theil eines Tropfens der Auflösung) zu geben am dienlichsten fand.

Beobachtungen Andrer.

Stiche in der Mitte des Schwerdknorpels, fast wie ein anhaltender Stich (*Hartmann*, a. a. O.).

Wiederkehrendes Seitenstechen (*Hornburg*, a. a. O.).

(135) Ungeheures Stechen neben dem Brustbeine herunter, dafs er nur sehr schwierig Athem holen konnte (*Hornburg*, a. a. O.).

Ein Drücken (Spannen?) in beiden Seiten von der Achselhöhle bis zum Unterbauche, am meisten beim Ausdehnen der Brusthöhle durch's Einathmen (n. 2 St.) (*Wislicenus*, a. a. O.).

Schmerzhafte Empfindlichkeit der Haut von einer Hüfte zur andern, über den Rücken herüber (n. 6 Tagen) (*Wislicenus*, a. a. O.).

Unschmerzhaftes Ziehen auf dem linken Schulterblatte (*Becher*, a. a. O.).

Schmerzhaftes Zucken über dem linken Schulterblatte (n. 8 Tagen) (*Wislicenus*, a. a. O.).

(140) Ausschlag von ganz rothen, in der Spitze mit etwas Eiter angefüllten Blüthchen auf dem Rücken, mit stichartigem Jücken und nach dem Kratzen mit brennend stechendem Jücken; den folgenden Tag war jedes mit einer kleinen Kruste bedeckt (*Hartmann*, a. a. O.).

Zwischen den Schulterblättern ein thalergrofser Fleck aus dichten, doch nicht zusammenfliefsenden Blüthchen oder Knötchen zusammengesetzt, mit kitzelndem (krabbelndem) Jücken, wie von einem Floh, was nach dem Kratzen sich in ein brennend stechendes Jücken verwandelt, aber nach einiger Zeit darauf wieder zum krabbelnden Jücken wird (*Hartmann*, a. a. O.).

An der Brust, unter dem rechten Arme, ein krabbelndes Jücken, was sich durch Kratzen nur auf kurze Zeit vertreiben läfst (*Hartmann*, a. a. O.).

Unschmerzhaftes Zucken und Palpitiren in den Muskeln des Oberarms (*Hornburg*, a. a. O.).

Langsamer Nadelstich in der Haut hin, von der Achsel bis in die Mitte des Oberarms (*Hartmann*, a. a. O.).

(145) Den Tag über öfteres Einschlafen der Hände

Meerzwiebel.

Beobachtungen Andrer:
beim Stützen des Kopfs, und der Untergliedmafsen beim Uebereinanderschlagen der Schenkel (*Becher*, a. a. O.).
In der Mitte der linken Mittelhand zuweilen ein Schmerz, wie Nadelstich (*Hartmann*, a. a. O.).
Zuckender Schmerz querüber in den Handgelenken (*Walther*, a. a. O.).
(Bei Behandlung mit den Händen erregt die Meerzwiebel im frischen Zustande Blasen auf denselben) (*Valentini*, hist. Simpl. reform. lib. II. Sect. 2. Cap. 34.).
Ein stichartig ziehender Schmerz von der linken Handwurzel bis in die Finger (*Hartmann*, a. a. O.).

(150) Empfindliches Stechen in den Gelenken beider Hände, auch ohne Bewegung (n. 3 Tagen) (*Wislicenus*, a. a. O.).
Kleine, rothe Flecke auf Händen, Füfsen, der Brust und am ganzen Körper, welche zu krätzartigen Blüthchen werden, wie fette Krätze, die sich an den Händen, zwischen den Fingern, an den Füfsen und dem ganzen Körper zeigt, mit brennendem Jücken (n. einigen Tagen) (*Muzell*, a. a. O.).
Stechen in beiden Oberschenkeln, wie mit Nadeln (*Hornburg*, a. a. O.).
Ziehender Schmerz in den Muskeln der beiden Oberschenkel (n. 7 St.) (*Becher*, a. a. O.).
Abgesetzt ziehender Schmerz an den Oberschenkeln, im Sitzen und Gehen (*Becher*, a. a. O.).

(155) Brennen und Jücken in der Haut (*Zwelfer*, a. a. O.).
Kalter Brand (*Zwelfer*, a. a. O.).
Erregt die Skirrhen (*Bergius*, a. a. O.).
Mit Fieber und Entzündung begleitete Skirrhen lassen von der Meerzwiebel Krebs befürchten (*Cranz*, Mater. med. II. S. 83.).
Schmerzen am ganzen Körper (*Tissot*, a. a. O.).

(160) Unruhe in den Ober- und Untergliedmafsen; er

Beobachtungen Andrer.

muſs sie ohne Unterlaſs bewegen, um sich zu erleichtern (n. 2½ St.) (*Hartmann*, a. a. O.).

Arge Gliederschmerzen (*Weikard*, vermischte Schriften, I. S. 245.).

Bald an diesem, bald an jenem Theile des Körpers ein Stechen (*Wislicenus*, a. a. O.).

Bei Nervenschwäche macht sie oft Zuckungen (*Cranz*, a. a. O.).

Krampfhafte Bewegungen (*Weikard*, — *Zwelfer*, a. a. O.).

(165) Convulsionen (*Tissot*, — *Lange*, a. a. O.).

Mattigkeit des ganzen Körpers, im Weitgehen sehr bemerkbar (*Wislicenus*, a. a. O.).

Oefteres Gähnen, ohne Schläfrigkeit (n. 2 St.) (*Hartmann*, a. a. O.).

Recken oder Ausdehnen der obern Gliedmaſsen, mit Gähnen, ohne Schläfrigkeit (n. 1½ St.) (*Hartmann*, a. a. O.).

Er fühlt sich mehr von der schlaflosen Nacht, als vom Durchfalle erschöpft, ist wüste im Kopfe und doch dabei ziemlich aufgeräumt und heiter (*Stapf*, a. a. O.).

(170) Abends, einige Stunden vor der Zeit, Schläfrigkeit (*Hartmann*, a. a. O.).

Schlaf mit lustigen Träumen (*Teuthorn*, a. a. O.).

Nach dem Mittagsessen Mattigkeit und Schläfrigkeit (*Hartmann*, a. a. O.).

Unruhiger Schlaf (*Hornburg*, a. a. O.).

Oefteres Aufwachen vom Schlafe und Herumwenden im Bette (*Becher*, a. a. O.).

(175) Herumwerfen im Bette (*Hornburg*, a. a. O.).

Traum, sein Körper sey zu einer so ungeheuern Dicke aufgeschwollen, so lebhaft, daſs er beim Erwachen sich befühlte, ob's wahr sey (*Becher*, a. a. O.).

Nachmitternachts (1 Uhr) wacht er auf mit Brecherlichkeit und Aengstlichkeit und holt einige Mal schwer Athem (*Stapf*, a. a. O.).

Früh, nach dem Erwachen und Aufstehen, Mattig-

Meerzwiebel. 285

Beobachtungen Andrer.

keit, besonders in den Oberschenkeln in der Hüftgegend (*Becher*, a. a. O.).

Nach einem ruhigen Schlafe ohne Träume, früh, ein wüstes Gefühl im Kopfe und Schwere desselben (n. 72 St.) (*Becher*, a. a. O.).

(180) Sehr kleiner, harter Puls, wie eine straffe Saite (*Stapf*, a. a. O.).

Der Puls sinkt beim Erbrechen bis zu 40 Schlägen herab (*Home*, Clinical Exper. S. 394.).

Schauder über den ganzen Körper, mit einiger Kälte der Haut (n. 6 St.) (*Wislicenus*, a. a. O.).

Beim Gehen, selbst in der geheizten Stube, ist es ihm kühl und frostig im Rücken und den Armen, im Sitzen nicht (*Stapf*, a. a. O.).

Eiskalte Hände in warmer Stube (n. 1½ St.) (*Hartmann*, a. a. O.).

(185) Eiskalte Hände und Füfse bei übrigens warmem Körper (n. ¼ St.) (*Hartmann*, a. a. O.).

Eiskalte Füfse (*Hartmann*, a. a. O.).

In der Nacht innerlicher Frost, mit äufserlicher Hitze, ohne Durst (n. 6 Tagen) (*Wislicenus*, a. a. O.).

(Nachmittags) grofse Hitzempfindung im ganzen Körper, doch ohne äufsere Röthe und ohne Durst, einige Stunden hindurch (n. 6 Tagen) (*Wislicenus*, a. a. O.).

Abends, gleich nach dem Niederlegen, äufsere Hitze mit innerm Froste (n. 7 Tagen) (*Wislicenus*, a. a. O.).

(190) Frost, und kurz darauf Hitze über den ganzen Körper (*Walther*, a. a. O.).

Hitze am ganzen Körper, wie von hitzigen Getränken, bei eiskalten Füfsen, ohne Schauder, ohne Durst und ohne Schweifs (*Hartmann*, a. a. O.).

Hitzempfindung im ganzen Körper, ohne Durst und ohne Schweifs (n. 2 St) (*Becher*, a. a. O.).

Früh Trägheit, mit Widerwillen gegen alle Art Kopfarbeit (*Hornburg*, a. a. O.).

Verdriefslichkeit zu Allem und Abneigung vor geistiger Thätigkeit (*Wislicenus*, a. a. O.).

Beobachtungen Andrer.

(195) Verdriefslichkeit zu jedem Geschäfte; er war gegen Andre kalt und antwortete nicht (*Becher*, a. a. O.).

Unaufgelegt zu denken, mit Niedergeschlagenheit (n. 1 St.) (*Walther*, a. a. O.).

Unaufgelegtheit zum Schreiben und Denken (*Becher*, a. a. O.).

Aengstlichkeit des Gemüths, Furcht vor dem Tode (*Stapf*, a. a. O.).

Aengstlichkeit (*Ludwig*, Adversaria med. Vol. II. S. 713. — *Cohausen*, a. a. O.).

(200) Grofse Aengstlichkeit (*Tissot*, a. a. O.).

Winseln (*Lange*, a. a. O.).

Heiteres, frohes Gemüth *) (*Teuthorn*, a. a. O.).

---

*) Vermuthlich Heilwirkung.

Stechapfel.

(Der aus dem frischen Kraute *Datura Stramonium* geprefste
und mit gleichen Theilen Weingeist gemischte Saft.)

Diese betäubende Pflanze zeigt in ihrer Erstwirkung, aufser sehr unangenehmen Gefühlen, die die Versuchs-Person doch nicht mit dem Namen „Schmerz" belegen kann, durchaus keine eigentliche Schmerzen. Wirklich als Schmerz deutlich gefühlte Empfindungen entstehen blofs in der Nachwirkung durch die nachgängige Reaction des Organism's, der nicht nur zum Gegensatze der gefühltödtenden Einwirkung des Stechapfels die natürliche, sondern, wie nach grofsen Gaben Stechapfels, selbst krankhaft erhöhete Empfindung (Schmerz) hervorbringt. Eben so erzeugt dieses Kraut in seiner Erstwirkung Leichtbeweglichkeit der dem Willen unterworfenen Muskeln und Unterdrückung aller Absonderungen und Ausleerungen, wovon in der Nachwirkung das Gegentheil entsteht, nämlich Lähmung der Muskeln und übermäfsige Ab- und Aussonderungen. Heilwirkend hingegen beruhigt er in angemessener Gabe einige krampfhafte Muskelbewegungen und stellt gehemmte Ausleerungen wieder her in mehren Fällen, wo Schmerzlosigkeit vorwaltet.

Blofs die in seiner ersten, eigenthümlichen Wirkung liegenden Krankheitszustände kann daher Stechapfel homöopathisch heilen.

Die Symptome der Nachwirkung, die nach allen narkotischen Arzneien weit zahlreicher, lauter und deutlicher, als bei den unnarkotischen sich an den Tag legen, dienen dem aufmerksamen Arzte dazu, mit dem Gebrauche derselben in Fällen Anstand zu nehmen, wo der Kranke schon mit solchen, der Nachwirkung ähnlichen Uebeln behaftet ist. So wird den Stechapfel ein ächter Arzt z. B. nie bei vollständigen Lähmungen oder eingewurzelten Durchfällen geben, oder da, wo heftige Schmerzen den Haupttheil der Krankheit ausmachen.

Aber welche unersetzliche Heilwirkung (ich rede aus Erfahrung) liegt nicht in der homöopathischen Anwendung der von Stechapfel eigenthümlich erzeugten Geistesstörungen gegen ähnliche natürliche Geisteskrankheiten, und wie wohlthätig wird er nicht in den (ähnlich von ihm zu erwartenden) convulsivischen Beschwerden!

In einigen epidemischen Fiebern mit ähnlichen Symptomen, als Stechapfel an Geist und Körper erzeugen kann, habe ich ihn hülfreich befunden.

So gewifs es verschiedene Abweichungen der Wasserscheu vom Bisse wüthiger Thiere giebt, so gewifs ist es, dafs wir sie nicht alle mit einer einzigen Arznei heilen können, und dafs wir Belladonna in einigen, Bilsenkraut in andern, und wieder in andern Fällen Stechapfel zu ihrer Heilung bedürfen, je nachdem der Inbegriff der Krankheitszeichen mit des einen, des andern oder des dritten Gewächses Symptomen die meiste Aehnlichkeit hat.

Mäfsige Gaben wirken nur 36 bis 48 Stunden, kleine, kürzere Zeit. Von sehr grofsen hat man mehrtägige Nachtheile zu befürchten, die theils Primär-, theils Nachwirkungen sind.

Die allzu heftigen Erstwirkungen tilgt Citronsäure oder die sie enthaltenden Beeren (Johannisbee-

S t e c h a p f e l.

ren, Berberitzen u. s. w.) weit kräftiger, als Essig. Tabakrauchen mindert sehr die Geistesbenebelung von Stechapfel. Auch soll der Weingeist, nach Falck, und kaltes Fufsbad, nach Plehwe, dienlich dagegen seyn.

Ein Tropfen, oft auch nur ein kleiner Theil eines Tropfens der trillionfachen Verdünnung des Saftes ist eine gehörige homöopathische Gabe, bei Entfernung aller andern, fremdartigen arzneilichen Einflüsse.

Stechapfel.

Trunkenheit (n. 8 St.).
Dummlichkeit im Kopfe.
Trunkenheit und Schwere im Körper (n. 1 St.).
Schwindel: der Kopf wird immer wie hintergezogen; dabei ist er äufserst schläfrig.
5 Im Kopfe eine widrige Leichtigkeit, mit Schwächegefühl darin.
Vermindertes Gedächtnifs.
Die Besinnungslosigkeit scheint mit einer innern Unruhe verbunden zu seyn und von ihr herzurühren.
Klemmender Kopfschmerz.
Die schwarzen Buchstaben deuchten ihm grau, und als wenn noch ein andrer, hellgrauer seitwärts oben daneben stände (eine Art Doppelsehen) z. B.
F
F*)
10 Die Gegenstände schienen immer eine schiefe Lage zu haben.
Es war ihm, als sähe er die Gegenstände durch grobe Leinwand, nur wie stückweise, und wie durchschnitten, z. B. von einem Gesichte blofs die Nase, u. s. w., gleich als wenn die Augen nur einen sehr kleinen Gesichtskreis hätten und

---

*) Da er während dieses Zustandes diese Erscheinung aufzeichnen wollte, so zeichnete er ein einziges F, und fuhr, um das zweite zu zeichnen, auf denselben Strichen hin, und glaubte dennoch die doppelte Erscheinung angedeutet zu haben.

Stechapfel.

er nur einen kleinen Punct auf einmal sehen könnte.

Er glaubt um weifse Sachen, z. B. um ein Stück Papier herum, einen röthlich grauen Rand zu sehen.

Er konnte beim Lesen keine Sylbe herausbringen; die Buchstaben schienen sich zu bewegen und unter einander zu laufen.

Sehkraft abgestumpft, wie Nebel vor den Augen, als sähe er die Gegenstände durch ein Glas trüben Wassers; die Gegenstände schienen wie zerflossen und wie allzu entfernte Dinge.

15 Fast gänzliche Blindheit, 6 Stunden lang, worauf die folgenden Tage (in der Nachwirkung) ein Drücken, wie aus der Mitte des Augapfels heraus bei jedem Lichtwechsel erfolgte, entweder wenn er in die Sonne kam oder jähling in's Dunkle.

Sehr deutliches Sehen, deutlicher, als im gewöhnlichen Zustande.*)

Geschwollene und entzündete Augenlider.

Unwillkührliches Thränen.

Klopfender Zahnschmerz, als wenn ein Theil der Zähne herausfallen sollte.

20 Gefühl, als wenn der innere Mund roh und wund wäre (n. 24 St.).

Trockenheit im Halse.

Gewaltige Trockenheit im Munde, so dafs er kaum einen Bissen Semmel geniefsen kann; sie schmeckt ihm wie Stroh.

Grofse Trockenheit im Munde, so dafs er keinen Speichel ausspucken kann, bei feucht anzusehender, reiner Zunge.

Speichelflufs.

25 Würgen in der Kehle.

Gaumenvorhang tief herabgezogen; Speisen und Getränke gingen mühsam und mit kratzendem Schmerze des Gaumenvorhangs hinter.

Unvermögen zu schlingen.

---

*) Heil-Nachwirkung nach 24 St.

Schwieriges Schlingen, mit stechendem Schmerze im Schlunde.
Schwieriges Schlingen, mit (drückendem) Schmerze in den Unterkieferdrüsen.
30 Verlust des Appetits.
Vermehrter Appetit.
Uebelkeit, Ekel.
Gallerbrechen nach geringer Bewegung, selbst schon beim Aufsitzen im Bette.
Stete Bitterkeit im Munde, und es schmecken ihm auch die Speisen bitter.
35 Drücken am Herzen.
Starker Bauchschmerz, als wenn er angeschwollen wäre; schon beim Berühren der Seite war der Unterleib schmerzhaft.
Reifsender Schmerz im Unterleibe, als wenn der Nabel herausgerissen würde, der dann in die Brust zieht.
Empfindung, als wenn der Unterleib auf das Aeufserste ausgespannt wäre.
Eine, nicht harte Auftreibung des Unterleibes.
40 Abgang geronnenen Blutes aus dem After.
Mehrtägiger Goldaderflufs.
Sechstägige Leibverstopfung, ohne Beschwerden von Vollheit oder Anspannung des Unterleibes.
Unterdrückung aller Ausleerungen.
Der Harn ging ohne alle Kraftäufserung ab; er konnte ihn wohl zurückhalten, es deuchtete ihm aber immer, als hätte er nicht die Kraft, den Harn zu halten und den Blasenhals zu schliefsen; dabei war zugleich das Gefühl, als sey die Harnröhre zu enge und unvermögend, sich auszudehnen.
45 Leistenbeule.
Vermehrte Monatreinigung; das Blut geht in grofsen, geronnenen Stücken ab.
Allzu starker Abgang des Monatlichen, Mutterblutflufs, mit ziehenden Schmerzen im Unterleibe, den Dickbeinen, und andern Gliedmafsen.

* * *

Stechapfel.

Die Nase scheint ihm verstopft und trocken zu seyn, ob er gleich Luft durch dieselbe hat.
Schweres Athmen.
50 Beengtes Athmen.
Ein drückender Schmerz in der Brust und dem Brustbeine, der durch Reden erregt wird.
Empfindung, als wenn sich etwas in der Brust herumkehrte; hierauf Hitze im Gesichte.
Zerschlagenheitsschmerz im Rücken und dem Unterleibe, bei Bewegung erregbar (n. 12 St.).
Schmerz im Rücken und in der Schulter, wie zerschlagen (n. 12 St.).
55 Ein Fleck im Rücken, welcher durch Berührung und für sich schmerzt.
Ein kleiner, beim Berühren ziehend schmerzhafter Fleck am Rücken.
Ziehend reifsende Schmerzen im Rücken und Oberbauche (n. 1 St.).
Ziehender Schmerz in der Mitte des Rückgrates, mit ziehendem Schmerze gegenüber im Hintertheile des Magens.
Ziehender Schmerz mitten im Rückgrate.
60 Ziehende Schmerzen im Kreuze.
Zittern der Arme beim Essen.
Ziehende Schmerzen in den Dickbeinen.
Schwanken der Glieder beim Gehen und Stehen.
Zittern des einen und mehrer Glieder.
65 Zittern einer gesunden Hand beim Essen.
Convulsionen der Gliedmafsen.
Alle Glieder am Leibe thaten weh.
Eingeschlafenheit der Glieder.
Gefühl, als wenn jeder Theil der Gliedmafsen im Gelenke von dem andern völlig abgesondert wäre, und nicht wieder zusammengefügt werden könnte.
70 An mehren Stellen des Körpers, und auch im Handteller, eine Menge Ausschlagsknötchen, wie Quaddeln, schon für sich stechenden Jückens, wie von Brennnesseln, was sich durch Reiben vermehrte.

Unbeweglichkeit der Glieder, sie kann sich nicht rühren (eine Art Katalepsie).
Schwäche des Körpers, Müdigkeit der Füfse.
Heftiges Verlangen, sich niederzulegen.
Nach dem Niederlegen, in der Nacht, schneidender Schmerz im Brustbeine, welcher beim Abgang der Blähungen verschwindet, aber wiederkommt.

75 Unruhiger Schlaf.
Früh schweres Erwachen.
Lebhafte, geschichtliche Träume.
Er schläft öfters ein, und beim Aufwachen nimmt er ein komisch majestätisches Ansehn an.
Kälte der Gliedmafsen.

80 Kälte des ganzen Körpers.
Kälte und Frost, acht Stunden lang.
Die Füfse waren früh sehr kalt und doch höchst empfindlich gegen jedes kalte Lüftchen.
Hitze im Gesichte.
Empfindung von Hitze im Gesichte, wenn Frost und Kälte vorüber sind.

85 Heifswerden.
Er deckt sich in der Hitze sorgfältig zu; steckt er aber nur einen Finger aus dem Bette hervor, so befallen ihn sogleich die Schmerzen heftig.
Fieber: erst Hitze im Kopfe, dann Kälte des ganzen Körpers, dann Hitze des ganzen Körpers, mit Angst — Schlaf in der Hitze, und nach dem Aufwachen sehr heftiger Durst, dafs es ihn im Gaumen sticht, bis er trinkt.
Nachts gelinder Schweifs.
Hitze und Schweifs über und über, ohne Durst (n. 5 St.).

Ausbruch rothen Friesels über die Haut.
(Gestaltlose, flohstichartige Flecke am Arme) (n. 3 St.).
Geschwätziger Wahnsinn: er klagt, ein Hund zerbeifse und zerfleische ihm die Brust.
Er glaubt zu sterben und den Abend nicht zu erleben; er freute sich zu sterben und macht Anordnungen zu seinem Begräbnifs, bei übrigens

Stechapfel.

gutem Verstande, und ohne sich sonderlich übel zu befinden.

Abends, nach dem Niederlegen, im Bette, sehr traurig, mit Todesgedanken und heftigem Weinen.

95 Verzweiflung.

Grofse Verdriefslichkeit bis zur Heftigkeit, und gleich darauf Geneigtheit zum Lachen und Lautlachen.

Beobachtungen Andrer.

Schwindel (*King*, im phys. med. Journale. Leipzig 1800. März. — *Vicat*, plant. venen. de la Suisse, S. 248. — *Greding*, in *Ludw*. Advers. I. S. 285.).
Schwindel (sogleich) (*Du Guid*, bei *Sauvages*, Nosol. II. S. 241. — *Abr. Swaine*, Essays phys. and lit. II. Edinb. 1756. S. 247.).
Schwindel, mit Gesichtsröthe (*Greding*, a. a. O. S. 302.).
Schwindel, mit Bauchweh und Trübsichtigkeit, wie Flor vor den Augen (*Greding*, a. a. O. S. 327.).
(5) Schwindel, mit Durchfall (*Greding*, a. a. O. S. 306.).
Schwindel, Kopfweh, Trübsichtigkeit, heftiger Durst, zäher Schleim im Munde, Kollern im Leibe und Schmerz im Oberbauche (*Greding*, a. a. O. S. 300.).
Achttägiger Schwindel (*Pfennig*, in *Hufel*. Journal XIV. 1. S. 158.).
Schwindel, so dafs er wie trunken hin und her wankte (*D. Crüger*, in Misc. Nat. Cur. Dec. III. Ann. 2. obs 68.).
Es wird ihm schwindlig im Sitzen und Stehen, in der Stube; er wankt (*Carl Franz*, in einem Aufsatze).

(10) (Vier Morgen nach einander) nachdem er aus dem Bette aufgestanden ist, Schwindel, Mangel an Gedanken; es schwebt ihm alles nur düster und entfernt vor dem Gedächtnisse (Gedächtnifsschwäche), und es ist ihm wie Flor vor den Augen, zwei Stunden lang (*Franz*, a. a. O.).
Wanken (*Pfennig*, a. a. O.).
Wanken, wie von Trunkenheit (*Du Guid*, a. a. O. *Swaine*, a. a. O.).
Er schwankt beim Gehen (*Fr. Hahnemann*).
Er wankt in der Stube herum und scheint etwas zu suchen (*Franz*, a. a. O.).
(15) Er stöfst sich jedesmal in der Thüre, wenn er hinaus geht (*Franz*, a. a. O.).

Stechapfel, 297

Beobachtungen Andrer.

Trunkenheit (*Kaaw Boerhaave*, Impet. fac. Hipp. L. B. 1745, S. 282. — *Brera*, bei *Harles* in Bemerk. üb. d. Behandl. d. Hundswuth. Frft. a. M. 1809, 4.).
Trunkenheit mit Durste und starkem Flusse brennenden Harns (*Greding*, a. a. O. S. 301.).
Drang des Blutes nach dem Kopfe (*Schroer*, in *Hufel*. Journal X. 1. S. 195.).
Hitze des Kopfs und funkelnde Augen (*Greding*, a. a. O. S. 302.).

(20) Schlagflufs (*Büchner*, Bresl. Samml. 1727.).
Kopfschwäche (*Greding*, a. a. O. S. 307.).
Schwere im Kopfe (*A. F. Wedenberg*, Diss. de Stramonii usu in morbis convulsivis, Ups. 1773, 4.)
Betäubung des Kopfs (*King*, a. a. O. — *Greding*, a. a. O. S. 271.).
Kopfbetäubung mit Trübsichtigkeit (*Greding*, a. a. O. S. 290.).

(25) Dummheit (*Fowler*, in Medical and philos. Comment. V. S. 161.).
Sie sitzt verstandlos und unbeweglich da, wie ein Götzenbild (*Fowler*, a. a. O.).
Dummlichkeit im Kopfe (*Fr. Hahnemann.*).
Verdunkelung aller Sinne (*Du Guid*, a. a. O.).
Nach Verdunkelung aller Sinne und Aengstlichkeit, rother Friesel auf dem Rücken, mit Schweifs (*Greding*, a. a. O. S. 289.).

(30) Höchste Unempfindlichkeit aller Sinne (*Pfennig*, a. a. O.).
Gefühllosigkeit (*Swaine*, a. a. O. — *Vicat*, a. a. O.)·
Kopfweh (*Greding*, a. a. O. S. 285. — *Fowler*, a. a. O.).
Heftiges Kopfweh (*Greding*, a. a. O. S. 293. — *Döderlin*, Comm. lit. Nor. 1744. S. 15. — *Fowler*, a. a. O.).
Stumpfer Kopfschmerz (*Stoerck*, lib. de Stram., Acon., Hyoscyam. Viennae 1762. S. 5.).

(35) Schmerz im Kopfe und im Becken (*Greding*, a. a. O. S. 276.).

Beobachtungen Andrer.

Kopfweh, mit Anorexie (*Greding*, a. a. O. S. 278.).

Abwechselnd Kopfweh und Leibauftreibung (*Greding*, a. a. O. S. 279.).

Klopfendes Kopfweh in der rechten Schläfe, mit Durchlauf (*Greding*, a. a. O. S. 310.).

Schwindlichtes Kopfweh, mit Ohnmacht und Durst (*Greding*, a. a. O. S. 327.).

(40) Kopf- und Augenschmerzen (*Greding*, a. a. O. S. 325.).

Starkes Kopf- und Zahnweh, mit starkem Thränenflusse (*Greding*, a. a. O. S. 325.).

Convulsionen des Kopfs und der Arme, mit Schlucksen (*Greding*, a. a. O. S. 232.).

Krampfhaftes Ziehen blofs des Kopfs, mit Schnarchen (*Greding*, a. a. O. S. 333.).

Krampfhaftes Ziehen blofs des Kopfs und der Augen, mit Zähneknirschen (*Greding*, a. a. O. S. 332.).

(45) Oefteres Aufrichten des Kopfs vom Lager (*Pfennig*, a. a. O.).

Krampfhaftes Ziehen blofs des Kopfs auf beide Seiten, mit Schreien und Erhebung der Arme über den Kopf (*Greding*, a. a. O. S. 298.).

Früh Hin- und Herbewegen des Kopfs, mit ungeheuerm Durste (*Greding*, a. a. O. S. 302.).

Hin- und Herbewegen des Kopfs, welches durch Schlucksen unterbrochen ward (*Greding*, a. a. O. S. 302.).

Geschwollenes, von Blute strotzendes Gesicht (*Kellner*, Bresl. Samml. 1727.).

(50) Gesichtsgeschwulst (*Fowler*, a. a. O.).

Geschwulst des Gesichts bei sehr rothen Backen und Lippen (*J. F. Lobstein*, Obs. de Stram. sem. virt. venen. in Append. Diss. *Spielmann et Guerin*, de plant. venen. Alsat. Argent. 1766.).

Gesichts-, Augen- und Zungengeschwulst (*Fowler*, a. a. O.).

Geschwulst und Röthe der Augen und des Gesichts (*Fowler*, a. a. O.).

Stechapfel. 299

Beobachtungen Andrer.

Röthe des Gesichts (*Kaaw Boerhave*, a. a. O. — *Pfennig*, a. a. O. — *Döderlin*, a. a. O.).

(55) Die Haut der Stirne ist gerunzelt, der Blick starr, das ganze Gesicht verstört und schrecklich (n. 3 St.) (*Franz*, a. a. O.).

Sein Gesicht ist anfangs freundlich, bis auf die stieren Augen; zuletzt wird es aber durch tiefe Falten, die vom innern Augenwinkel nach der Wange hin laufen, und durch Falten über den Mundwinkel von den Nasenflügeln herab und durch zusammengerunzelte Augenbrauen ganz entstellt, und durch die funkelnden Augen anfangs furchtbar; nach einer Stunde aber durch trübe Augen verstört (n. $\frac{1}{2}$, 2 St.) (*Franz*, a. a. O.).

Anfangs ist sein Gesicht, bis auf die erweiterten Pupillen, ganz freundlich, dann aber verstört, wie das eines Geängstigten, mit tiefen Furchen und Stirnrunzeln (*Franz*, a. a. O.).

Das Gesicht ist an den Backen roth und gedunsen, oben aber eng zusammengezogen und finster (*Franz*, a. a. O.).

Oeftere Gesichtsröthe mit stieren Augen (*Greding*, a. a. O. S. 232.).

(60) Rothlauf auf der rechten Seite der Backen, der Nase und des Gesichts (*Greding*, a. a. O. S. 276.).

Blässe des Gesichts (*Greding*, a. a. O. S. 293. und 307.).

Sehr häufiger Gesichts- und Stirnschweifs (*Greding*, a. a. O. S. 334.).

Ganz zusammengezogene Pupillen, welche sich fast gar nicht im Dunkeln erweitern; er sieht alles weit kleiner und entfernter, und wie ein vom Lichte Geblendeter (n. $\frac{1}{4}$ St.) (*Franz*, a. a. O.).

Erweiterung der Pupillen (*King*, a. a. O. — *Kaaw*, a. a. O. — *Vicat*, a. a. O.).

(65) Aeufserst erweiterte Pupillen, mit Verdunkelung des Gesichts (*Brera*, a. a. O.).

Pupillen höchst erweitert (n. $3\frac{1}{2}$ St.) (*Franz*, a. a. O.).

Nach Essigtrinken werden die Pupillen wieder höchst verengert (*Franz*, a. a. O.).

Beobachtungen Andrer.

Erweiterte, unbewegliche Pupillen (*Pfennig*, a. a. O. — *Schroer*, a. a. O.).

Trüber, trauriger Blick (*Du Guid*, a. a. O.).

(70) Funkelnde Augen, bei Klagen über das Blenden der Sonnenstrahlen, und Appetitlosigkeit (*Greding*, a. a. O. S. 273.).

Glänzende Augen (*Kaaw*, a. a. O.).

Stiere Augen (*Pfennig*, a. a. O.).

Starre, schlummerige Augen (*Swaine*, a. a. O.).

Brennen der Augen, mit Trübsichtigkeit und starkem Schweifse (*Greding*, a. a. O. S. 314.).

(75) Drücken und Spannen in beiden Augen, sechs Tage lang (n. 2 St.) (*Fr. Hahnemann*).

Drücken in den Augenlidern, als wären sie geschwollen, was sie auch sind, oder als würden sie vom Schlafe befallen; daher eine grofse Neigung zum Schlafen, die er aber diefsmal noch überwindet (n. 3½ St.) (*Franz*, a. a. O.).

Geschwürige Augenlider (*Greding*, a. a. O. S. 272.).

Nachts zusammengeklebte Augenlider (*Greding*, a. a. O. S. 288.).

Geschwulst der Augen (*Fowler*, med. Edinb. Comment. V. S. 170.).

(80) Verschwollene Augen mit ganz erweiterter Pupille und Verdrehung der Augäpfel nach allen Seiten (*Lobstein*, a. a. O.).

Es zieht ihm die Augen zu, es wird ihm schwarz vor den Augen (*Franz*, a. a. O.).

Herabhängen des obern Augenlides, wie von einem Krampfe des Kreismuskels erzeugt (*Franz*, a. a. O.).

Das Weifse der Augen und die Ränder der Augenlider sind roth, die Augen thränen sehr (*Franz*, a. a. O.).

Die Augen sind äufserst empfindlich gegen das Tageslicht, sie thränen (n. 24 St.) (*Franz*, a. a. O.).

(85) Thränen des linken Auges (*Greding*, a. a. O. S. 300.).

Thränen des rechten Auges (*Greding*, a. a. O. S. 300.).

Thränen beider Augen (*Greding*, a. a. O. S. 300.).

Stechapfel. 301

Beobachtungen Andrer.

Ohne Besinnung vergiefst er Thränen (*Greding*, a. a. O. S. 267.).

Thränen beider Augen, mit Gesichtsverdunkelung (*Greding*, a. a. O. S. 300.).

(90) Die verschlossenen Augen öffnete er blofs, wenn er angeredet ward (*Pfennig*, a. a. O.).

Trübsichtigkeit (*Greding*, a. a. O. S. 271. 273. 274. 280. 283.).

Gesichtsverdunkelung (*Greding*, a. a. O. S. 264. 275. — *J. L. Odhelius*, Mem. sur l'us. du Stramonium. Par. 4. 1773.).

Grofse Gesichtsverdunkelung (*Greding*, a. a. O. S. 293.).

Höchste Gesichtsverdunkelung (*Greding*, a. a. O. S. 316.).

(95) Jeden Morgen Gesichtsverdunkelung (*Greding*, a. a. O. S. 278.).

Gewöhnlich alle Morgen Trübsichtigkeit, als wenn die Augen mit einem Flore überzogen wären (*Greding*, a. a. O. S. 287.).

Trübsichtigkeit mit grofsem Durste (*Greding*, a. a. O. S. 327.).

Bei Trübsichtigkeit zugleich Durst und Schweifs (*Greding*, a. a. O. S. 284.).

Nach Trübsichtigkeit Triefaugen (*Greding*, a. a. O. S. 314.).

(100) Nach Trübsichtigkeit Schwindel, dann Kopfweh (*Greding*, a. a. O. S. 301.).

Langdauernde Presbyopie; er konnte nur sehr entfernte Schrift lesen (*Greding*, a. a. O. S. 310.).

Bei der (durch Essigtrinken wieder erregten) Verengerung der Pupillen kommen ihm alle Gegenstände winzig klein vor, die entfernten sieht er fast gar nicht; schaut er aber in die Sonne, so bleiben die Pupillen starr und es wird ihm ganz schwarz vor den Augen (*Franz*, a. a. O.).

Kleine Gegenstände, z. B. eine Nadelspitze, kann der Kranke nicht erkennen (*King*, a. a. O.).

Undeutliches, verwirrtes Sehen (*King*, a. a. O.).

Stechapfel

Beobachtungen Andrer.

(105) Fälsches Sehen: alle Gegenstände erscheinen schief (*Greding*, a. a. O. S. 276.).

Verschobenes Doppelsehen; kleine Gegenstände erblickt er auf ihrer Stelle, aber gleichsam ein zweites Exemplar davon wird höher und seitwärts wahrgenommen (*Fr. Hahnemann*).

Doppelsehen (*Greding*, a. a. O. S. 275. 280.).

Die Gegenstände zeigen sich vielfach und von verschiedenen Farben (*King*, a. a. O.).

Schwarze Dinge kommen ihm grau vor (*Fr. Hahnemann*).

(110) Er erblickt im Zimmer Gegenstände, die gar nicht vorhanden sind (*King*, a. a. O.).

Sie sieht feurige Erscheinungen vor den Augen (*Johnson*, in medic. facts and observ. Vol. V.).

Verschwindung der Sinne des Gesichts und des Gehörs (*Kellner*, a. a. O.).

Es bricht Wind aus beiden Ohren hervor (*Greding*, a. a. O. 276.).

Schauder am Kinne (*Van Ems* in *H. Boerhaave* praelect. de morb. nerv. I. S. 237.).

(115) Zittern der Lippen, Hände und Füfse (*Kaaw*, a. a. O.).

Die Lippen haben auf dem Rothen hin einen gelben Streif, wie in bösen Fiebern, und kleben fest zusammen; er fürchtet, sie möchten zusammenwachsen (*Franz*, a. a. O.).

Zahnweh (*Greding*, a. a. O. S. 319.).

Zähneknirschen (*Kellner*, a. a. O. — *Kaaw*, a. a. O.).

Zähneknirschen, mit Schauder über den ganzen Körper (*Greding*, a. a. O. S. 293.).

(120) Zähneknirschen, wobei er die Hände über den Kopf hebt und bewegt, als ob er Zwirn wickelte (*Greding*, a. a. O. S. 394.).

Zähneknirschen, mit Verdüsterung des Kopfs (*Greding*, a. a. O. S. 394.

Zähneknirschen, Verdrehung der Hände und Schauder (*Greding*, a. a. O. S. 294.).

Kinnbackenzwang, bei verschlossenen Lippen (*Kaaw*, a. a. O.).

Stechapfel.

Beobachtungen Andrer.

Er murmelt in sich (*Du Guid*, a. a. O. — *Pfennig*, a. a. O.).

(125) Beständiges Murmeln (*Pfennig*, a. a. O.).

Der Kranke schreiet bis zur Heischerkeit (*Greding*, a. a. O. S. 272.).

Er schreiet, bis ihm die Sprache vergeht (*Greding*, a. a. O. S. 323.).

Der Kranke stottert (*King*, a. a. O. — *Du Guid*, a. a. O. — (n. ½ St.) *Swaine*, a. a. O. — *Kaaw*, a. a. O.).

Er stammelt und lallt (*Brera*, a. a. O.).

(130) Er spricht wenig, und lallt dann nur einzelne, abgebrochene Worte in erhöheter Stimme (*Franz*, a. a. O.).

Seiner Sprache fehlt es gänzlich an der gehörigen Modulation; sie ist viel höher und feiner, es ist ein blofses Tönen der Stimme, er kann kein verständliches Wort herausbringen (er hört und fühlt es selbst und ängstigt sich darüber) (*Franz*, a. a. O.).

Eine Art Lähmung der Sprachwerkzeuge: er mufs sich lange anstrengen, ehe ein Wort herauskommt; er lallt und stammelt blofs (n. 4, 5 S.) (*Franz*, a. a. O.).

Er ist stumm und antwortet nicht (*Pfennig*, a. a. O.).

Stummheit (*Swaine*, a. a. O. — *Vicat*, — *Greding*, a. a. O. S. 272.

(135) Gröfstentheils stumm, deutet er sein Verlangen mit Weisen auf die Gegenstände an (*Sauvages*, Nosol. II. S. 242.).

Stumm, still und pulslos, mit gelähmten Gliedern lag er 6 bis 7 Stunden ohne Verstand, warf sich dann wüthend im Bette herum, machte den Umstehenden unzählige Zeichen, die nicht verstanden werden konnten, und ward dann wieder ruhig (*Du Guid*, a. a. O.).

Die Zunge ist gelähmt, oder wenn er sie herausstecken will, so zittert sie, wie beim Nervenfieber (*King*, a. a. O.).

Beobachtungen Andrer.

Geschwulst der Zunge (*Fowler*, Edinb. med. comment. V. S. 170.).

Die Zunge ist über und über geschwollen (*Greding*, a. a. O. S. 285.).

(140) Die geschwollene Zunge hängt zum Munde heraus (*Lobstein*, a. a. O.).

Blutiger Schaum vor dem Munde (*Unzer*, med. Handbuch II. §. 28.).

Wasserscheu (*Brera*, a. a. O.). (In Verbindung mit den am gehörigen Orte einzeln angeführten Symptomen: Unruhe, die heftigsten Convulsionen, wobei er wüthend war, dafs er gebunden werden mufste; schlaflos wälzte er sich äufserst unruhig im Bette herum und stiefs ein kreischendes Geschrei aus; er delirirte ohne Gedächtnifs und Besinnung; äufserst erweiterte Pupillen, heftige Begierde, zu beifsen, und alles mit den Zähnen zu zerreifsen, äufserste Trockenheit des innern Mundes und Rachens; beim Anblick eines Lichtes, eines Spiegels oder Wassers, schreckliche Convulsionen, unüberwindlicher Abscheu vor Wasser, mit Zusammenschnürung und Convulsion des Schlundes, Geifer vor dem Munde, und häufiges Ausspucken.)

Furcht oder Abscheu vor Wasser und jeder andern Flüssigkeit, unter krampfhaften Bewegungen (*De Witt*, im phys. med. Journale, Leipz. 1800. Januar).

Abscheu vor wässerigen Flüssigkeiten, wie in der Wasserscheu, welcher, wenn man seine Lippen nafs machte, in Wuth überging (*Lobstein*, a. a. O.).

(145) Unvermögen, zu schlucken, wegen Trockenheit im Halse (*Greding*, a. a. O. S. 297.).

Trockenheit des Halses, mit häufigem Harnen (*Greding*, a. a. O. S. 275.).

Trockenheit der Zunge und des Gaumens, so dafs sie ganz rauh anzufühlen sind, anfangs ohne Durst (n. ⅜ St.) (*Franz*, a. a. O.).

Ungeheure Trockenheit im Munde und Mangel an

Stechapfel.

Beobachtungen Andrer.

Speichel; er kann gar nichts ausspucken, obgleich die Zunge ziemlich feucht und rein ist (*Fr. Hahnemann*).

Dürre des Gaumens, dafs er keinen Bissen Semmel geniefsen kann (*Fr. Hahnemann*).

(150) Aeufserste Trockenheit des inwendigen Mundes (*Brera*, a. a. O.).

Aeufserste Dürre der Zunge und des Mundes (*Du Guid*, a. a. O.).

Empfindung von Trockenheit der Zunge und des innern Halses (*Swaine*, a. a. O.).

Grofses Trockenheitsgefühl im Munde und Mangel an Speichel, während die Zunge feucht und rein aussieht (*C. Michler*, in einem Aufsatze.).

Grofse Trockenheit im Munde und Rachen (*Greding*, a. a. O. S. 295.)

(155) Trockenheit des Mundes, Durst; Trübsichtigkeit, funkelnde Augen, Schweifs und Durchlauf (*Greding*, a. a. O. S. 286.).

Während der Trockenheit des Mundes und des Gaumens, heftiger Durst (n. 6 St.), und dabei solche Geschmacklosigkeit, dafs er fast ein Pfund Essig in einem Zuge ausleerte, ohne es zu schmecken (*Franz*, a. a. O.).

Blofs der Tabak hat noch einigen Geschmack, aber die Speisen schmecken wie Sand und ballen sich in der Speiseröhre zusammen, dafs er Erstickung befürchtet (n. 3 St.) (*Franz*, a. a. O.).

Butterbrod schmeckt ihm wie Sand, wegen der Trockenheit des Mundes, es bleibt ihm in der Speiseröhre stecken und droht, ihn würgend zu ersticken (*Franz*, a. a. O.).

Durst mit grofser Trockenheit des Halses (*Greding*, a. a. O. S. 275.).

(160) Der Schlund ist ihm wie zusammengeschnürt (*Dan. Crüger*, a. a. O.).

Sie versucht, Brod und Milch zu geniefsen, kann aber beides nicht hinterschlingen (*Fowler*, Edinb. med. comment. VS. 170.).

Stechapfel

Beobachtungen Andrer.

Zusammenschnürende Empfindung im Rachen nach dem Essen (n. 2½ St.) (*Franz*, a. a. O.).
Der Hals ist wie verschnürt, als wenn er ersticken, oder ihn der Schlag rühren sollte (*Lobstein*, a. a. O.).
Zusammenschnürung und Krampf des Schlundes (*Brera*, a. a. O.).

(165) Durst (*Odhelius*, a. a. O.).
Heftiger Durst (*Greding*, a. a. O. S. 271. 293.).
Durst mit Kopfweh (*Greding*, a. a. O. S. 273.).
Heftiger Durst bei häufigem Harne mit brennender Empfindung (*Greding*, a. a. O. S. 301.).
Lang anhaltender Durst (*Greding*, a. a. O. S. 283.).

(170) Höchst beschwerlicher Durst mit Geifern (Commentarii de rebus in med. et sc. nat. gestis. II. Vol. S. 241.).
Häufiges Ausspucken (*Brera*, a. a. O.).
Geifer vor dem Munde (*Brera*, a. a. O.).
Häufiger Speichelfluſs (*Greding*, a. a. O. S. 273. 290.).
Lang anhaltender Speichelfluſs mit Harnflusse (*Greding*, a. a. O. S. 283.).

(175) Starker Speichelfluſs mit sich immer vermehrendem Durste (*Greding*, a. a. O. S. 314.).
Heftiger, drei bis vierpfündiger Speichelfluſs in Tag und Nacht (*Greding*, a. a. O. S. 316.).
Speichelfluſs mit Heiserkeit (*Greding*, a. a. O. S. 278.).
Zäher Speichelfluſs (*Greding*, a. a. O. S. 328.).
Bei sehr zähem Schleime im Munde, guter Appetit (*Greding*, a. a. O. S. 330).

(180) Schlucksen (*Fowler*, a. a. O.).
Heftiges Schlucksen (*Greding*, a. a. O. S. 298.).
Saures Aufstoſsen (*Greding*, a. a. O. S. 306.).
Stete Bitterkeit im Munde, und auch die Speisen schmecken alle bitter (*Fr. Hahnemann*).
Die Speisen haben einen verdorbenen Geschmack (*Greding*, a. a. O. S. 275.).

(185) Alles schmeckt strohähnlich (*Fr. Hahnemann*).
Verminderter Appetit (*Greding*, a. a. O. S. 281.).

Stechapfel.

Beobachtungen Andrer.

Unverminderter Appetit bei Leibschmerz, Diarrhöe und Erbrechen (*Greding*, a. a. O. S. 283.).

(Beim künstlichen Erbrechen gerathen die Glieder in Zuckungen) (*Kaaw*, a. a. O.).

Brecherlichheit (*Fowler*, a. a. O. — *Brera*, a. a. O.).

(190) Abends, Brecherlichkeit mit starkem Speichelflusse (*Greding*, a. a. O. S. 279.).

Uebelkeit mit Speichelflusse eines ausnehmend salzigen Speichels (*Greding*, a. a. O. S. 334.).

Nachts, Erbrechen (*Greding*, a. a. O. S. 265.).

Abends, Erbrechen grüner Galle (*Greding*, a. a. O. S. 264.).

Er erbricht Abends Galle mit Schleim (*Greding*, a. a. O. S. 269.).

(195) Erbrechen grünen Schleims, mit Durste (*Greding*, a. a. O. S. 288.).

Erbrechen eines sauer riechenden Schleimes (*Greding*, a. a. O. S. 297.).

Abends, Schleimerbrechen (*Greding*, a. a. O. S. 266.).

Beifsender Magenschmerz (*Döderlin*, a. a. O.).

Drückender Schmerz im Magen (*Greding*, a. a. O. S. 279.).

(200) Aengstlichkeit um die Herzgrube (*Greding*, a. a. O. S. 274.).

Aengstlichkeit um die Herzgrube vor Mittag (*Greding*, a. a. O. S. 288.).

Aengstlichkeit um die Herzgrube mit trockner Körperhitze (*Greding*, a. a. O. S. 274.).

Grofse Aengstlichkeit um die Herzgrube (*Greding*, a. a. O. S. 276.).

Aengstlichkeit um die Herzgrube und schweres Athmen (*Greding*, a. a. O.).

(205) Vorzüglich in der Gegend der Herzgrube aufgetriebener Unterleib (*Pfennig*, a. a. O.).

Auftreibung des Unterleibes des Abends, mit Hitze des Körpers und Aengstlichkeit in der Herzgrube (*Greding*, a. a. O. S. 278.).

Auftreibung des Unterleibes (*Fowler*, a. a. O.).

Beobachtungen Andrer.

Aufgetriebener, doch nicht harter Unterleib (*Lobstein*, a. a. O.).

Kindern ist der Leib hoch aufgeschwollen vom Stechapfelsaamen, unter Aengstlichkeit in der Herzgrube, kaltem Schweifse, Froste an den Gliedmafsen, Verstandesverwirrung, halbem, betäubtem Schlummer und ängstlichen Ausleerungen von oben und unten (*Alberti*, Jurisp. med. I. S. 206.).

(210) Höchst aufgetriebener, beim Befühlen unschmerzhafter Unterleib (*Pfennig*, a. a. O.).

Der Oberbauch gespannt, hart und schmerzhaft (*Greding*, a. a. O. S. 285.).

Kollern und Knurren im Bauche (*Kellner*, a. a. O.).

Kollern im Bauche mit Durchfall (*Greding*, a. a. O. 275.).

Kollern im Bauche mit Leibschmerzen (*Greding*, a. a. O. S. 279. und 290.).

(215) Ein heftiges Gähren im Bauche, sieben Tage lang (*Fr. Hahnemann*).

Kollern im Bauche mit Gesichtsverdunkelung (*Greding*, a. a. O. S. 300.).

Er klagt über Knurren im Unterbauche, als wenn in allen Gedärmen lebendige Thiere schrieen und sich bewegten (*Greding*, a. a. O. S. 321.).

Bauchweh, Kollern und Durchfall (*Greding*, a. a. O. S. 327..

Bauchweh (*Greding*, a. a. O. S. 264.).

(220) Leibweh, Diarrhöe (*Greding*, a. a. O. S. 266.).

Leibweh und Diarrhöe darauf (*Greding*, a. a. O. S. 275.).

Kolikschmerzen (*Wedenberg*, a. a. O.).

Drückender Schmerz im Unterleibe (*Greding*, a. a. O. S. 276.).

Bauchweh, wässeriges Erbrechen und Durchfall (*Greding*, a. a. O. S. 274.).

(225) Er hat Drang zu Stuhle zu gehen, kann aber nichts verrichten bis nach 24 Stunden (*Franz*, a. a. O.).

Leibesverstopfung (*Greding*, a. a. O. S. 261.).

Windender Schmerz in den Gedärmen vor jedem

S t e c h a p f e l.

Beobachtungen Andrer.

Stuhlgange; alle Stunden kam ein schwärzlicher, durchfälliger Stuhl (n. 36 St.) (*Fr. Hahnemann*).

Durchfall, sechs Tage hinter einander (*Fr. Hahnemann*).

Diarrhöe, die von starkem Schweifse vergeht (*Greding*, a. a. O. S. 266.).

(230) Durchfall, mit sich vermehrender Efslust (*Greding*, a. a. O. S. 268.).

Durchfall, mit Gesichtsblässe (*Greding*, a. a. O. S. 291.).

Aashaft stinckende Stühle (*Greding*, a. a. O. S. 320.).

Abgang einer grofsen Menge Winde (*Greding*, a. a. O. S. 275. 327.).

Zum Harnen ward er sehr oft genöthigt, aber der Harn zögerte jedesmal eine Minute, ehe er kam, und ob er gleich nur tropfte, so ging er doch den Vormittag in grofser Menge ab (n. 4 u. 5 St.) (*Franz*, a. a. O.).

(235) Beim Harnlassen, unter öfterm Nöthigen und Drängen bildet sich kein Strahl, der Urin geht wärmer, als gewöhnlich, aber nur tropfenweise ab, er kann auch den Abgang nicht beschleunigen und auch die letzten Tropfen nicht herauspressen, doch ohne irgend eine schmerzliche Empfindung in der Harnröhre, aufser dafs es ihm deuchtet, als würde ein cylindrischer Körper durch die Harnröhre herausgeschoben*) (*Franz*, a. a. O.).

Unterdrückte Harn- und Stuhlausleerung (*Swaine*, a. a. O.).

Harnverhaltung (*Greding*, a. a. O. S. 325.).

Harnflufs, mit Schauder und Kollern im Leibe (*Greding*, a. a. O. S. 327.).

Starke, unwillkührliche Harnausleerung (*De Witt*, a. a. O.).

(240) Starker Harnflufs (*Greding*, a. a. O. S. 262. 267. 288. 291. 293. 297.).

---

*) Nach Essigtrinken entstand wieder ein dünner Strahl, und er ward auch nicht so oft zum Harnen genöthigt.

Beobachtungen Andrer.

Starker Harnflufs, ohne Durst (*Greding*, a. a. O. S. 263. 268.).

Geilheit, Unzüchtigkeit (*Kaaw*, a. a. O.).

Gänzliches Unvermögen zum Beischlafe (Sauvages, Epist. ad Haller. III.).

Impotenz (*Sauvages*, Nosol. II. S. 241.).

(245) Geiler Gestank des Körpers während der Monatreinigung (*Greding*, a. a. O. S. 335.).

Allzu grofse Geschwätzigkeit während der Monatreinigung (*Greding*, a. a. O. S. 335.).

Wässerige Monatreinigung (*Greding*, a. a. O. S. 284.).

Abgang schwarzen Blutes aus der Bärmutter (*Greding*, a. a. O. S. 275.).

Starke Monatreinigung (*Greding*, a. a. O. S. 280.).

(250) Unmäfsige Monatreinigung (*Greding*, a. a. O. S. 255.).

Vier Jahre lang ausgebliebene Monatreinigung kommt wieder (*Greding*, a. a. O. S. 282.).

Gleich nach dem Monatlichen, Rothlauf auf der linken Backe (*Greding*, a. a. O. S. 285.).

Nach der Monatreinigung, Schlucksen und Winseln (*Greding*, a. a. O. S. 328.).

* * *

Die Nase ist verstopft (*Franz*, a. a. O.).

(255) Die Nase deuchtet ihm verstopft zu seyn, ob er gleich gehörige Luft durch dieselbe haben kann (*Fr. Hahnemann*).

Oeftere Seufzer (*Pfennig*, a. a. O.).

Die Brust ist ihm querüber heftig zusammengeschnürt (*Swaine*, a. a. O.).

Hartes Drücken vorn auf den Brustknorpeln der dritten und vierten Ribbe, mit schwierigem Athem, dessen er nicht genug einziehen kann, ohne grofse Aengstlichkeit (n. $\frac{1}{2}$ St.) (*Franz*, a. a. O.).

Beklemmung und ungewöhnliche Schmerzen (*De Witt*, a. a. O.).

Stechapfel. 311

Beobachtungen Andrer.

(260) Bei Schweräthmigkeit, Aengstlichkeit um die Herzgrube (*Greding*, a. a. O. S. 307.).
Es versetzt ihm den Athem immer mehr und er wird blau im Gesichte (*Greding*, a. a. O.).
Empfindung von Trockenheit in der Brust (*Swaine*, a. a. O.).
Blutspeien (*Greding*, a. a. O. S. 262.).
Langsames Einathmen und sehr schnelles Ausathmen (*Kaaw*, a. a. O.).

(265) Von der Seite des Halses aus in die Glieder ein ziehender (rheumatischer) Schmerz (*Greding*, a. a. O. S. 285.).
In der Seite und im Rücken rheumatischer Schmerz (*Greding*, a. a. O. S. 290.).
Feine, scharfe Stiche im Vorderarme und rheumatisch zusammenziehender Schmerz im Deltamuskel (n. 32 St.) (*Franz*, a. a. O.).
Zittern mit der gesunden Hand beim Essen (*Fr. Hahnemann*).
Er greift hastig und schnell zu, glaubt den Gegenstand schon gefafst zu haben, ehe er ihn noch berührt, und hält er ihn dann, so fühlt er es nicht, dafs er ihn schon gefafst hat (n. 4—5 St.) (*Franz*, a. a. O.).

(270) Krampfhafte Angespanntheit der ganzen Untergliedmafsen (n. 36 St.) (*Franz*, a. a. O.).
Starker Schmerz in den Lenden (*Greding*, a. a. O. S. 319.).
Schmerz im rechten Dickbeine (*Greding*, a. a. O. S. 311.).
Einige scharfe Stiche auf dem rechten Schienbeine (*Franz*, a. a. O.).
Verschiedene Blutschwäre an den Füfsen (*Greding*, a. a. O. S. 333.).

(275) Brennen und Jücken an den Füfsen (*Greding*, a. a. O. S. 334.).
Rheumatisches Ziehen (Drücken) in der linken Fufswurzel, Abends (n. 36 St.) (*Franz*, a. a. O.).
Brennen auf dem Fufsrücken, bald schwächer, bald stärker (n. 24 St.) (*Franz*, a. a. O.).

Beobachtungen Andrer.

Er verlangt nach freier Luft (*Swaine*, a. a. O.).

Er läuft überschnell, aus allen Kräften, wenn er sich an einen andern Ort hinbegeben will (*Franz*, a. a. O.).

(280) Aufserordentliche Aufgereiztheit; er bewegt sich so schnell (in der ersten Stunde), dafs zuletzt alle Bewegung stockt und es ihm schwarz vor den Augen wird (*Franz*, a. a. O.).

Alle Bewegungen verrichtet er mit einer Emsigkeit, Hastigkeit und Kraft, dafs es ihm ängstlich wird, wenn er nicht gleich damit zu Stande kommt (*Franz*, a. a. O.).

Obgleich der Gang wankend ist, so folgen doch die Schenkel seinem Willen so leicht, dafs es ihm deuchtet, als habe er gar keine; sie deuchten ihm viel länger, so dafs er im Gehen glaubt, den Boden schon wieder zu berühren, wenn er noch eine Spanne weit davon entfernt ist, und daher zuletzt den Fufs jedesmal ganz schnell niedersetzt (*Franz*, a. a. O.).

Er nimmt beim Treppenabsteigen jedesmal zwei Stufen, weil er sie für eine hält, und bemerkt es nicht eher, als bis er fällt (*Franz*, a. a. O.).

Ohnmacht (*Greding*, a. a. O. S. 274.).

(285) Ohnmacht, Vormittags, mit grofser Gesichtsblässe, und drauf Appetitlosigkeit (*Greding*, a. a. O. S. 298.).

Ohnmacht, mit grofser Trockenheit im Munde (*Greding*, a. a. O. S. 327.).

Bei Ohnmacht, Schnarchen (*Greding*, a. a. O. S. 321.).

Nach der Ohnmacht, Krampf blofs des Kopfs auf beide Seiten hin, mit Gesichtsröthe (*Greding*, a. a. O. S. 332.).

Schwere der Glieder (*Greding*, a. a. O. S. 314.).

(290) Schwere der Füfse und Müdigkeit der Schenkel (*Greding*, a. a. O. S. 310.).

Müdigkeit der Glieder (n. 2 St.) (*Lobstein*, a. a. O.).

Träge Beweglichkeit der Glieder mit Kriebeln darin (*Greding*, a. a. O. S. 301.).

Stechäpfel.

Beobachtungen Andrer.

Bei der geringsten Bewegung, Hitze am ganzen Körper und Schweifs (n. 24 St.) (*Franz*, a. a. O.).

Schwerbeweglichkeit und Kriebeln in den Gliedern mit Thränen der Augen (*Greding*, a. a. O. S. 302.).

(295) Gefühl in den Armen und Beinen, als wenn diese Glieder von dem Körper getrennt da wären (*Fr. Hahnemann*).

Er fühlt seine Hände und Füfse wie in den Gelenken abgelöset, und ist über diese Empfindung untröstlich (*Fr. Hahnemann*).

Eingeschlafenheit der Glieder (*Döderlin*, a. a. O.).

Schwerbeweglichkeit, bei fast erloschenem Pulse (*Swaine*, a. a. O.).

Unbeweglichkeit (*Du Guid*, a. a. O.).

(300) Willkührliche Muskelbewegung vergeht (Katalepsis) und die Sinne verschwinden; doch bleibt das Schlingen unversehrt (*Kaaw*, a. a. O.).

Steifigkeit des ganzen Körpers (n. 1 St.) (*Unzer*, a. a. O.).

Gelähmte Glieder (*Swaine*, a. a. O. — *Vicat*, a. a. O.).

Gelähmte Schenkel (*Vicat*, a. a. O.).

Verschiedene Theile des Körpers werden paralytisch (*King*, a. a. O.).

(305) Er will umfallen beim Aufstehen vom Sitze (in den ersten 3 St.) (*Franz*, a. a. O.).

Er kann nicht allein gehen; er fällt um, wenn man ihn nicht hält (*M.* in *Baldinger's* neuem Magaz. B. I. S. 35.).

Die Untergliedmafsen knicken zusammen beim Gehen (*Franz*, a. a. O.).

Schwach im Gehen (*Sauvages*, Nosolog. II. S. 242.).

Er kann nicht auf den Füfsen stehen (*Schröer*, a. a. O.).

(310) Er mufs sich zu Bette legen (*Du Guid*, a. a. O. — *Swaine*, a. a. O. — *Lobstein*, a. a. O.).

Schläfrig und wankend (*Brera*, a. a. O.).

Schlaf (*Schroer*, a. a. O.).

Beobachtungen Andrer.

Schlaf weniger Stunden (n. einigen Minuten) (*Sauvages*, a. a. O.).

Tagesschläfrigkeit (*Greding*, a. a. O. S. 281.).

(315) Er schläft am Tage ein und erwacht mit einer wichtigen und feierlichen Miene (*Fr. Hahnemann*).

Ruhiger Schlaf (*Greding*, a. a. O. S. 267.).

Ruhiger Schlaf beim Nachlafs der Convulsionen (*Lobstein*, a. a. O.).

Vier und zwanzigstündiger Schlaf (*J. C. Grimm*, in Eph. Nat. Cur. Cent. IX. obs. 94.).

Etliche bringt es in tiefen, wohl vier und zwanzigstündigen Schlaf, dafs sie liegen wie todt (*Garcias ab Horto*, de Plantis, cap. 24.).

(320) Nach einem tiefen, traumvollen Schlafe (n. 24 St.), in welchem er auch eine Pollution hat, ist es ihm noch ganz düselig, und er sieht nur wie durch einen Flor (*Franz*, a. a. O.).

Tiefer, fester Schlaf, wobei er mit grofser Anstrengung sehr tief Athem holt und beim Ein- und Ausathmen schnarcht (*Franz*, a. a. O.).

Tiefer Schlaf mit Schnarchen (*Unzer*, a. a. O.).

Tiefer, schnarchender Schlaf mit seltner Anziehung des Schenkels (*Kaaw*, a. a. O.).

Schlummer mit Röcheln, blutigem Schaume vor dem Munde; dunkelbraunes Gesicht, Tod*) (*Heim* in *Selle's* neuen Beiträgen z. Nat. u. Arzn. II. S. 126.).

(325) Er liegt auf dem Rücken mit offenen, stieren Augen (*Kaaw*, a. a. O.).

Unruhiger Schlaf, heftiges Kopfweh und starker Harnflufs (*Greding*, a. a. O. S. 310.).

---

*) Nach 6 Stunden, von verschlucktem Saamen bei einem anderthalbjährigen Kinde, bei dem nach dem Tode am Körper äufserlich viel braune Streifen, und bei der Oeffnung viel gelbes Wasser in der Höhle des Unterleibes, die Gedärme von Luft ausgedehnt, an Leber, Milz und der Lunge gleiche braune Streifen, im Herzbeutel viel Wasser, das Herz welk und darin, so wie in allen Blutgefäfsen, ganz flüfsiges, dünnes Blut angetroffen ward.

Stechapfel.

Beobachtungen Andrer.

Sehr unruhiger, traumvoller Schlaf mit Umwälzen im Bette (*Greding*, a. a. O. S. 295.).
Mancherlei Träume (*Ray*, histor. plantar. Tom. I.).
Nach unruhigem Schlafe, heftiges Kopfweh, Schwindel, Thränen der Augen und Speichelfluſs (*Greding*, a. a. O. S. 279.).

(330) Schlaf wird durch Schreien unterbrochen (*Greding*, a. a. O. S. 283).
Nachts Schreien und Heulen (*Greding*, a. a. O. S. 268.).
Erwachen aus dem Schlafe mit Schreien (*Greding*, a. a. O. S. 334.).
Blieb die ganze Nacht wachend, wälzte sich äuſserst unruhig im Bette herum und stieſs ein kreischendes Geschrei aus (*Brera*, a. a. O.).
Schlaflosigkeit (*Swaine*, a. a. O.). — *Greding*, a. a. O. S. 268.).

(335) Steife Unbeweglichkeit des Körpers, man konnte keinen Arm oder Fuſs an dem Kinde bewegen (n. 1 St.) (*Heim*, a. a. O. S. 125.).
Anhaltender Klamm an beiden Händen und Füſsen (*Greding*, a. a. O. S. 296.).
Die Hände sind zur Faust zusammengeballt (doch nicht die Daumen eingeschlagen), lassen sich aber auseinander breiten (*Kaaw*, a. a. O.).
Heftige Bewegung der Gliedmaſsen (*Pfennig*, a. a. O.).
Beständige Bewegungen der Hände und Arme, als wenn er spänne oder webete (n. 8 St.) (*Pfennig*, a. a. O.).

(340) Convulsionen (*Kaaw*, a. a. O. — *Döderlin*, a. a. O. — *Büchner*, a. a. O.).
Im Bette die heftigsten Convulsionen, wobei er wie wüthend war, daſs er gebunden werden muſste (n. 6 St.) (*Brera*, a. a. O.).
Beim Anblick eines Lichtes, Spiegels oder Wassers, schreckliche Convulsionen (*Brera*, a. a. O.).
Die Convulsionen und Delirien lieſsen sich vorzüglich durch Berührung erregen, und es folgt sogleich Schwäche darauf (*Lobstein*, a. a. O.).

Beobachtungen Andrer.

Noch blieben die Convulsionen, bei erweiterter Pupille, als schon der Puls langsamer, der Athem freier geworden, und die Anspannung des Unterleibes vergangen war (n. 18 St.) (*Lobstein*, a. a. O.).

(345) Krampfhafte Bewegungen (*De Witt*, a. a. O.).
Krämpfe zuerst am linken Arme, dann am rechten Unterschenkel, dann sehr schnelle Krämpfe des Kopfs nach allen Richtungen (*Greding*, a. a. O. S. 297.).
Er bewegt die Glieder hin und her (*Kellner*, a. a. O.).
Zittern der Hände, wenn er zugreift (*Franz*, a. a. O.).
Krampfhaft ruckartiges Heran- und Einwärtsziehen der vordern Oberschenkelmuskeln (*Franz*, a. a. O.).

(350) Convulsionen, ruckartige Zucke (*Franz*, a. a. O.).
Zuckungen im linken Beine, welche stofsartig anfangen und dasselbe einwärts heranziehen (*Franz*, a. a. O.).
Krampfhafte Aufzuckungen der Gliedmafsen (*Franz*, a. a. O.).
Abwechselnde Zusammenziehungen der Hände und Füfse (*Lobstein*, a. a. O.).
Langsames Zusammenziehen und Ausstrecken der Glieder, in wiederkehrenden Anfällen (*Kaaw*, a. a. O.).

(355) Zittern der Glieder (*B. Busch*, in Philos. Transact. Vol. 60. Lond. 1771, — *Kellner*, a.a.O.).
Zittern am ganzen Körper (*Franz*, a. a. O.).
Anhaltendes Zittern der Füfse (*Greding*, a. a. O. S. 302.).
Zitternder, schwacher, ungleicher, zuweilen aussetzender Puls (*Kellner*, a. a. O.).
Kleiner, geschwinder Puls (*Swaine*, a. a. O.).

(360) Schneller, aussetzender Puls (*Kaaw*, a. a. O.).
Häufiger, schneller, kleiner, unregelmäfsiger Puls (*Brera*, a. a. O.).

Beobachtungen Andrer.

Kleiner, schneller, endlich kaum bemerkbarer Puls (*Vicat*, a. a. O.).

Verloschener Puls (*Vicat*, a. a. O.).

Starker, voller Puls von 80 Schlägen (*Pfennig*, a. a. O.).

(365) Starker, voller Puls von 90 Schlägen (*Pfennig*, a. a. O.).

Frostschütteln durch den ganzen Körper mit einzelnem Zucken theils des ganzen Körpers, theils einzelner Glieder, der Ellbogen und Kniegelenke, ohne Durst (*Franz*, a. a. O.).

Es überläuft ihn beim jedesmaligen Einnehmen des Stechapfels ein widrig-schauerlicher Frost, gleich als ob er sich davor fürchtete (n. 3, 4, 5 St.) (*Franz*, a. a. O.).

Grofse Kälte über und über der Gliedmafsen und des Rumpfes (*Swaine*, a. a. O.).

Kalt, sinnlos, schwach liegt sie auf der Erde, mit schwachem Athem (n. 2 St.) (*Pfennig*, a. a. O.).

(370) Nachmittags, Frost den Rücken herab (*Greding*, a. a. O. S. 285.).

Die Nacht, Frost und Schauder der Glieder (*Greding*, a. a. O. S. 303.).

Nachmittags, ein zitterndes Werfen oder Schlagen der Kniee und Füfse, bei vollem Verstande, wie von starkem Schüttelfroste (*Greding*, a. a. O. S. 330.).

Heftiges Fieber (*Rush*, a. a. O.).

Nachmittags, Fieber (*Greding*, a. a. O. S. 263.).

(375) Mittags, heftiges Fieber, welches zur Mitternacht in gleicher Heftigkeit wiederkehrt (*Greding*, a. a. O. S. 270.).

Nach dem Abend — Erbrechen, ein anhaltendes, heftiges Fieber, mit starkem Schweifse (*Greding*, a. a. O. S. 265.).

Täglich Fieber nach Mittag (*Greding*, a. a. O. S. 273.).

Zwei Tage, Abends Fieber (*Greding*, a. a. O. S. 274.).

Stechapfel.

Beobachtungen Andrer.

Gegen Mittag, grofse Hitze, Röthe im Gesichte, Schwindel und Thränen der Augen (*Greding*, a. a. O. S. 302.).

(380) Grofse Hitze bei geschwindem und kleinem Pulse und hochrothem, zinnoberfarbigem Gesichte (*M.* in *Baldinger's* neuem Magaz. B. I. S. 34.).

Abends, Brennen über dem Knie im Gehen, und Hitze durch den ganzen Körper mit dem heftigsten Durste (n. 12 St.) (*Franz*, a. a. O.).

Hitze des ganzen Körpers (*Pfennig*, a. a. O.).

Grofse Hitze des Körpers (*Gardane*, Gazette de santé, 1773. 1774. S. 143.).

Grofse Hitze, gelinder Schweifs, schneller, weicher Puls (*Lobstein*, a. a. O.).

(385) Grofse Hitze und Schwatzen im Schlafe (*Lobstein*, a. a. O.).

Reichlicher Schweifs (*J. C. Grimm*, Eph. Nat. Cur. Cent. IX. obs. 94.).

Schweifs mit vermindertem Appetite (*Greding*, a. a. O. S. 266.).

Starker Schweifs die Nacht (*Greding*, a. a. O. S. 297.).

Sehr starker Schweifs die Nacht (*Greding*, a. a. O. S. 297.).

(390) Schweifs nach starkem Durste (*Greding*, a. a. O. S. 272.).

Schweifs im Rücken (*Greding*, a. a. O. S. 293.).

Häufiger Schweifs bei gutem Appetite, Diarrhöe, Unterleib-Auftreibung und Bauchweh (*Greding*, a. a. O. S. 306.).

Heftiger Schweifs mit grofsem Durste (*Greding*, a. a. O. S. 306.).

Grofser Schweifs mit Bauchweh (*Greding*, a. a. O. S. 310.).

(395) Fetter Schweifs mit vermehrtem Durste (*Greding*, a. a. O. S. 290.).

Kalter Schweifs über den ganzen Körper (*Brera*, a. a. O.).

Stechapfel.

Beobachtungen Andrer.

Ausschlag *) des ganzen Körpers mit Geschwulst, Entzündung, Jücken (*Rush*, a. a. O.).

Blasen auf der Haut, nachdem die heftigen Zufälle nachgelassen haben (*De Witt*, a. a. O.).

Entzündliche, schmerzhafte Pusteln am rechten Schenkel, welche ein scharfes Wasser von sich geben (n. einigen Wochen) (*Pfennig*, a. a. O.).

(400) Jückender Ausschlag (*Vicat*, a. a. O.).

Brust und Rücken sind mit rothem Friesel bedeckt, welcher früh blasser, Nachmittags röther und häufiger und in der Wärme sichtbarer ist, 11 Tage lang; dann Abschuppung (*Greding*, a. a. O. S. 288.).

Früh nach dem Erwachen, Jücken über den ganzen Körper (*Greding*, a. a. O. S. 276.).

Kriebeln in allen Gliedern (*Greding*, a. a. O. S. 381.).

Kriebeln unter der Haut (*Greding*, a. a. O. S. 300. und 301.).

(405) Kriebeln von der linken Seite aus in das Dickbein oder in die Fußzehen derselben Seite hinab, von hier herauf in den Unterleib, worauf es wieder in das rechte Dickbein und den rechten Fuß sich hinabzieht (*Greding*, a. a. O. S. 330.).

Unruhe (*Swaine*, a. a. O. — *Brera*, a. a. O.).

Delirien (*Rush*, a. a. O. — *Pfennig*, a. a. O.).

Er hört im Schlummer ein Paar Redende, weiß aber nicht, wer sie sind (*Franz*, a. a. O.).

Die Gegenstände um ihn her scheint er nicht zu bemerken, und bemerkt sie wirklich nicht (*Franz*, a. a. O.).

(410) Sinnenbetäubung; Einige lachen immer, aber hören und sehen nichts, ob sie es gleich immer vor Augen haben, reden auch wohl und antworten auf alle Fragen, als ob sie bei Verstande wären, ob es ihnen gleich nur ein Traum ist (*Garcias ob Horto*, de plantis, Cap. 24.).

---

*) Alle Ausschläge (und Jücken) nach Stechapfel scheinen in der Nachwirkung zu seyn.

Beobachtungen Andrer.

Nach dem Erwachen erkennt er nichts um sich, nimmt sein Buch und geht nach der Schule, geht aber zu einer unrechten Thüre ein (n. 6 St.) (*Franz*, a. a. O.).

Alle Gegenstände sind ihm nach dem Erwachen neu, selbst seine Freunde, als hätte er sie in seinem Leben nicht gesehen (*Franz*, a. a. O.).

Er kommt sich sehr grofs und erhaben vor, die Gegenstände umher aber erscheinen ihm zu klein (*Franz*, a. a. O.).

Abwesenheit des Geistes (24 Stunden); leichte Delirien (*Kellner*, a. a. O.).

(415) Er ist nicht recht bei Verstande (*Crüger*, a. a. O.).

Er befürchtet, von Sinnen zu kommen (*Swaine*, a. a. O.).

Verstandlosigkeit (*Kaaw*, a. a. O.).

Blödsinn (*Swaine*, a. a. O.).

Unsinn (*Fowler*, a. a. O.).

(420) Stumpfsinnigkeit, Verstandlosigkeit (*Pfennig*, a. a. O.).

Verwirrung im Kopfe (*Odhelius*, a. a. O.).

Wunderliche Phantasiebilder (*Ray*, a. a. O.).

Es schweben ihm mancherlei Phantasieen vor (*Crüger*, a. a. O.).

Delirirende Geschwätzigkeit, ungereimtes Geschwätz (*Swaine*, a. a. O.).

(425) Er delirirte und war ohne Gedächtnifs und Besinnung (*Brera*, a. a. O.).

Er weifs in den Zwischenzeiten des halben Bewufstseyns sich wohl des wachend Geträumten, aber nicht dessen zu erinnern, was er in den vorhergehenden lichten Zwischenräumen gethan und gesagt hat (*Franz*, a. a. O.).

Er redet mit Einem, den er nicht erkannt, und antwortet ihm, als wenn er vernünftig wäre, kann sich aber des Gesprächs nicht erinnern, wenn er wieder zu sich kommt (Cph. a Costa, bei *Schenk*, lib. 7. obs. 139.).

Stechapfel.

Beobachtungen Andrer.

Er spricht mit abwesenden Personen, als ob sie gegenwärtig wären, und redet leblose Gegenstände (z. B. Schachfiguren) mit Namen solcher Personen an, bemerkt aber keinen der um ihn Stehenden (*Franz*, a. a. O.).

Er geht immer in sich gekehrt in der Stube herum mit stieren, funkelnden Augen und blauen Rändern um dieselben, bemerkt aber nicht die äufsern Gegenstände, sondern hat es blos mit Gegenständen seiner Phantasie zu thun (*Franz*, a. a. O.).

(430) Er träumt bei offenen Augen, fängt unsinnige Dinge an zu schwatzen, und wenn ihn seine Freunde zurecht weisen, entschuldigt er sich damit, dafs sie ihn doch darauf gebracht hätten, und fängt gleich wieder an, wachend zu träumen und mit denselben Gegenständen zu sprechen (*Franz*, a. a. O.)

Wahnsinnig und verstandlos wird der Kranke von tausend, nicht unangenehmen Phantasieen beschäftigt, zeigt sein Begehren, ohne zu reden, mit Geberden an, läuft dann mehre Tage umher, mit seinen Phantasieen beschäftigt, mit fröhlicher Laune (*Sauvages*, Nosol. T. II. p. 242.).

Er tanzt Nachts auf dem Kirchhofe (*Sauvages*, a. a. O.).

Wahnsinnig (n. 3 St.) tanzt er, gesticulirt, schlägt ein Gelächter auf und singt (*Grimm*, a. a. O.).

Er singt und führt unzüchtige Reden (*Kaaw*, a. a. O.).

(435) Er ist wie entzückt und aufser sich (*Crüger*, a. a. O.).

Er hascht mit den Händen, er lacht, er kriecht im Bette herum (*Schroer*, a. a. O.).

Er zeigt Verstandesverwirrung in Geberden: er kniet nieder und streckt die Arme aus, als suche er etwas (*Du Guid*, a. a. O.).

Bei starren Augen und ganz erweiterten, unbeweglichen Pupillen sah er nichts, erkannte Niemand von den Seinigen, fuhr mit den Händen immer herum, als wenn er etwas greifen wollte, und

Beobachtungen Andrer.

stampfte mit den Füfsen (*M.* in *Baldinger's* neuem Magaz. I. S. 34.).

Er beugt die Kniee und knieet, und streckt die Arme vor, als wenn er etwas suchte (*Swaine*, a. a. O.).

(440) Verstandesverwirrung, Lachen, Winzeln (*Cph. a Costa*, a. a. O.).

Anfallsweise schwatzt er ununterbrochen, oder wüthet und bricht in lautes Gelächter aus, oder thut, als spänne er (*Greding*, a. a. O. S. 266.).

Verstandloser Zank (*Greding*, a. a. O. S. 298.).

Anhaltende, starke Zanksucht (*Greding*, a. a. O. S. 332. 333.).

Er schlägt mit schrecklichem Geschrei die Umstehenden und wüthet (*Greding*, a. a. O. S. 277.).

(445) Sie beifst einen Umstehenden in die Hand (*Fowler*, a. a. O.).

Wuth (*Vicat*, a. a. O.).

Wüthendes Delirium (*Kramer*, in Comm. lit. Nor. 1733. S. 251.).

Nicht zu bändigende Wuth (*Schroer*, a. a. O.).

Sie kann nur mit Gewalt im Bette erhalten werden (*Fowler*, a. a. O.).

(450) Anstrengung der Kräfte: kaum konnte ihn ein starker Mann halten (*Pfennig*, a. a. O.).

Unbändige Wuth; läfst sich kaum halten, geht auf die Menschen los, schlägt und bestrebt sich, sie zu ergreifen (*Swaine*, a. a. O.).

Grofse Begierde, zu beifsen und alles mit den Zähnen zu zerreifsen, was ihm vor den Mund kam, selbst seine eignen Glieder (*Brera*, a. a. O.).

Abwechslung von Convulsionen und Wuth: er bekam so starke Krämpfe, dafs ihn die Mutter nicht mehr im Schoofse halten konnte, und wenn sie nachliefsen, so war er in Wuth, schlug um sich und bemühte sich, zu beifsen, wenn man ihn hielt (*M.* bei *Baldinger*, a. a. O.).

Wuth, Menschen zu morden (*Greding*, a. a. O. S. 265.).

Stechapfel.

Beobachtungen Andrer.

(455) Wuth, sich selbst zu morden (*Greding*, a. a. O. S. 322. 323.).

Unsinnige Vorstellung, als werde er geschlachtet, gebraten und gefressen werden (*Greding*, a. a. O. S. 323.).

Er springt Nachts aus dem Bette und schreit, die Krankheit werde ihm aus dem Kopfe hervorbrechen (*Greding*, a. a. O. S. 325.).

Sie schreit zuweilen über Katzen, Hunde und Kaninchen, die sich ihr näherten oben, zur Seite und in der Mitte der Stube (*Fowler*, a. a. O.).

Schreckdelirien, als wenn ihn ein Hund anfiele (*Greding*, a. a. O. S. 279.)

(460) Schreckenvolle Phantasiebilder: er glaubt Gespenster zu sehen (*Greding*, a. a. O. S. 276.).

Er fährt oft auf, als wenn er erschräke (*M.* in *Baldinger's* neuem Magaz. B. I. St. 1. S. 34.).

Traurigkeit (*Vicat*, a. a. O.).

Die Einbildungskraft ist verwirrt und wird durch Furcht beunruhigt (*King*, a. a. O.).

Immer erscheinen seiner Phantasie fremde Gegenstände, vor denen er erschrickt (*Franz*, a. a. O.).

(465) Sie glaubt eine Menge Leute zu sehen und greift nach ihnen, die doch nicht zugegen waren (*Fowler*, a. a. O.).

Schreckende Vorstellungen bemächtigten sich seiner Seele, und in den Gesichtszügen drückt sich Schreck und Furcht aus (*King*, a. a. O.).

In den Augenblicken der Besinnung bat er, ihn zu halten, weil er fiele (*M.* bei *Baldinger*, a. a. O.).

Seine Umgebungen kommen ihm ganz anders vor: ob er gleich in der ersten Minute weifs, dafs seine Freunde um ihn sind, so vergifst er es doch schon in der zweiten Minute wieder, und glaubt sich ganz allein in Wildnissen wie verlassen, und fürchtet sich; es springen Gestalten von Thieren ihm zur Seite plötzlich aus der Erde hervor, dafs er auf die Seite fährt, wo ihn aber schon wieder ähnliche Gestalten verfolgen und er vorwärts läuft (*Franz*, a. a. O.).

Beobachtungen Andrer.

Er hat überhaupt mehr Traumgestalten zur Seite, als vor sich, die ihm alle Grausen erregen (zwischen 3 und 4 Stunden) (*Franz*, a. a. O.).

(470) Er glaubt sich immer allein und fürchtet sich (*Franz*, a. a. O.).

Er hat nirgend Ruhe, wird durch Traumbilder, selbst bei offenen Augen, erschreckt, die in Gestalten von grofsen Hunden, Katzen und andern schrecklichen Thieren ihm zur Seite aus dem Boden wachsen, und vor welchen er mit Zeichen des Schrecks auf die Seite springt und sich gar nicht zu retten weifs (*Franz*, a. a. O.).

Schreckhaft, gereizt (n. 32 St.) (*Franz*, a. a. O.).

Abwechselungen von Besinnung und Raserei (*Swaine*, a. a. O.).

Weifs-Niefswurzel.

(Die geistige Tinctur der Wurzel des *Veratrum album.*)

So viel auch die nachfolgenden Symptome andeuten, wie mächtig dieser Arzneistoff auf das Menschenbefinden eingreift, wie mächtig er es umändert, folglich wie viel Grofses wir von seiner richtigen Anwendung zu erwarten haben, so viel fehlt doch noch an einer vollständigen Ausforschung aller seiner Arzneisymptome, so dafs Beigehendes nur als ein Theil seines Reichthums anzusehen ist.

Indefs wollte ich doch wenigstens, so viel ich davon bis jetzt in Erfahrung habe bringen können, der Welt mittheilen, weil doch auch diefs schon brauchbar ist.

Ich hätte wohl die von den ältern griechischen Schriftstellern aufgezeichneten Symptome zur Bestätigung der meinigen mit anführen können; ich vermied es aber, um den Schein, als wolle ich mit Literatur glänzen, zu vermeiden.

Indefs ist so viel gewifs, dafs die Alten nicht so viel Ruhm mit ihren Weifsniefswurzel-Curen zu Anticyra und anderwärts in Griechenland hätten einerndten können, wenn sie nicht sehr viel damit ausgerichtet und nicht sehr viele Kranke mit diesem Arzneigewächse zur Gesundheit gebracht hätten.

Unsre heutigen Aerzte wissen keinen guten Gebrauch von dieser so hülfreichen Arznei zu machen, und brauchen sie überhaupt nicht, da sie von ihr keine *justam dosin*, d. i. sie nicht Quentchen- und Lothweise geben können, ohne um's Leben zu bringen.

Und so müssen sie denn auch die Krankheiten, **welche ohne diese Wurzel nicht geheilt werden können**, ungeheilt lassen.

Welche Kraft diese Arznei zur Beförderung der Heilung fast eines Drittels von den Wahnsinnigen in den Irrenhäusern (wenigstens als homöopathisches Zwischenmittel) besitze, ahneten die Aerzte nicht, da ihnen unbekannt blieb, welcher besondern Art von Wahnsinn diese Wurzel entgegenzusetzen, und in welcher Gabe sie wirksam und doch ohne Nachtheil anzuwenden sei.

Da es keine schnelle und dauerhafte Heilung dynamischer Krankheiten, wie ich schon oft genug dargethan habe, geben kann, als durch die dynamische Kraft ähnliche Krankheitzustände selbst erzeugender Arzneisubstanzen, so darf man sich nur, unter Rücksicht auf die übrigen Symptome, vorzüglich mit den Wahnsinnsarten beifolgender Beobachtungen bekannt machen, um zu erfahren, bei welchen unter den Manieen die Weifsniefswurzel mit gutem Erfolge homöopathisch anzuwenden sey.

In der Gabe dürfen wir die Alten nicht nachahmen. Es wurden zwar viele von ihren Kranken geheilt, es starben aber auch nicht wenige unter ihren ungeheuern Gaben. Denn schon damals, wie noch bis heutigen Tag, herrschte in der Arzneikunst der Wahn, dafs den Krankheiten eine **krankmachende Materie** im Körper zum Grunde liege, sie folglich ohne Ausfegung dieses (eingebildeten)

Krankheitstoffs nicht geheilt werden könnten. Defshalb gaben die Alten ihre Weifsniefswurzel zur Cur langwieriger Uebel fast nur in solchen Gaben (ein Quentchen und mehr in grobkörnigem, gesiebtem Pulver), welche ungeheures Erbrechen und zuletzt auch Purgiren von unten erregen konnten, und gelangten (geblendet durch jene Theorie) selbst durch die Fälle, wo die Kranken, auch ohne Erbrechen oder Purgiren von der Niefswurzel zu erleiden, dennoch von ihrer Krankheit genafsen, immer nicht zu der Ueberzeugung, dafs die Heilungen überhaupt auf eine ganz andre Weise zugingen, als mittels Ausführung von oben und unten.

So ist es auch ganz unwahr, dafs die Gemüths- und Geistes-Kranken überhaupt ungeheure Arzneigaben brauchten und vertrügen, wie sich noch jetzt unsre Aerzte einbilden. Die allopathisch und unpassend gewählten Arzneien scheinen zwar, auch in grofsen Gaben, den gröbern Theil des Organisms und die allgemeine Gesundheit solcher Kranken wenig anzugreifen. In solchen Krankheiten leidet aber auch die allgemeine Gesundheit überhaupt am wenigsten, und die Personen sind von dieser Seite oft sehr robust; gröfstentheils hat sich das Uebel auf die feinen, unsichtbaren, durch keine Anatomie zu entdeckenden Geistes- und Gemüths-Organe (die der blofs geistigen Seele zum *Medium* dienen, den gröbern Körper zu regieren) geworfen. Diese feinen Organe leiden am meisten in diesen Krankheiten, diese sind am krankhaftesten verstimmt.

Wurden nun solchen Kranken unpassende, unhomöopathische (allopathische) Arzneien in grofsen Gaben eingegeben, so litt freilich der massivere Körper davon wenig (man sahe oft von 20 Gran Brechweinstein kein Erbrechen u. s. w. erfolgen), aber dagegen (was unsre Aerzte nicht bemerkten, wie sie denn überhaupt wenig zu bemerken pflegen) wurden die Geistes- und Gemüths-Organe desto stärker angegriffen: die Kranken verschlimmerten sich durch solche heftige, unpassende Mittel in ihrer Manie oder Melancholie auffallend, zuweilen bis zur Unheilbarkeit.

Dagegen ist es unwidersprechlich wahr, was bisher niemand ahnete, dafs solche Geistes- und Gemüths-Kranke durch eben so kleine Gaben, als in andern, unpsychischen Uebeln gnügen, durch ganz kleine Gaben, aber nur des passend und völlig homöopathisch gewählten Arzneimittels, gar bald zur Gesundheit ihrer Geistes- und Gemüths-Organe, das ist, zur völligen Genesung und zur völligen Vernunft gelangen.

Ich habe von einer so weit verdünnten Weifsniefswurzel-Tinctur, dafs ein Tropfen ein Quadrilliontel eines Grans Kraft von dieser Wurzel enthielt, nie mehr, als einen einzigen Tropfen, oft nur einen sehr kleinen Theil eines solchen Tropfens zur Gabe nöthig gehabt, den man dem Kranken, wo nöthig, ihm unwissend, in seinem gewöhnlichen Getränke beibringen konnte — also ohne die mindeste Gewalt, die hier immer schadet, nöthig zu haben; vorausgesetzt, dafs die übrige Lebensordnung so eingerichtet war, dafs alle Bedingungen, die überhaupt zum gesunden Leben erfordert werden, dabei in Anwendung gebracht, und alle Störungen der Heilung von den fremdartigen, arzneihaft wirkenden Genüssen an bis zu den moralischen und psychischen Hinderungen auf das Sorgfältigste dabei vermieden wurden, wovon weitläufiger zu handeln, hier der Ort nicht ist.

Solche Paroxysmen von Schmerzen, welche die Weifsniefswurzel in Aehnlichkeit selbst erzeugen

Weifsniefswurzel.

kann, und die den Kranken jedesmal auf kurze Zeit zu einer Art Delirium und Wahnsinn brachten, wichen oft der kleinsten Gabe der gedachten Auflösung.

Auch in Wechselfiebern, welche blos aus äusserer Kälte bestehen, oder doch nur mit blofs innerer Hitze und dunklem Harne vergesellschaftet sind, wird diese Wurzel oft nützlich angewendet, vorzüglich wo kalter Schweifs des Körpers oder doch der Stirne zugegen ist.

In mehren hypochondrischen Uebeln, so wie in gewissen Arten von Leistenbrüchen ist sie wenigstens als Zwischenmittel sehr brauchbar.

Jählinge, schlimme Zufälle von Weifsniefswurzel nehmen einige Tassen starken Kaffees am sichersten weg. Sind aber drückendes Kopfweh mit Körperkälte und unbesinnlichem Schlummer die Hauptzustände, so ist Kampfer das Gegenmittel.

Ist ein ängstliches Aufsersichseyn, mit Körperkälte, oder auch wohl brennender Empfindung im Gehirne begleitet, zugegen, dann dient Sturmhut. Die von Weifsniefswurzel-Mifsbrauch übrigen langwierigen Uebel, z. B. das tägliche Vormitternacht-Fieber, tilgt die Chinarinde in kleinen Gaben am besten.

Unter den hier folgenden Symptomen der Weifsniefswurzel scheinen einige der Nachwirkung (d. i. dem nach erfolgter Primärwirkung sich im Organism hervorthuenden entgegengesetzten Zustande) anzugehören, welches jedoch nur wiederholte Beobachtungen in's Licht setzen können.

Ich habe die positiven Wirkungen dieser Wurzel, selbst in kleinern Gaben, fünf und mehre Tage anhalten sehen.

Weifsniefswurzel.

Schwindel: es geht alles mit ihm um den Ring
(n. 3½ St.).
Ideenmangel.
Der Verstand verläfst ihn.
Düselig, es ist ihm, als wäre nichts Festes im
Kopfe.
5 Früh, sehr düselig.
Seine Besinnung ist nur wie im Traum.
Mildes Delirium: kalt am ganzen Körper, bei offe-
nen Augen, mit heiterm, zuweilen lächelndem
Gesichte, schwatzt er von religiösen Dingen und
von zu erfüllenden Gelübden, betet, und glaubt
anderswo, als zu Hause, zu seyn (n. 1 St.).
Düselig, unausgesetzt, drei Tage lang.
Das Gedächtnifs verläfst ihn.

10 Abgesetzt klopfendes Kopfweh (n. 6 St.).
Klopfendes Kopfweh über dem linken Auge, eine
Viertelstunde lang (n. 1 St.).
Drückend klopfender Kopfschmerz.
Früh nach dem Erwachen, stumpfes
Drücken im Wirbel des Hauptes.
Drückendes halbseitiges Kopfweh, zugleich mit
Magenschmerz (n. 4 St.).

5 Kopfweh, als wenn das Gehirn zerbrochen wäre.
Anfallweise, hie und da im Gehirn

Weifsniefswurzel.

Schmerz, aus Zerschlagenheit und Drücken zusammengesetzt.
Zusammenschnürendes Kopfweh, mit zuschnürendem Schmerze im Schlunde.
Das Blut dringt stark nach dem Kopfe beim Bükken (n. 8 St.).
(Empfindung an der Schläfe herab, als ob ihm ein Tropfen Wasser dran herabliefe, doch nicht wie eine Kühlung).

20 Gefühl von Wärme und Kälte zugleich auf dem Kopfe, wobei ihm die Haare empfindlich sind.
Es friert ihn auf dem Wirbel des Kopfs und zugleich an den Füfsen (n. 1 St.).
Jücken an der Stirne.
Kalter Stirnschweifs.
Die Pupillen sind geneigt, sich zu verengen.

25 Verengerung der Pupillen (n. 1¼ St.) mit fortwährendem zusammendrückendem Schmerze in den Augen.
Erweiterte Pupillen.
Sehr erweiterte Pupillen (n. 4 St.).
Gefühl von Schwäche in den Augen.
Mattes Ansehn der Augen mit blauen Ringen darum.

30 Verdrehte, hervorgequollene Augen.
Doppelsehen.
Eine Art Lähmung der Augenlider, sie deuchteten zu schwer, er konnte sie mit aller Anstrengung kaum aufheben.
Empfindung von Trockenheit der Augenlider.
Die Augenlider sind trocken, vorzüglich wenn er geschlafen hat; schmerzen, als wenn sie wund gerieben wären; sind starr und zusammengeklebt.

35 Aeufserste Trockenheit der Augenlider.
Heftiges Wasserauslaufen aus den Augen und schneidende Schmerzen, zugleich mit Trockenheitsgefühl und Hitze darin (n. ½ St.).
Lang anhaltendes, starkes Hitzgefühl in den Augen.
Die Augenlider kleben im Schlafe zusammen (n. 2 St.).

Hitze in den Augen und dem Gesichte mit Backenröthe, wie von Anwehen eines heifsen Dampfes.

40 Schmerzhafte Augenentzündung mit ungeheurem Kopfweh, wovor er die Nächte nicht schlafen kann (n. 6 Tagen).
Augenentzündung mit reifsendem Schmerze.
Entzündung des Weifsen im Auge mit reifsendem Schmerze darin.
Kaltes, entstelltes Todtengesicht.
Blauliche Gesichtsfarbe.

45 (Zuckend kneipende Empfindung in den muskeligen Theilen des Gesichts) (n. 3 St.).
Ziehender und spannender Schmerz über die ganze rechte Seite des Gesichts und das rechte Ohr.
(Schweifs im Gesichte und in den Achselhöhlen beim Gehen).
Früh, ein Pressen im rechten Ohre (n. 2 Tagen).
Ohrenklingen.

50 Brausen in den Ohren, wie Wind und Sturm.
Gefühl, als wäre ein Fell über das Ohr gespannt.
Taubhörigkeit; das eine oder das andre Ohr ist verstopft.
Drückender Schmerz im Gehörgange.
Reifsen im Ohrläppchen).

55 Scharfe Stiche dicht hinter dem linken Ohre und dem Kinnbacken.
Es riecht ihm vor der Nase wie Mist (n. 16 St.).
Empfindung, als wenn die Nase inwendig allzutrocken wäre, wie der Staub trockner Wege in der Nase hervor zu bringen pflegt (n. 3 St.).
(Nasenbluten im Schlafe, die Nacht).
Gefühl, als wenn die Nase inwendig geschwürig wäre.

60 Gefühl, wie von Zusammendrückung und Eindrückung des Nasenbeins.
Die Haut der Lippen springt auf.
Ein Brennen am Rothen der Oberlippe und etwas drüber.
Ausschlagsblüthe unweit des Mundwinkels, an der

Grenze des Rothen, welche schon für sich, noch mehr aber bei Berührung schmerzte.
Schaum vor dem Munde.

65 Er kann nicht reden.
Verschlossene Kinnbacken.
Stumpfes Drücken in den linken Kinnbackenmuskeln, wie ein starker Druck mit einem stumpfspitzigen Holze.
Schmerz der Unterkieferdrüsen, als wenn sie geknippen würden (n. 8 St.).
Wackeln der Zähne.

70 Krampfhafte Zusammenschnürung und Würgen im Schlunde, als wenn man eine unreife oder wilde Birne gegessen hätte.
Verengerung des Schlundes, wie von einer drückenden Geschwulst.
Brennen im Halse.
Scharrig im Halse.
Rauh im Halse.

75 Eine taube Empfindung am Gaumen, als wenn eine verbrannte Stelle geheilt und mit dicker Oberhaut bedeckt, oder als wenn der Gaumen mit einem Pflaumenhäutchen überzogen wäre.
Trockenheit im Halse, welche sich mit Getränken nicht tilgen läfst (n. 6 St.).
Abneigung vor warmen Speisen, und da er davon afs, schmeckte es ihm nicht, ob er gleich lange nicht gegessen hatte; dagegen Verlangen auf Obst.
Appetit auf Obst.
Verlangen auf Citronensäure.

80 Verlangen auf säuerliche Dinge.
Verminderter Geschmack; ein breiichter Geschmack im Munde (n. ¼ St.).
(Beständig saurer Geschmack im Munde mit vielem wässerigen Speichelzusammenflufs).
Unschmackhafter Speichel, Geschmacklosigkeit im Munde.
Geschmack und Kühle im Munde und Halse, wie von Pfeffermünzkügelchen.

85 Fauler, kräuterartiger Geschmack im Munde, fast wie Pestwurzel*) (n. 3 St.).

Beifsender Pfeffermünzgeschmack im Halse, mit Gefühl, wie von aufsteigender Hitze aus dem Schlunde in den Mund, welche anhält und mit brecherlicher Uebelkeit sich vergesellschaftet.

Fauler Geschmack, wie Mist, im Munde.

Leeres Aufstofsen (sogleich).

(Aufstofsen, selbst nüchtern; saures Aufstofsen Nachmittags).

90 Bittres Aufstofsen.

Leeres Aufstofsen, Abends nach dem Niederlegen im Bette, und drauf eine kratzige, scharrige Empfindung am Kehlkopfe, fast wie nach Soodbrennen (n. 12 St.).

(Aufstofsen mit Geschmack des Genossenen).

Speichel läuft ununterbrochen aus dem Munde, wie Würmerbeseigen.

Während des Essens, Uebelkeit mit Hunger und Drücken in der Magengegend, welches gleich nach dem Essen verschwindet.

95 Auf das Frühstück entstand Brecherlichkeit, die nach Fleischessen Mittags verging (n. 12 St.).

Grofse Uebelkeit vor dem Erbrechen.

Brecherlichkeit mit galligem Geschmakke im Munde.

Erbrechen in zwei Anfällen, jeder zu drei bis viermaligen Erbrechen; auch in den halbviertelstündigen, freien Zwischenräumen zwischen den Brechanfällen dauerten die Uebelkeiten fort; das Gebrochne roch sauer**).

Erst Erbrechen von Galle, dann sehr zähen Schleimes.

100 Vor dem Erbrechen jedesmal Schauder über den ganzen Körper.

---

*) Tussilago petasites.

**) Das Erbrechen liefs sich mit Trinken kalter Milch stillen, aber es erfolgte im Bette ein erstaunlicher Frost darauf.

Weifsniefswurzel.

Schon beim Anfange des Erbrechens mufs er sich niederlegen, und nach Beendigung desselben ist er so entkräftet, dafs die Oberschenkelknochen aus dem Hüftgelenke entweichen zu wollen scheinen.
Schlucksen.
Schlucksen, früh, bei gewohntem Tabacksrauchen (n. 24 St.).
Herzdrücken.
105 Klemmender Schmerz in der Herzgrube, mehr beim Gehen.
Magenschmerz, wie von Heifshunger.
(Gefühl von Schwäche des Magens mit innerlicher Kälte in der Magengegend und schwachem Drucke).
Heftiges Drücken in der Herzgrube, welches sich bis in's Brustbein, die Unterribbengegend und bis zu den Darmbeinen erstreckt (n. 8 St.).
Nach mäfsiger Mahlzeit, beim Gehen, Stechen in der Gegend der Milz (n. 24 St.).
110 Spannender Schmerz in den Hypochondern, wie von Blähungen.
Um die Herzgrube, drückende und ziehende Schmerzen.
Schmerz in den Hypochondern und in der Brust wegen Mangel an Abgang von Blähungen.
Bald hie, bald da Schmerz im Unterleibe, als wenn es mit Messern darin schnitte (sogleich).
Minuten lang ziehend reifsender Schmerz tief im Unterbauche, am meisten über dem Schaambeine (n. 1 St.)
115 Schneidende Bauchschmerzen (n. 12 St.).
Ganz in der Frühe (um 4 Uhr), schneidende Bauchschmerzen mit Durchfall.
Blähungskolik, welche bald hie, bald da die Gedärme und den ganzen Unterleib angreift; je später die Winde abgehen, desto schwieriger gehen sie fort (v. 6 bis 12 St.).
Die Därme thun wie zerschlagen weh, da sich die Blähungen weigern abzugehen.

Schmerzlicher Druck in der Blinddarmgegend, wie von einer krampfhaft eingesperrten Blähung (n. 1 St.).

120 Häufiger Abgang von Blähungen (die ersten Stunden). Die Winde gehen mit Gewalt von oben und unten fort.

Zucken in den Bauchmuskeln mit nicht unangenehmer Wärme in der Brust (n. ½ St.).

Vor dem Stuhlgange, eine Empfindung tief im Unterbauche, wie von einer bevorstehenden Ohnmacht.

Vor dem Stuhlgange ein Winden im Unterleibe und Rücken, und grofse Mattigkeit vorher, nach dem Stuhlgange kräftiger und leichter.

125 Bei der Ausleerung durch Stuhlgang eine Aengstlichkeit, mit Furcht vor einem Schlagflusse.

Mit Blähungen geht unvermerkt etwas dünner Stuhlgang ab (n. 4, 16 St.).

Schnelle, öftere weiche Stuhlgänge (die ersten St.).

Nach dem Mittagsessen gehen Blähungen ab, unvermerkt, mit flüssigem Stuhlgange; dann Durchfall scharfen Kothes mit Stuhlzwang (n. 1 St.).

Die Excremente sind scharf (n. 12 St.).

130 Brennen im After beim Stuhlgange (n. 12 St.).

Hartleibigkeit, Leibverstopfung wegen Härte und Dicke des Kothes (n. 3, 14 St.).

Ein Noththun und Nöthigen zum Stuhlgange im Oberbauche, und dennoch erfolgt der Stuhl nur schwierig oder gar nicht, gleichsam wegen einer Unthätigkeit des Mastdarms und als ob er an der wurmförmigen Bewegung der übrigen Därme keinen Theil nähme (n. 4, 15 St.).

Dumpfes Bauchweh von Auftreibung und Spannung des Unterleibes durch Blähungen, als wenn der Leib verstopft wäre, mit Unruhe.

Alle Ausleerungen sind unterdrückt *).

135 Durchfall mit Schmerzen während und nach dem Stuhlgange.

Anstöfse von einem Leistenbruche.

---

*) Einige Tage hindurch von einer allzu grofsen Gabe.

Weifsniefswurzel.

Bewegung, als wenn ein Bruch sich einklemmen wollte.
Beim Husten entstehen Stiche, welche aus dem Unterleibe, längs des Saamenstrangs, durch den Bauchring herausfahren (n. 3 St.).
Pressen gegen den After, mit blinden Hämorrhoiden.
140 Blinde Hämorrhoiden (n. 10 St.).
Harnbrennen.
Der wenige Harn ist gelb und trübe schon beim Lassen (n. 24 St.).
Schärfe des Urins.
Stich in der Mündung der Harnröhre, nach dem Harnen.
145 Kneipender Schmerz in der Harnröhre, aufser dem Uriniren.
Schmerz in der Harnröhre, als wäre sie hinter der Eichel zugeschnürt, mit vergeblichem Harndrange verbunden, da die Blase leer war (n. 24 St.).
Wundheit der Vorhaut.
Ziehender Schmerz in den Hoden.
Steifigkeiten des männlichen Gliedes.
150 Gröfsere Empfindung und Empfindlichkeit der Geschlechtstheile (n. 12, 15 St.).
Die lang unterdrückte Monatreinigung kommt zum Neumonde wieder.
Beim Flusse des (sechs Wochen ausgebliebenen) Menstruums, Kopfweh (Reifsen?), vorzüglich früh, mit Brecherlichkeit; Abends vermindert sich das Kopfweh.

* * *

Schnupfen (n. 8 St.).
Katarrh auf der Brust, ohne eigentlichen (unwillkührlichen) Husten; der zähe Schleim mufs durch Kotzen herausgebracht werden (n. 8 St.).
155 Im Halse ist es scharrig, wie Katarrh.
Kitzeln ganz unten in den Luftröhrästen zum Husten, mit leichtem Auswurfe (n. 1, 5 St.).

Trocknes Hüsteln, von einem Kitzel in der untersten Gegend des Brustbeins erregt (sogleich).
Kitzel ganz unten in den Luftröhrästen zum Husten, ohne Auswurf (n. 24 St.).
Beim Husten, Beklemmung auf der Brust.
160 Bei der geringsten Bewegung, selbst zu Hause, kurzer Athem (eine Art Brustbeklemmung), welcher sich nur verliert, wenn man ganz still und ruhig sitzt.
Krampfhafte Zusammenschnürung der Kehle, bei verengerter Pupille.
Anfälle von Zuschnürung der Kehle, Erstickungsanfälle, mit hervorgequollenen Augen (n. ½ St.).
Es versetzt ihm den Athem.
Fast ganz verloschener, unmerklicher Athem.
165 Krampfhafte Zusammenziehung der Zwischen-Ribbenmuskeln nach der linken Seite zu, die den Athem hemmt (n. 3 St.).
Schmerzhafte Zusammenschnürung der Brust.
In der linken Brust wie Klamm zusammenziehender Schmerz, periodisch wiederkehrend (sogleich).
Viele Beklemmungen auf der Brust, und beim Athemholen ein Schmerz in der Seite, besonders früh beim Aufstehen (n. 5 Tagen).
Mehr nach dem Trinken, als nach dem Essen, klemmender Schmerz in der Gegend des Brustbeins.
170 Ein drückender Schmerz in der Gegend des Brustbeins nach Essen und Trinken.
Drücken in der Gegend des Brustbeins (n. 2 St.).
In Stich sich endigender Druck unter der letzten rechten Ribbe, am schlimmsten beim Athemholen (n. 24 St.).
Schneidender Schmerz in der Brust (n. 15 St.).
Schmerz unter den Ribben, vorzüglich beim Ausathmen.
175 Einige Anfälle des Tags von stechendem Schmerze in der rechten Brust, der das Athmen unterbricht.
In der linken Brust, auf einer kleinen Stelle, ein fein stechend klopfender Schmerz (n. 5 St.).

Weifsniefswurzel.

Höchste Angst, die den Athem benimmt.
Heftiges Klopfen des Herzens, welches die Ribben hervortreibt; das Herz schlägt sehr hoch hervor und treibt die Hand weg — ohne Schmerz.
Schwere des Kopfs im Genicke; die Halsmuskeln wollen den Kopf nicht mehr halten.

180 Die Muskeln des Genicks sind wie gelähmt.
Rheumatische Steifigkeit des Genicks, welche, vorzüglich bei der Bewegung, Schwindel hervorbringt.
Rings um den Hals und an der Brust, ein Feinstechen, wie von Brennnesseln, welches beim Streichen mit der Hand sich lindert (mit Röthe und frieselartigen Erhebungen der Haut, die blos beim Befühlen für die Hand bemerkbar waren).
Schmerz äufserlich am Halse, als wäre da die Haut wund.
Es liegt ihm zwischen den Schulterblättern, auch im Sitzen; beim Wenden wird der Schmerz bedeutend zerrend.

185 Bei Bewegung fühlbarer, rheumatischer Schmerz zwischen den Schulterblättern und vom Genick bis zum Kreuze, welcher sich besonders beim Zustuhlegehen hervorthut.
Heftiger Druck auf den Schulterblättern, als wären sie zerschlagen und zerquetscht.
Nach dem Aufstehen vom Sitzen, bei der Bewegung, ein lähmiger und Zerschlagenheitsschmerz im Gelenke des Kreuzes und des Kniees.
Schmerz im Kreuze beim Gehen auf dem Ebenen hin, beim Sitzen nicht (früh).
Beim Bücken entstand im Kreuze ein Stich, welcher lange fortdauerte.

190 Beim Stehen, ein drückender Schmerz im Kreuze.
Auf der Achsel, ein schneidender Schmerz, wie ein einziger Schnitt.
Gichtartiger Schmerz in den dreieckigen Muskeln des Oberarms und im Kniee.
Die Arme sind lähmig schmerzhaft, wie zerschlagen, nur mit Schmerz und Anstrengung kann er sie aufheben und aufrecht erhalten.

Lähmiger Zerschlagenheitsschmerz des linken Oberarms beim Ausstrecken.

195 Gefühl von Kälte der Arme beim Aufheben derselben.

Empfindung im Arme, als wenn er zu voll und geschwollen wäre.

Schmerz in der Mitte des linken Vorderarms, als würde der Knochen gedrückt.

Zittern im Arme, wenn man mit der Hand etwas fasset.

Zucken in der rechten Handwurzel und weiter nach dem Ellbogen zu.

200 (Eine trockne Schwinde auf der Hand zwischen Daumen und Zeigefinger).

Ein fressendes Jücken auf der innern Seite der Handwurzel (n. 24 St.).

Kriebeln in den Händen und Fingern.

Kriebeln in der Hand, als wäre sie eingeschlafen gewesen.

Aengstlichkeit erregendes Kriebeln in den Fingern.

205 Abgestorbenheit, Eingeschlafenheit der Finger (n. 1 St.).

Die zweite Reihe der Knochenröhren der Finger ist schmerzhaft beim Angreifen (n. 20 St.).

Rothe, unschmerzhafte Knötchen auf dem Rücken der Finger zwischen dem zweiten und dritten Gelenke (n. 20 St.).

Spannender Schmerz im Mittelfinger bei der Bewegung (n. 20 St.).

Schmerz, wie verrenkt, im Daumengelenke.

210 Brennend jückender Schmerz im ersten Gliede des kleinen Fingers, als wenn es erfroren wäre.

Schmerzhafte Lähmung, wie von allzu grofser Strapaze, in den Ober und Untergliedmafsen, blofs bei Bewegung; er kann sich kaum fortschleppen.

Sehr beschwerliches Gehen, wie eine Lähmung, erst des rechten, dann auch des linken Hüftgelenkes.

Die Oberschenkel und Hüften wollen zusammenbrechen und thun weh, wie gelähmt.

Mattigkeit fast blos in den Oberschenkeln und Knieen.

Weifsniefswurzel. 341

215 Schwankender Gang.
Knarren am Kniee.
Ein schneidender Schmerz, wie mit einem Messer, am Knie, überhingehend, als ein einziger Schnitt. (Stechen im Knie und Fufsknöchel) (n. 5 Tagen).
In den Knieen zieht's zuweilen im Stehen, Gehen und Sitzen.
220 Spannung in den Kniekehlen beim Stehen und Gehen, als wenn sie zu kurz wären.
Zerschlagenheitsschmerz in den Knieen beim Absteigen der Treppen (n. 4 St.).
Schmerzhaftes Zucken im rechten Knie.
Einzelnes, sichtbares, hohes Aufheben des Kniees im Sitzen (Nachmittags), alle viertel und halbe Stunden einmal, ohne Schmerzen; doch erschrak sie jedesmal dabei; Abends nach dem Niederlegen hörte es auf.
Gleichsam elektrische Erschütterungen, mit drauf folgendem Zerschlagenheitsschmerz im Knie und Ellbogen.
225 Schmerzen in den Füfsen, besonders den Knieen, wie von grofser Ermüdung, als wenn grofse Steine daran gebunden wären; er mufs sie der Erleichterung wegen bald dahin, bald dorthin legen (n. 48 St.).
Schmerz beim Auftreten gleich unter dem Knie im Knochen, als wäre er zerbrochen gewesen und noch nicht recht haltbar.
Schwerheitsschmerz der Unterschenkel, wie von Müdigkeit.
Schmerz in den Waden und dem Schienbein, als wollten sie zusammenbrechen.
Ein Kriebeln in den Unterschenkeln bis zum Knie; es wimmelt darin schmerzhaft.
230 Schwerheitsschmerz der Unterschenkel, als wenn ihnen eine Lähmung bevorstände, früh.
Ein abwärts reifsender Schmerz im Schienbeine.
Klamm in den Waden.
Schnell schwellen die Füfse an und werden nach einigen Stunden wieder dünn.
Ein schnell hintereinander folgendes Zucken im

schwachen Fufse beim Stehen, aber nicht beim Gehen (n. 3 Tagen).

235 Kälte in den Füfsen, als wenn kaltes Wasser in ihnen herumliefe, mit Zittern.

Beim Gehen, ein spannender Schmerz in den Ausstreckesennen der Zehen.

Ein Brennen im Fufsknöchel.

In der grofsen Zehe stechende Schmerzen (n. 5 St.).

Bringt das Podagra wieder hervor.

240 Fast brennendes Jücken unten in der linken Ferse, tief darin (n. 2 St.).

Fressendes Jücken in der Haut (n. 12 St.).

Hautausschläge, wie Krätze.

In einzelnen Stellen (Flecken) zusammengehäufte, schmerzhafte Blütchen.

Frieselausschlag, welcher, wenn man warm wird, auch bei Tage jückt (blos in der Gegend der Gelenke?); nach dem Kratzen brennen die Stellen, und es fahren Quaddeln auf, wie von Brennnesseln.

245 Ein Jücken, der Empfindung nach, in den Knochen drin.

Schmerz in den muskeligen Theilen des Körpers aus Drücken und Zerschlagenheit zusammengesetzt.

Empfindung in den Knochen, als wenn sie zerschlagen wären (n. 2 St.).

Flüchtige Stiche hie und da im Körper.

Ziehender Schmerz in den Gliedern.

250 Beim Starkgehen, ziehender Schmerz in den Gliedern, welcher beim Weitergehen verschwindet.

Beim Sitzen, reifsender Schmerz in den Ausstrekkemuskeln.

(Schmerz in den Gliedern, auf denen man liegt, als wenn das Lager steinhart wäre).

Drücken am Fufsknöchel, als wenn der Knochen unmittelbar berührt und gedrückt würde, augenblicklich (n. 8 Tagen).

Steifigkeit der Glieder, vorzüglich Vormittags und nach dem Stehen.

255 **Eingeschlafenheit der Glieder.**

Weifsniefswurzel. 343

Schmerz aller Glieder, als wenn sie durch allzu grofse Ermüdung erschöpft wären.
Langwierige Schwäche.
Die freie Luft greift ihn an, wie dem von einer acuten Krankheit Genesenden die freie Luft auffällt und beschwerlich ist.
Schwitzt leicht bei jeder Bewegung.
260 Ermattung, wie von allzu grofser Hitze der Luft.
Ohnmacht.
Langsame Bewegung des Körpers.
Schlaffheit der Muskeln.
Höchste Schwäche*).
265 An Kräften erschöpft, sinkt er zusammen.
Lähmungsartiges Sinken der Kräfte.
Schnelles Sinken aller Kräfte, welches zum Schlafen einladet, Vormittags.
Mattigkeit in allen Gliedern.
Hang, sich zu legen.
270 Früh, schläfrige Mattigkeit, welche ihn hindert, aus dem Bette aufzustehen.
Schlafbetäubung, wachende Schlummersucht.
Wachende Schlummersucht; das eine Auge steht offen, das andere ist zu oder halb zu, und er fährt öfters zusammen, als wenn er erschreckte (n. $\frac{1}{4}$ St.).
(Nach dem Schlafengehen, Abends, bis fast Mitternacht, Aengstlichkeit und, bei wachender Schlummersucht, ziehende Bewegungen im Unterleibe, welche Sausen im Kopfe erregen.)
Schläfrigkeit mit schreckhaftem Zusammenfahren, welches ihn am Schlafe hindert; nachgehends fieberhafte Zufälle.
275 Abends, wenn er einschlafen will, Schweifs über und über.
Früh, etwas Schweifs, vorzüglich im Gesichte; auch am Tage zu Gesichtsschweifse geneigt.
Abends im Bette, gleich Hitze und Schweifs, doch mehr Hitze.

---

*) Eisen schien sie aufzuheben.

Während des Schlafes legt er die Arme über den Kopf (die ersten St.).

Wimmern im Schlafe.

280 Lebhaft ängstliche Träume von Räubern; er wachte mit Schreck auf und glaubte dann noch, dafs der Traum wahr wäre.

Traum, als wenn er heftig gejagt würde. (Allzu tiefer Schlaf).

Gähnen.

(Nachts, Aufwachen mit vielem frostigen Zittern im rechten Arme).

285 Fieberhafte Bewegungen.

Der Puls sehr langsam und fast verschwunden (n. 4 und mehren St.).

Schauder, Griefseln in der Haut, z. B. des Gesichts (n. 2 St.).

Kalter Schweifs.

Kälte des ganzen Körpers.

290 Fieber*), mehre Tage wiederkehrend, zuweilen lange Zeit.

Tägliches Fieber, vor Mitternacht.

Abends, Hitze und Röthe im Gesichte (und Schauder am Körper), auch früh im Bette, Gesichtshitze.

Im Vorderkopfe und in der Stirne, Hitze, welche in erst warmen, dann anhaltenden kalten Stirnschweifs übergeht.

Röthe und Hitze des Gesichts mit leisem Fieberschauder.

295 Hitze und Röthe im Gesichte und Hitze der Hände, mit sorglosem, nur die nächsten Dinge um ihn herum achtenden Gemüthe, bei Schreckhaftigkeit (n. 1 St.).

Stillschweigen.

Er redet nicht, aufser wenn er gereizt wird, dann schimpft er.

Aergerlichkeit bei Veranlassungen (n. 4 St.).

Er sucht die Fehler an Andern auf (und rückt sie ihnen vor.)

---

*) Ich habe es zuweilen Abends, zuweilen früh beobachtet.

Weifsniefswurzel. 345

300 Drang und Lust zur Arbeit.
Geschäftige Unruhe.
Thätigkeit und Beweglichkeit, bei Verminderung der Schmerzen und Leidenschaften.
Ueberempfindlichkeit; erhöhete Geisteskraft.
Er ist übermunter, excentrisch, ausgelassen.
305 Zittern am ganzen Körper.
Furcht.
Muthlosigkeit, Verzweiflung.
Melancholie, mit Froste, als wenn er mit kaltem Wasser beschüttet würde, und öfterer Brecherlichkeit.
Betrübnifs, Niedergeschlagenheit, Wehmüthigkeit, mit unwillkührlichem Weinen und Thränen der Augen und Neigung, den Kopf zu hängen.
310 Ueber das eingebildete Unglück ist sie untröstlich, läuft heulend und schreiend in der Stube herum, mit dem Blick auf die Erde gerichtet, oder sitzt sinnend in einem Winkel, jammernd und untröstlich weinend; Abends am schlimmsten; Schlaf nur bis 2 Uhr.
Er stöhnt, ist aufser sich, weifs sich nicht zu lassen (n. 2, 3 St.).
Angst, wie von bösem Gewissen, als wenn er etwas Böses begangen hätte.
Angst, als wenn er ein Unglück ahnete, als wenn ihm etwas Böses bevorstände.
Empfindung in seinem ganzen Wesen, als müfste es mit ihm nach und nach zu Ende gehen, doch mit Gelassenheit.
315 Sanft wehmüthige Stimmung bis zum Weinen (n. 24 St.).

Beobachtungen Andrer.

Schwindel (*Smyth*, in Medical Communications, Vol. I. S. 107. — *S. Ledelius*, in Misc. Nat. Cur. Dec. III. ann. I. obs. 65.).

Schwindel: es geht alles mit ihm um den Ring im Kopfe (*Greding*, vermischte Schriften, S. 87.).

Ungeheurer Schwindel (*Reimann*, in Bresl. Samml. 1724. S. 535.).

Geistige Arbeiten wollen in der Dauer nicht vorwärts; es tritt bald ein Ideenmangel ein (*E. Stapf*, in einem Briefe).

(5) Rausch und Taumel (n. 24 St.) (*Fr. Hahnemann*).

Bis zum Taumel vermehrt sich das Kopfweh im Gehen, läfst aber beim Sitzen wieder nach (n. 2 St.) (*J. Chr. Teuthorn*, in einem Aufsatze).

Fast ganz vernichtetes Gedächtnifs: er vergifst das Wort im Munde (*Greding*, a. a. O.).

Fast gänzliche Verschwindung der Sinne (*Vicat*, Plantes venen. de la Suisse, S. 167.).

Dumm im Kopfe mit Uebelkeit, zwei Tage lang (*Fr. Hahnemann*).

(10) Kopfweh (*Ledelius*, a. a. O.).

Kopfweh mit einiger Steifigkeit (*Greding*, a. a. O. S. 45.).

Kopfweh mit Erbrechen grünen Schleims (*Greding*, a. a. O.).

Kopfweh und Rückenschmerz mit Bauchweh und Brecherlichkeit (*Greding*, a. a. O. S. 85.).

Schmerzhafte Eingenommenheit des Kopfs, mit spannendem Drücken bald in den Schläfen, bald mehr im Scheitel, beim Geradesitzen und Stehen am heftigsten, beim Vorbücken aber, so wie beim Liegen auf dem Rücken, vermindert, mit mehr verengten Pupillen (*Stapf*, a. a. O.).

(15) Dumpf drückender Kopfschmerz, der sich von den Schläfen nach der Stirne zieht, durch Vorwärtsliegen vermehrt wird, durch Rückwärtsbeugen aber und äufseres Daraufdrücken vergeht, hingegen wiederkommt nach dem Aufrichten (n. 3 St.) (*Teuthorn*, a. a. O.).

Weifsniefswurzel. 347

Beobachtungen Andrer.

Plattdrückender Kopfschmerz im Scheitel, der bei Bewegung klopfend ward (*Huld. Becher*, in einem Aufsatze).

Innerliches Schneiden im Scheitel (n. 4 St.) (*Carl Franz*, in einem Aufsatze).

Einzelne Stiche in der Stirne, selbst im Sitzen (n. 4 St.) (*Teuthorn*, a. a. O.).

Der Kopf ist ihm so schwer, und es drehet sich darin alles in einem Kreise herum (*Ledelius*, a. a. O.).

(20) Brummen und Summen vorn in der Stirne, mit dumpfem, innerm Kopfschmerze (n. 4 St.) (*Franz*, a. a. O.).

Ziehender Schmerz im Kopfe und Kreuze (*Greding*, a. a. O. S. 87.).

Heftiges Kopfweh, mit Harnflusse (*Greding*, a. a. O. S. 80.).

Ungeheurer Kopfschmerz, welcher bei Erscheinung des Monatlichen verschwindet (*Greding*, a. a. O. S. 81.).

Erschütterung im Kopfe und Zucken im linken Arme, mit Blässe der Finger (*Greding*, a. a. O. S. 59.).

(25) Jückend fressender, anhaltender Stich auf dem Haarkopfe, der zum Kratzen zwingt (n. 10½ St.) (*Franz*, a. a. O.).

Gefühl in den Haaren der rechten Kopfseite, als würde ein Büschel derselben elektrisirt, ein Kriebeln darin und wie Emporstreben derselben, mit einem leisen Schauder der Haut unter diesen Haaren (n. 5 St. und ferner) (*Stapf*, a. a. O.).

Beim Kopfweh, eine schmerzhafte Steifigkeit im Nacken (*Stapf*, a. a. O.).

Zusammengezogene Pupillen (sogleich und n. 6 St.) (*Becher*, a. a. O.).

Sehr verengerte Pupillen, in den ersten sechs Stunden (*Stapf*, a. a. O.).

(30) Sehr erweiterte Pupillen (n. 4 St.) (*Teuthorn*, a. a. O.).

Weifsniefswurzel.

Beobachtungen Andrer.

Ungeheuer erweiterte Pupillen mit sehr merklicher Schwachsichtigkeit; er erkennt selbst nahe stehende Personen nicht, oder nur sehr langsam (Abends 7 Uhr) (n. 8 St.) (*Stapf*, a. a. O.).

Schmerz in den Augen (*Greding*, a. a. O. S. 34.).

Klagt Schmerz in beiden Augen und bewegt die Hände über den Kopf (*Greding*, a. a. O. S. 62.).

Drückender Schmerz im Auge, mit Mangel an Appetite*) (*Greding*, a. a. O. S. 58.).

(35) Nach kurzem Mittagsschlafe, Drücken in den Augenlidern, wie von allzu grofser Trockenheit derselben; darauf Wässern der Augen (n. 6½ St.) (*Stapf*, a. a. O.).

Empfindliches Trockenheitsgefühl im obern Augenlide, als wäre Salz zwischen ihm und dem Augapfel, ohne bedeutende Röthe im Auge, Mittags nach Tische (*Stapf*, a. a. O.).

Schmerzhaftes, drückendes Stechen im obern Augenlide, am äufsern Winkel (n. 10 St.) (*Franz*, a. a. O.).

Feine, scharfe Stiche in den Augenwinkeln (*Franz*, a. a. O.).

Innerlich in den Augenbedeckungen, ein feinstechendes Jücken (n. 2 St.) (*Franz*, a. a. O.).

(40) Der rechte Augapfel schmerzt am äufsern Augenwinkel wie zerschlagen, in wiederholten Anfällen; beim Draufdrücken hört er auf, weh zu thun (n. 3 St.) (*Franz*, a. a. O.).

Oft Thränen der Augen, mif Röthe derselben, wie beim Schnupfen (n. 6 St.) (*Becher*, a. a. O.).

Hitze in den Augen mit Kopfweh (*Greding*, a. a. O. S. 63.).

Röthe des Weifsen im rechten Auge (*Greding*, a. a. O. S. 39.).

Entzündung des rechten Auges (*Greding*, a. a. O. S. 58.).

---

*) Dabei hatte das Blut eine Entzündungshaut.

Weifsniefswurzel. 349

Beobachtungen Andrer.

(45) Entzündung des rechten Auges, mit Fieberhitze (*Greding*, a. a. O. S. 36.).
Starke Augenentzündung (*Greding*, a. a. O. S. 63.).
Augen von wässerigem Ansehn, als wären sie mit Eiweifs überzogen (*Teuthorn*, a. a. O.).
Bläue des linken Auges mit öfterm Aufstofsen (*Greding*, a. a. O. S. 62.).
Rückwärtsdrehung der Augen, so dafs blofs das Weifse davon zu sehen ist, eine Stunde lang (*Borrichius*, Acta Hafn. VI. S. 145.).

(50) Funkeln vor den Augen (*Greding*, a. a. O. S. 35.).
Wenn er vom Sitze aufsteht, kommen schwarze Flecke und Funkeln vor die Augen; er konnte defshalb acht Stunden lang davor nicht aufstehen, sondern mufste entweder sitzen oder liegen (n. 3 St.) (*Teuthorn*, a. a. O.).
Das Gesicht vergeht ihm; er kann nicht sehen (*Borrichius*, a. a. O.).
Gesichtsblässe (*Greding*, a. a. O. S. 63.).
Dunkelrothes, heifses Gesicht (*Greding*, a. a. O. S. 41. und 64.).

(55) Gesichtsröthe mit grofsem Durste und Harnflusse (*Greding*, a. a. O. S. 42.).
Aufserordentliche Röthe und Hitze des Gesichts (*Greding*, a. a. O. S. 80.).
Brennen im Gesichte und am Kopfe (*Conr. Gesneri*, Epist. med. S. 69.).
Ein Jücken hie und da im Gesichte und hinter den Ohren, als wenn Blütchen da entstehen wollten (ohne sichtbare Röthe), mit Wundheitsgefühl hinter den Ohren (n. 28 St.) (*Stapf*, a. a. O.).
Kriebelndes (grieselndes) Jücken an verschiedenen Stellen im Gesichte, mehr beifsend als stechend, worauf kleine rothe Blütchen hervordringen, mit rothem, hartem, erhabenem Rande und einem braunen, nachgehends gelbeiterigem Köpfchen, welche Anfangs unschmerzhaft sind, bei ihrer Reife aber wie wund bei Berührung schmerzen. (*Franz*, a. a. O.).

Beobachtungen Andrer.

(60) Dichter Frieselausschlag auf der Backe, mit Schmerz im Gesichte (*Greding*, a. a. O. S. 64.).

Kupferrother Ausschlag im Gesichte, um den Mund und das Kinn (*Greding*, a. a. O. S. 81.).

Mehrtägige Gesichtsgeschwulst (*Greding*, a. a. O. S. 49.).

Mittags, Zucken in der Wange, Funkeln vor dem linken Auge, Gesichtsblässe und Ohnmacht, dann Erbrechen einer Menge weifsen Schaums — ein drei Tage lang wiederkehrender Unfall (*Greding*, a. a. O. S. 60.).

Stiche in der rechten Backe und der rechten Brust, bei Speichelflusse (*Greding*, a. a. O. S. 35.).

(65) Einzelne Stiche tief im linken Ohre (*Teuthorn*, a. a. O.).

Im rechten Ohre erst Gefühl, wie von einem kalten Hauche, hierauf grofses Hitzgefühl darin, dann wieder Kältegefühl, und so einige Mal abwechselnd (n. 26 St.) (*Stapf*, a. a. O.).

Wenn er vom Sitze aufsteht, so bekommt er gleich Sausen und Brausen vor den Ohren, und es ist ihm, als sähe er lauter Feuer vor den Augen, acht Stunden lang (n. 4 St.) (*Teuthorn*, a. a. O.).

Er klagt über Taubheit und Brustschmerz (*Greding*, a. a. O. S. 43.).

Unter dem rechten Ohrläppchen, beifsendes Kriebeln und Jücken (*Franz*, a. a. O.).

(70) Auf der Nase, rothe Flecke (*Greding*, a. a. O. S. 38.).

Auf der Nase, dicht bei einander stehende Bläschen (*Greding*, a. a. O. S. 38.).

Blutflufs aus dem rechten Nasenloche (*Greding*, a. a. O. S. 58.).

Am linken Winkel des Mundes, Bläschenausschlag (*Greding*, a. a. O. S. 41.).

Rother Ausschlag um den Mund und am Kinne (*Greding*, a. a. O. S. 52.).

(75) Abends, trockne Lippen und Mund, nicht ohne Durst (n. 13 St.) (*Franz*, a. a. O.).

Bei Oeffnung der Kinnladen, stechender Schmerz

Weifsniefswurzel.

Beobachtungen Andrer.

im Kinnbackengelenke, der ihn hindert, den Unterkiefer gehörig herabzuziehen (n. 4 St.) (*Teuthorn*, a. a. O.).
Beim Essen thun ihm alle Muskeln des Unterkiefers weh, wie zerschlagen, so dafs er aufhören mufs, zu kauen (*Teuthorn*, a. a. O.).
Im Unterkiefer, ein schmerzhaftes Knötchen, welches bei Berührung erst einen zusammenziehenden Schmerz verursacht, dann aber zu einem Eiterblütchen mit entzündetem Rande wird (*Franz*, a. a. O.).
Vorn am Unterkiefer, ein schründender Schmerz für sich (n. 9 St.) (*Franz*, a. a. O.).
(80) Die Drüsen des linken Unterkiefers schwellen an; zu gleicher Zeit innerliches Halsweh, besonders linker Seite, welches beim Schlingen eine Art Wurgen und Zusammenschnüren der Kehle verursacht, das auch kurze Zeit nach dem Schlingen fortdauert (n. 1 St.) (*Becher*, a. a. O.).
Ziehen und Drücken an der linken Seite des Halses (*Franz*, a. a. O.).
Zähneknirschen (*Greding*, a. a. O. S. 61.).
Geschwulst des Zahnfleisches und des Unterkiefers (*Greding*, a. a. O. S. 56.).
Grofser Zahn- und Kopfschmerz (*Greding*, a. a. O. S. 69.).
(85) Erst Zahnschmerz, dann geschwollenes, rothes Gesicht (*Greding*, a. a. O. S. 63.).
Bei Zahnschmerz und Entzündung der Mandeln, grofse Schwäche (*Greding*, a. a. O. S. 69.).
In den obern linken Backzähnen, Zahnschmerz, aus Drücken und Schwere zusammengesetzt, als wären sie mit Blei ausgegossen (*Franz*, a. a. O.).
Zahnschmerz erst drückend, dann beim Kauen sich endend in ein in die Zahnwurzel strahlendes Ziehen, selbst wenn er nur etwas Weiches zwischen die Zähne nimmt (*Franz*, a. a. O.).
Stammeln (*S. Grassius*, Misc. Nat. Cur. Dec. I. ann. 4. S. 93.).
(90) Sprachlosigkeit (*Rödder* in *Alberti*, Med. leg. Obs. 15.).

Beobachtungen Andrer.

Brennen auf der Zunge und im Schlunde (*Gesner*, a. a. O.).

Im Munde brennt's, als wäre er mit Pfeffer ausgerieben, doch ist er nicht trocken (n. 1 St.) (*Stapf*, a. a. O.).

Brennen im Halse (*Bergius*, Mat. med. S. 872.).

Entzündung im innern Munde (*Greding*, a. a. O. S. 36.).

(95) Hinten im Munde und Rachen, eine wärmliche Empfindung (*Franz*, a. a. O.).

Nach der Uebelkeit, erst Schmerz im Munde, dann starke Entzündung im Munde, zuletzt sehr rothe, geschwollene Zunge (*Greding*, a. a. O. S. 31.).

Trockenheit im Munde, am Gaumen, und Durst nach Wasser (*Becher*, a. a. O.).

Klebrig und Trocken im Munde, ohne besondern Durst (*Stapf*, a. a. O.).

Früh, nach dem Erwachen und Aufstehen, eine Stunde lang höchst lästiges Gefühl von Trockenheit im Munde und Klebrigkeit, ohne Durst, welches selbst nach dem Ausspülen des Mundes sich nur wenig mindert (n. 20 St.) (*Stapf*, a. a. O.).

(100) Mit Trockenheit und Klebrigkeit im Munde abwechselnde Wässerigkeit (n. 24 St.) (*Stapf*, a. a. O.).

Es läuft ihm viel geschmackloses Wasser im Munde zusammen (*Stapf*, a. a. O.).

Speichelfluſs (*Greding*, a. a. O. S. 35. und 45.).

Zäher Speichelfluſs (*Greding*, a. a. O. S. 40.).

In den Hals kommt jähling eine Menge Wasser (Würmerbeseigen), die er nicht geschwind genug hinunter schlingen kann, und woran er, da es in die Luftröhre gerathen will, sich öfters wie verschlückert (n. 12½ St.) (*Franz*, a. a. O.).

(105) Es kommt ihm im Schlunde so kalt herauf (auch eine Stelle tief im Gaumen ist so kalt), worauf bald eine Menge sehr warmer, süſslichsalzig schmeckender, schleimiger Feuchtigkeit herauf schwulkt (Würmerbeseigen), worauf die Kälte

Weifsniefswurzel.

Beobachtungen Andrer.

im Schlunde und Gaumen einige Augenblicke nachläfst, aber wiederkommt (n. 24 St.) (*Stapf,* a. a. O.).

Erhöheter Speichelflufs mit scharfem, salzigem Geschmacke im Munde und auf der Zunge und grofser Hitze in der flachen Hand und in der Herzgrube (*Greding,* a. a. O. S. 82.).

Schleimausflufs aus dem Munde, gegen Mittag (*Greding,* a. a. O. S. 71.).

Ziehender Schmerz im Halse, Durst und Bauchweh (*Greding,* a. a. O. S. 87.).

Auftreibung des Schlundes (*Reimann,* a. a. O.).

(110) Auftreibung des Schlundes mit Gefühl, als wenn er ersticken sollte (*Gesner,* a. a. O.).

Schlucksen (*Smyth,* a. a. O. — *J. de Muralto,* Misc. Nat. Cur. Dec. II. ann. 2. S. 240.).

Schlucksen, eine halbe Stunde lang (*Gesner,* a. a. O.).

Lang anhaltender Schlucksen (*Greding,* a. a. O. S. 43.).

In der Brust ist's ihm so voll, dafs er immer aufstofsen möchte, ohne Uebelkeit (*Franz,* a. a. O.).

(115) Oeftere Bewegung zum Aufstofsen (*Greding,* a. a. O. S. 31.).

Gewaltsames Aufstofsen, meist von Luft (n. 6½ St.) (*Stapf,* a. a. O.).

Nach dem Essen, leeres Aufstofsen von Luft (*Teuthorn,* a. a. O.).

Nach öfterm Aufstofsen, häufiges Schleimauswerfen (*Greding,* a. a. O. S. 49.).

Immerwährendes, brecherliches Aufstofsen mit ungeheurem Husten (*Greding,* a. a. O. S. 86.).

(120) Gefräfsigkeit (*Greding,* a. a. O. S. 36.).

Gefräfsigkeit, ohne Durst (*Greding,* a. a. O. S. 69.).

Bei Hunger, grofser Durst (*Greding,* a. a. O. S. 39. und 69.).

Mittags kein Appetit zu warmen Speisen, aber desto mehr zu Obst (*Becher,* a. a. O.).

Verlangen blofs auf kalte Genüsse, Hering, Sardellen, Obst (*Becher,* a. a. O.).

(125) Anhaltendes, sehr gieriges Verlangen nach sauern Gurken (*Fr. Hahnemann*).

Beobachtungen Andrer.

Kein Appetit und kein Hunger; wenn er afs, so schmeckte es ihm nicht (*Teuthorn*, a. a. O.).

Auf Trinken folgt Schauder und Gänsehaut (*Franz*, a. a. O.).

Unter Hunger und Durst, Harnflufs (*Greding*, a. a. O. S. 45.).

Es ist ihm so weichlich, er möchte gern etwas essen und hat doch keinen Appetit dazu (*Stapf*, a. a. O.).

(130) Er ifst viel, beklagt sich aber doch über Hunger und Leerheit des Magens (*Greding*, a. a. O. S. 76.).

Weichlichkeit in der Herzgrube (*Stapf*, a. a. O.).

Uebelkeit (*Smyth*, a. a. O.).

Immerwährende Uebelkeit und Speichelflufs, bei gutem Appetite und Durste (*Greding*, a. a. O. S. 66.).

Starke Brechübelkeit mit grofsem Durste (*Greding*, a. a. O. S. 63.).

(135) Grofse Uebelkeit mit starkem Speichelflusse (*Greding*, a. a. O. S. 54. 55. 56. 59. 63.).

Uebelkeit mit grofsem Durste und Harnflusse, drei Tage lang (*Greding*, a. a. O. S. 63.).

Grofse Uebelkeit, mit rothem, schweifsigem Gesichte (*Greding*, a. a. O. S. 56.).

Brecherlichkeit und Heiserkeit, viel Husten (*Greding*, a. a. O. S. 85.).

Brecherlichkeit, wobei ihm Schaum aus dem Munde läuft (*Greding*, a. a. O. S. 80.).

(140) Brecherlichkeit bei Kinnbackenverschliefsung (Mundsperre) (*Greding*, a. a. O. S. 82.).

Brecherlichkeit und Speichelflufs bei Kinnbackenverschliefsung (*Greding*, a. a. O. S. 83.).

Ungeheurer Brechreiz bis zur Ohnmacht (*Greding*, a. a. O. S. 68.).

Erbrechen (*Smyth*, a. a. O. — *Muralto*, a. a. O. — *Greding*, a. a. O. — (sogleich) *Ledelius*, a. a. O.).

Erbrechen des Genossenen (*Greding*, a. a. O. S. 39.).

(145) Erbrechen des Genossenen mit grünem Schleime (*Greding*, a. a. O. S. 34.).

Erbrechen aller Speisen und langer Schlaf (*Greding*, a. a. O. S. 77.).

Beobachtungen Andrer.

Erbrechen des Genossenen mit Schleim und grünem Wesen (*Greding*, a. a. O. S. 32.).

Erbrechen grünen Schleims (*Greding*, a. a. O. S. 37.).

Erbrechen grünen Schleims und dann häufigen Schaums (*Greding*, a. a. O. S. 59.).

(150) Erbrechen grünen Schleims, dann Frost (*Greding*, a. a. O. S. 72.).

Erst Schaumerbrechen, dann Erbrechen gelbgrünen, sauer riechenden Schleims (*Greding*, a. a. O. S. 60.).

Nächtliches Erbrechen sehr zähen Schleims (*Greding*, a. a. O. S. 56.).

Erbrechen weifsen Schleims, die Nacht (*Greding*, a. a. O. S. 76.).

Erbrechen weifsen Schleims, bei gutem Appetite (*Greding*, a. a. O. S. 68.).

(155) Bei Erbrechen dunkelgrünen Schleims und Durchfalle hat er Appetit zum Essen und Trinken (*Greding*, a. a. O. S. 80.).

Erbrechen vielen Schleims mit höchster Schwäche (*Greding*, a. a. O. S. 83.).

Erbrechen schwarzgrünen Schleims (*Greding*, a. a. O. S. 40.).

Schwarzes Erbrechen (*Alston*, Lectures on the materia med.).

Er erbricht erst Galle und Schleim, hieauf schwarze Galle, endlich Blut (*Benivenius* bei *Schenk*, VIII. obs. 174.).

(160) Cholera (*Cl. Galenus*, Comment. V. Aphor. 1. — *P. Forestus*, XVIII. obs. 44. — *Reimann*, a. a. O.).

Gewaltsamstes, ungeheures Erbrechen (*Ettmüller*, Op. Tom. II. P. II. p. 435. — *Vicat*, a. a. O. — *Forestus*, a. a. O. — *Lorry*, de Melanch. II. p. 312. — *Lentilius*, Misc. Nat. Cur. Dec. III. ann. 1. App.).

Vor dem Brechen, kalte Hände; nach dem Erbrechen heifse Hände, mit Wallung des Blutes (*Greding*, a. a. O. S. 83.).

Erbrechen mit Hitze des Körpers (*Greding*, a. a. O. S. 40.).

Auftreibung des Unterleibes (*Reimann*, a. a. O.).

Beobachtungen Andrer.

(165) Auftreibung des Unterleibes, mit Speichelflufs (*Greding*, a. a. O. S. 82.).

Bauchgeschwulst mit Bauchweh und Blähungsabgang (*Greding*, a. a. O. S. 85.).

Lautes Kollern im Leibe (*Greding*, a. a. O. S. 50. und 56.).

Leibweh mit lautem Kollern (*Greding*, a. a. O. S. 39.).

Schmerzloses Knurren im Unterleibe, wie von Blähungen (n. ¼ St.) (*Stapf*, a. a. O.).

(170) Im Unterleibe, blähungsartiges Knurren und Kneipen; es gehen auch, jedoch selten und wenige Blähungen ab (*Stapf*, a. a. O.).

Blähung-Abgang (n. 7 St.) (*Stapf*, a. a. O.).

Kollern im Unterleibe, als wenn er Durchfall hätte, wobei öfters Winde abgehen (n. 6 St.) (*Teuthorn*, a. a. O.).

Kardialgie (*Reimann*, a. a. O.).

Herzdrücken (*Greding*, a. a. O. S. 71. und 78.).

(175) Brennen (incendium) in der Herzgrubengegend (*Muralto*, a. a. O.).

Klagt über Magenweh, und ifst und trinkt und schläft doch viel (*Greding*, a. a. O. S. 78.).

Magen - und Darmschmerzen (*Lorry*, a. a. O.).

Nachmittags, kurz nach dem Essen, Leibkneipen bald unter, bald über dem Nabel, welches beim Sitzen auf eine andre Stelle trat, als es beim Gehen war, und umgekehrt (*Becher*, a. a. O.).

Leibweh, Durst und Harnflufs (*Greding*, a. a. O. S. 63.).

(180) Nächtliches Bauchweh mit Schlaflosigkeit (*Greding*, a. a. O. S. 54.).

Bauchweh in der Nabelgegend (*Greding*, a. a. O. S. 44. und 77.).

Bald auf's Essen schneidend stechender Schmerz im Unterbauche (n. 29 St.) (*Franz*, a. a. O.).

Schneidende Bauchschmerzen in der Nabelgegend, mit Harnfluís und Durst (*Greding*, a. a. O. S. 70.).

Theils stechendes Bauchweh, theils stechende Schmerzen hie und da am Körper, bei einem pfefferartigen Beifsen im Halse (*Bergius*, a. a. O.).

(185) Den ganzen Morgen hindurch in den Eingeweiden der Schaambeingegend, ein drückender, stum-

Weifsniefswurzel.

Beobachtungen Andrer.

pfer Schmerz, wie von Zerschlagenheit, dabei im linken Schoofse ein Gefühl, als sollte da ein Leistenbruch entstehen, am meisten beim Sitzen (*Stapf*, a. a. O.).

Ohne bedeutende Spannung des Unterleibes oder Schmerz beim Befühlen, Leibweh um den Nabel herum, wie von Blähungen (n. 6 St.) (*Stapf*, a. a. O.).

Kneipen im Unterleibe, wie bei Durchfall, doch ohne Drang zum Stuhle (n. 2 St.) (*Teuthorn*, a. a. O.).

Abends im Gehen, ziehend drückendes Bauchweh (*Franz*, a. a. O.).

Bauchweh vom Rücken her nach dem Nabel zu (*Greding*, a. a. O. S. 50.).

(190) Auf ziehend kneipendes Bauchweh erfolgt eine Blähung und Stuhlgang zähen Kothes, der sich sehr an den Mastdarm anhängt (*Franz*, a. a. O.).

Oefteres Gefühl im Unterleibe, als sollte Durchfall kommen, doch ohne Drängen zum Stuhle; nur so eine Weichlichkeit und Kollern im Unterleibe (*Stapf*, a. a. O.).

Früh nach dem Erwachen, im Bette, plötzliches (kneipendes?) Leibweh, und gleich darauf Ausleerungsdrang; er leerte unter dem Leibweh gelbgrünen, breiichten Koth aus, dessen letzter Theil zur Hälfte aus Schleim bestand; auch nach der Ausleerung blieb Drängen, worauf noch etwas fast blofser Schleim erfolgte; zurück blieb ein Gefühl in den Därmen über den Schaambeinen, als wären sie zerschlagen, und eine wabbliche Empfindung in der Herzgrube (n. 20 St.) (*Stapf*, a. a. O.).

Uebermäfsige Ausleerungen (*Rödder*, a. a. O.).

Sehr häufiger und schmerzhafter Bauchflufs (*Ledelius*, a. a. O.).

(195) Oeftere und heftige Durchfallstühle (sogleich) (*Benivenius*, a. a. O.).

Allzu weicher Stuhl (*Fr. Hahnemann*).

Durchfall (*Lentilius*, a. a. O.).

Durchfall, mit starkem Schweifse (*Greding*, a. a. O. S. 56.).

Bei öftern Stuhlgängen, Frost und Schauder (*Greding*, a. a. O. S. 60.).

Beobachtungen Andrer.

(200) Beim Zustuhlegehen ausnehmende Mattigkeit (*Greding*, a. a. O. S. 44.).

Er wird blaſs im Gesichte beim Stuhlgange (*Greding*, a. a. O. S. 40.).

Bei Durchfall, Appetit zum Essen und Trinken (*Greding*, a. a. O. S. 76.).

Heftiger, blutiger Durchfall (*Ettmüller*, a. a. O. — *Dessenius*, Composit. medicam. lib. X. p. 422.).

Ein durchfälliger Stuhl (n. 12 St.) (*Becher*, a. a. O.).

(205) Stuhlgang, dessen erster Theil dick geformt, der folgende aber in dünn gezogenen Striemen, obwohl von gehöriger Festigkeit und Farbe, abgeht (*Stapf*, a. a. O.).

Den ersten Tag, Leibverstopfung (*Teuthorn*, a. a. O.).

Bei Hartleibigkeit, Harnfluſs (*Greding*, a. a. O. S. 28.).

Bei Hartleibigkeit, Hitze und Schmerz im Kopfe (*Greding*, a. a. O. S. 44.).

Langwierige Leibverstopfung (*Greding*, a. a. O. S. 76.).

(210) Bei Ausleerungen, kalter, häufiger Schweifs an der Stirne (*Alberti*, Jurisp. med. T. VI. S. 718.).

Ein Brennen im After beim Stuhlgange (*Greding*, a. a. O. S. 36.).

(Im After schründender Schmerz) (*Stapf*, a. a. O.).

Drückender Schmerz in der Blase und Brennen beim Harnen (*Greding*, a. a. O. S. 55.).

Brennen vorne in der Harnröhre während des Urinirens (n. 3 St.) (*Teuthorn*, a. a. O.).

(215) Unwillkührliches Harnen (*Greding*, a. a. O. S. 31.).

Bei Harnflusse, lautes Kollern im Bauche (*Greding*, a. a. O. S. 51.).

Harnfluſs (*Kalm*, Nordameric. resa, III. p. 49.).

Harnfluſs mit starkem Schnupfen (*Greding*, a. a. O. S. 85.).

Reichliche Monatreinigung (*Greding*, a. a. O. S. 45.).

(220) Viele Jahre unterdrückte Monatreinigung erscheint wieder (*Greding*, a. a. O. S. 51. und 80.).

Vor der Monatreinigung Nasenbluten (*Greding*, a. a. O. S. 59.).

Monatreinigung kommt allzu zeitig, wohl den dreizehnten und neunten Tag wieder (*Greding*, a. a. O.).

Blütchen an der rechten Schaamlippe vor der Monatreinigung (*Greding*, a. a. O.).

Weißnießwurzel.

Beobachtungen Andrer.

Vor der Monatreinigung (gegen Mittag) Schwindel und (die Nacht) Schweiſs (*Greding*, a. a. O. S. 70.).
(225) Bei der Monatreinigung, Ohrensausen, Schmerz in allen Gliedern und groſser Durst (*Greding*, a. a. O. S. 81.).
Gegen das Ende der Monatreinigung, Zähneknirschen und bläuliches Gesicht (*Greding*, a. a. O. S. 61.).

* * *

Es wird ihm in der Nase so trocken und heiſs, wie bei Stockschnupfen (n. 6 St.) (*Stapf*, a. a. O.).
Starkes, sehr häufiges Niesen (*Muralto*, a. a. O.).
Herzklopfen mit Aengstlichkeit und schnellerem, hörbarem Athem (*Becher*, a. a. O.).
(230) Brustbeklemmung nach einem Brennen im Halse und einem nagenden Magenschmerze (*Bergius*, a. a. O.).
Engbrüstigkeit und erschwertes Athemholen selbst im Sitzen, und zugleich Kopfschmerz (*Becher*, a. a. O.).
Engbrüstigkeit: er kann nicht genug Athem einziehen wegen Verengerung der Luftröhre durch zähen, festen Schleim (n. 4½ St.) (*Franz*, a. a. O.).
Höchst mühsames und beschwerliches Athemholen (*Benivenius*, a. a. O.).
Weiches Drücken auf der Brust, im Stehen, und Brustengigkeit (n. 11½ St.) (*Franz*, a. a. O.).
(235) Im Gehen, Brustbeengung und Pressen darin, wie von Vollheit, so daſs es ihm an Athem fehlt (*Franz*, a. a. O.).
Es versetzt ihm den Athem (*Forest*, a. a. O.).
Sie schwebten in der Gefahr des Erstickens, so beengt war ihr Athem (*L. Scholzius* bei *Schenk* lib. VIII. obs. 178.).
Zuschnüren der Kehle (*Muralto*, a. a. O. — *Winter*, in Breslauer Sammlung 1724. p. 267.).
Erstickendes Zuschnüren der Kehle (*Reimann*, a. a. O. — *Lorry*, a. a. O.).
(240) Pulsartiges Drücken, wie mit einer stumpfen Spitze, auf der linken Brustseite, in der Gegend

Beobachtungen Andrer.

der vierten Ribbe; bei Berührung schmerzte die Stelle wundartig und wie unterköthig (*Franz*, a. a. O.).

Anfallsweise Angst am Herzen, welches dann sehr stark schlägt und mit einer Empfindung, als wenn es selbst sehr warm wäre (n. 4 St.) (*Teuthorn*, a. a. O.).

Stiche in der rechten Seite (*Greding*, a. a. O. S. 32.).

chmerz n der Seite, mit Schmerzen in der Magengegend (*Greding*, a. a. O. S. 53.).

Schmerz an allen Ribben (*Greding*, a. a. O. S. 31.).

(245) Schmerz in der Seite, in den Brüsten und den Oberschenkeln (*Greding*, a. a. O. S. 54.).

Scharfe, langsame Stiche neben der Brustwarze, die zuletzt jücken (*Franz*, a, a. O.).

Schmerz in der linken Brust, dann im Rücken (*Greding*, a. a. O. S. 54.).

Oft wiederkehrende Brustschmerzen (*Greding*, a. a. O. S. 44.).

Ein schmerzhaftes, taktweises Drücken im obern Theile des Brustbeins (*Becher*, a. a. O.).

(250) Greifender Schmerz in der rechten Brust (n. 20 St.) (*Fr. Hahnemann*).

Brustschmerz bei trocknem Husten (*Greding*, a. a. O. S. 42.).

Bei fast trocknem Husten, Schmerz in der Seite und Kopfweh (*Greding*, a. a. O. S. 85.).

Bei Husten, Schmerz in der linken Seite, bei Schwäche und Schweräthmigkeit (*Greding*, a. a. O. S. 35.).

Abends, tiefer, hohler Husten von 3, 4 Stöfsen jedesmal, der aus dem Unterleibe zu kommen schien (*Becher*, a. a. O.).

(255) Hohler Husten mit langen Stöfsen, bei schneidendem Schmerze im Unterleibe (n. 6 St.) (*Becher*, a. a. O.).

Kitzel auf der Brust, wie zum Husten, in der Mitte des Brustbeins (n. $\frac{1}{2}$ u. 1 St.) (*Becher*, a. a. O.).

Abends, starker Husten, drei Stunden lang, mit Speichelflusse (*Greding*, a. a. O. S. 42.).

Die Nacht, heifser, trockner Husten (*Greding*, a. a. O. S. 61.).

Weifsniefswurzel.

Beobachtungen Andrer.

Die Nacht und früh, starker, trockner Husten (*Greding*, a. a. O. S. 43.).
(260) Nach trocknem Husten, öfterer Auswurf (*Greding*, a. a. O. S. 43.).
Husten und viel Auswurf, mit Bläue des Gesichts und unwillkührlichem Harnen (*Greding*, a. a. O. S. 85.).
Brennen in der Gegend der Schulterblätter (*Gesner*, a. a. O.).
Schmerz von den Schulterblättern bis über den ganzen Rücken, bei Harnflusse, Durst und Hartleibigkeit (*Greding*, a. a. O. S. 53.).
Nach Rückenschmerzen, Bauchweh in der Nabelgegend (*Greding*, a. a. O. S. 80.).
(265) Beim Bücken und Aufrichten, Schmerz im Rükken, drückend schmerzhaft und als wäre er zerbrochen, früh (*Franz*, a. a. O.).
Das Rückgrat schmerzt im Gehen und nach demselben ziehend drückend, wie zerschlagen; durch Draufdrücken vergeht dieser Schmerz (n. 11 St.) (*Franz*, a. a. O.).
Lendenschmerzen (*Greding*, a. a. O. S. 54.).
Lendenweh und gichtartig reifsende Schmerzen in den Untergliedmafsen (*Greding*, a. a. O. S. 49.).
Beim Bücken sowohl, als Aufrichten schmerzt das Kreuz auf der linken Seite wie zerschlagen (*Franz*, a. a. O.).
(270) Absetzende Stiche am Steifsbeine, im Stehen, mehr jückend, als stechend (*Franz*, a. a. O.).
Einzelne Stiche im linken Schultergelenke, selbst in der Ruhe (n. 4 St.) (*Teuthorn*, a. a. O.).
In der rechten Achselhöhle, ein leiser, unbeschreiblicher Schmerz (*Stapf*, a. a. O.).
Zuckungen in beiden Armen (*Greding*, a. a. O. S. 71.).
In der Mitte des linken Oberarmknochens ein herabziehender, aufliegender Schmerz (n. ¼ St.) (*Franz*, a. a. O.).
(275) Beim Heranbringen des Ellbogens ziehender Schmerz in der Beuge; es deuchtet ihm darin geschwollen zu seyn und als könne er sie deshalb nicht vollkommen heranbiegen; dabei zugleich ein Lähmungsgefühl im Arme (n. 15 St.) (*Franz*, a. a. O.).

Beobachtungen Andrer.

Oben in den Gesäfsmuskeln ein klammartiges Ziehen beim Stehen (*Franz*, a. a. O.).

Sichtbar pulsirendes Zucken des grofsen, äufsern Oberschenkelmuskels im Sitzen und Stehen; unschmerzhaft hob sich pulsmäfsig der äufsere grofse Schenkelmuskel und senkte sich in gleichem Takte, welches nach dem Gehen sogleich wiederkehrte (n. 9 St.) (*Franz*, a. a. O.).

In den Muskeln des Oberschenkels rheumatisch ziehender Schmerz im Stehen (n. 3 St.) (*Franz*, a. a. O.).

Klammartig drückender Schmerz im Oberschenkel oder in der Wade, wenn er sich beim Stehen weniger auf diesen Fufs stützet (n. 3½ St.) (*Franz*, a. a. O.).

(280) Die Oberschenkel schmerzen beim Sitzen wie zerbrochen (n. 8 St.) (*Franz*, a. a. O.).

Im Stehen krampfhaft heranziehender Schmerz von der Kniekehle aus im rechten Oberschenkel heran (n. 12 St.) (*Franz*, a. a. O.).

Aufsen am Kniegelenke eine kalte, schründende Empfindung (*Franz*, a. a. O.).

Die Schienbeine brennen ihn Abends, als wenn sie aus einer grofsen Kälte kämen (n. 14 St.) (*Franz*, a. a. O.).

In der Wade beifsend jückende und kriebelnde Empfindung im Stehen(n. 4 St.) (*Franz*, a. a. O.).

(285) Schmerzhaftes Ziehen quer durch die Gelenke des Unterfufses, im Sitzen (n. 1½ St.) (*Franz*, a. a. O.).

Die Fufsgelenke schmerzen beim Gehen wie vertreten, wenn er vorher im Sitzen die Unterfüfse so weit rückwärts gestreckt hatte, dafs sie auf dem Rücken der Zehen zu liegen kamen, Abends (n. 15 St.) (*Franz*, a. a. O.).

Kurz stechende Schmerzen an den Zehen des rechten Fufses, beim Stehen, zwei Stunden lang (n. 14 St.) (*Becher*, a. a. O.).

Im Sitzen ein heftiger Stich im Hühnerauge des linken Fufses (n. 14 St.) (*Franz*, a. a. O.).

Wundheitsschmerz im Hühnerauge, wenn er den Fufs so erhebt, dafs er nur auf den Zehen zu stehen kommt, Abends (n. 15 St.) (*Franz*, a. a. O.).

Weiſsnieſswurzel.

Beobachtungen Andrer.

(290) Beim Gehen fühlt er eine Unbeholfenheit und Schwere in den Füſsen und Knieen (*Stapf*, a. a. O.).

Die Arme und Füſse sind ihm immer wie eingeschlafen, auch beim Liegen (n. 8 St.) (*Teuthorn*, a. a. O.).

Hitze und Kriebeln im ganzen Körper bis in die Spitzen der Finger und Zehen (*Greding*, a. a. O. S. 83.).

Ein Jücken auf den Armen und Füſsen, als wenn Ausschlag kommen wollte, doch ohne Röthe (n. 2 St.) (*Stapf*, a. a. O.).

Abschuppung der Oberhaut (*Smetius*, Misc. med. S. 265.).

(295) Brennende Empfindung (*Kalm*, a. a. O.).

Ausstreckung (tensio) der Glieder (*Ledelius*, a. a. O.).

In den Gliedern krampfhaftes Heranziehen über den Gelenken, bei Bewegung (n. 10, 12 St.) (*Franz*, a. a. O.).

Zuckungen in den Gliedern und starker Schweiſs; dann Kopfweh, Schwindel und viel Trinken (*Greding*, a. a. O. S. 71.).

Krampf, Convulsionen (*Muralto*, — *Winter*, — *Rödder*, — *Ledelius*, — *Lorry*, a. a. O.).

(300) Epileptische Krämpfe*) (*Lentilius*, a. a. O.).

Zittern in allen Gliedern, grausame Herzensangst und Neigung zu Ohnmacht (*Alberti*, Jurispr. med. Tom. VI. S. 718.).

Mattigkeit über den ganzen Körper, als wenn er sehr weit gegangen wäre (n. 2 St.) (*Teuthorn*, a. a. O.).

Hinfälligkeit und Schwäche des ganzen Körpers, besonders der Arme und Hände, so daſs es ihm unmöglich ward, auch ein nicht schweres Buch frei vor sich hin zu halten (*Becher*, a. a. O.).

Er kann durchaus nicht aufstehen, acht Stunden lang, sondern muſs entweder sitzen oder liegen; steht er auf, so quält ihn eine schreckliche Angst,

---

*) Allgemeine Krämpfe scheinen bei der Weiſsnieſswurzel fast nie, als kurz vor dem Tode, sich zu ereignen und ein ihre Unmacht andeutender Antagonism der Natur zu seyn.

Beobachtungen Andrer.

wobei die Stirne mit kaltem Schweiſse bedeckt ist und es ihm übel zum Erbrechen wird (n. 3 St.) (*Teuthorn*, a. a. O.).

(305) Beim Liegen schwieg die Mattigkeit nicht, sonst aber alle Beschwerden, und erneuerten sich nur beim Aufstehen; im Sitzen schwiegen sie auch, nur das Kopfweh blieb zugegen (*Teuthorn*, a. a. O.).

Höchste Schwäche (*Benivenius*, — *Smyth*, — *Vicat*, a. a. O.).

Er befürchtet Ohnmacht (*Lorry*, a. a O.).

Ohnmacht (*Forest*, a. a. O.).

Schlagfluſs (*Dobolewsky*, in Eph. Nat. Cur. Dec. I. ann. 2. S. 279.).

(310) Fast verlöschender Puls (*Vicat*, a. a. O.).

Unmerklicher Puls (*Rödder*, a. a. O.).

Der Puls von gewöhnlicher Zahl, doch ganz schwach und fast unmerkbar (n. 8 St.) (*Becher*, a. a. O.).

Nach dem Mittagschlafe, Gähnen und Dehnen (*Stapf*, a. a. O.).

Gähnen, oft so stark, daſs ein Brausen in den Ohren davon entstand (*Becher*, a. a. O.).

(315) Wiederholtes Gähnen und Dehnen, bei Schwäche und Zerschlagenheit in den Gelenken, als hätte er nicht recht ausgeschlafen (früh) (*Franz*, a. a. O.).

Allgemeine Kraftlosigkeit des Körpers, als hätte er nicht ausgeschlafen, bei übrigens lebhaftem Geiste (früh) (*Franz*, a. a. O.).

Er konnte wegen allzu groſser Lebhaftigkeit des Geistes vor Mitternacht nicht einschlafen, zwei Nächte hintereinander; dabei ein unleidliches Hitzgefühl im Bette (er suchte sich zu entblöſsen) mit unruhigem Hin- und Herwerfen (*Stapf*, a. a. O.).

Er schläft spät ein (*Stapf*, a. a. O.).

Langer, ununterbrochener Schlaf (*Greding*, a. a. O. S. 43.).

(320) Drei Tage langer Schlaf, selbst während der epileptischen Anfälle*) (*Greding*, a. a. O. S. 32.).

Ruhiger Schlaf, mit Durst und Harnfluſs (*Greding*, a. a. O. S. 49.).

---

*) Eines epileptischen Kranken.

Weifsniefswurzel.

Beobachtungen Andrer.

Er schlief mit halbem Bewufstseyn auf dem Stuhle sitzend ein (*Stapf,* a. a. O.)

Unterbrechung des Schlafs durch Angst und Gemüthsverstörung, unter Klagen, dafs das Blut in allen Adern, besonders des Kopfs, brenne und Krampf von der Brust nach dem Halse zu steige, bei vorzüglicher Hitze des Kopfs und der Hände; Hitze und Angst verschwanden aber in der freien Luft und es folgte öfteres Gähnen darauf (*Greding,* a. a. O. S. 82.).

Undeutliche Träume; früh wacht er ungewöhnlich zeitig auf (*Franz,* a. a. O.).

(325) Schreckhafte Träume, und dann Erbrechen sehr zähen, grünen Schleims (*Greding,* a. a. O. S. 45.).

Nachts, fürchterlich ängstliche Träume, z. B. ein Hund bifs ihn, und er konnte nicht entrinnen (*Becher,* a. a. O.).

Nachts, zänkische Träume (*Teuthorn,* a. a. O.).

Kälte des ganzen Körpers (*Vicat,* a. a. O.).

Kälte und Kältegefühl am ganzen Körper (n. 11 Minuten) (*Becher,* a. a. O.).

(330) Ueberlaufen von Kälte durch den ganzen Körper, bald auf's Einnehmen (*Becher,* a. a. O.).

Innere Frostempfindung durchlief ihn vom Kopfe bis in die Fufszehen beider Füfse zugleich, mit Durste (gleich nach der Einnahme) (*Becher,* a. a. O.).

Frost am ganzen Körper (*Rödder,* a. a. O.).

Früh, Frost und Schauder (*Greding,* a. a. O. S. 60.).

Beständiges Frostschaudern im Rücken und über die Arme (*Stapf,* a. a. O.).

(335) Den ganzen Tag Frost und Schauder und ziehender Schmerz am Halse und im Rücken (*Greding,* a. a. O. S. 87.).

Frost in den Gliedern und ziehender Schmerz darin (*Greding,* a. a. O. S. 87.).

Früh gleich nach dem Aufstehen, während des Ankleidens, Fieberfrost (*Becher,* a. a. O.).

Frost und Hitze von Zeit zu Zeit abwechselnd, dabei Schwindel, immerwährende Aengstlichkeit und Brecherlichkeit (*Greding,* a. a. O. S. 81.).

Weifsniefswurzel.

Beobachtungen Andrer.

Jählinge Abwechslung von völliger Gesichtsblässe mit Hitze und Röthe des Gesichts (*Greding*, a. a. O. S. 37.).

(340) Früh, Fieberfrost und Kälte mit Durst, eine halbe Stunde lang, ohne nachfolgende Hitze, mit Mattigkeit in den Gliedern, vorzüglich den Oberschenkeln (n. 24 St.). (*Becher,* a. a. O.).

Viel Durst auf kaltes Getränk (sogleich) (*Fr. Hahnemann*).

Nachmittags und Abends, viel Durst (*Becher,* a. a. O.).

Hitze und Feuern der Backen mit Röthe derselben, bei verengerten Pupillen und kalten Füfsen (n. 10 St.) (*Franz,* a. a. O.).

Innere Hitze, und er versagt doch das Getränk (*Grassius,* a. a. O.).

(345) Hitze über den ganzen Körper und allgemeiner Schweifs, ohne Durst, mit blassem Gesichte (n. 2 St.) (*Teuthorn,* a. a. O.).

Abends, bei langsamen Gehen im Freien, Hitze im Rücken, als sollte Schweifs ausbrechen (*Stapf,* a. a. O.).

Schweifs blos an den Händen (*Greding,* a. a. O. S. 45.).

Sehr starker Schweifs über den ganzen Körper gegen Morgen (*Fr. Hahnemann*).

Bitterlich riechender Schweifs gegen Morgen (*Fr. Hahnemann*).

(350) Kalter Schweifs (*Reimann,* — *Rödder,* a. a. O.).

Sobald er vom Sitze aufsteht, kommt kalter Schweifs vor die Stirne (*Teuthorn,* a. a. O.).

Kalter Schweifs am ganzen Körper (*Vicat,* a. a. O.).

Es bricht kalter Schweifs am ganzen Kopfe und am Rumpfe aus (*Benivenius,* a. a. O.).

Saurer Schweifs (*Greding,* a. a. O.).

(355) Starker, saurer Schweifs (*Greding,* a. a. O. S. 77.).

Unter dem Schweifse, ein Brennen in der Haut (*J. F. Müller,* in *Hufel.* Journ. XII. 1.).

Langdauernder Nachtschweifs (*Greding,* a. a. O. S. 51.).

Starker, anhaltender Schweifs bei langem Schlafe (*Greding,* a. a. O. S. 58.).

Heftiger Schweifs, bei grofsem Durste und gutem Appetite (*Greding,* a. a. O. S. 80.).

(360) Beim Schweifse, ungeheurer Durst (*Greding,* a. a. O. S. 87.).

Weifsniefswurzel.

Beobachtungen Andrer.

Aengstlichkeit (*Muralto*, a. a. O. — *Reimann*, a. a. O. — *Lorry*, a. a. O. — *Rödder*, a. a. O.).
Aengstlichkeit und Schwindel (*Greding*, a. a. O. S. 87.).
Abends und nach dem Mittagsessen, höchste Angst, so dafs er nicht weifs, wo er sich hinwenden soll (*Greding*, a. a. O. S. 83.).
Die ganze Nacht hindurch, grofse Angst (*Greding*, a. a. O. S. 58. 59.).
(865) Früh, grofse Angst (*Greding*, a. a. O. S. 58.).
Leichtes Delirium (*Grassius*, a. a. O.).
Er lärmt sehr, will entfliehen und kann kaum zurückgehalten werden (*Greding*, a. a. O. S. 66.).
Fluchen und Lärmen die ganze Nacht, und klagt, dafs ihm so dumm sei, bei Kopfweh und Speichelflusse (*Greding*, a. a. O. S. 78.).
Stampft mit den Füfsen (bei Appetitlosigkeit) (*Greding*, a. a. O. S. 67.).
(870) Bei anhaltender Wuth, grofse Hitze des Körpers (*Greding*, a. a. O. S. 69.).
Wuth: zerreifst die Kleider, und redet nicht (*Greding*, a. a. O. S. 69.).
Er zerbeifst seine Schuhe und verschluckt die Stücke (*Greding*, a. a. O. S. 42.).
Er verschlingt seinen eignen Koth (*Greding*, a. a. O. S. 43.).
Er kennt seine Anverwandten nicht (*Greding*, a. a. O. S. 41.).
(875) Wahnsinn: er giebt sich für einen Jäger aus (*Greding*, a. a. O. S. 35.).
Er giebt sich für einen Fürsten aus, und thut stolz darauf (*Greding*, a. a. O. S. 43.).
Er giebt vor, taub und blind zu seyn und den Krebs zu haben (*Greding*, a. a. O. S. 42.).
Sie giebt vor, Geburtswehen zu haben (*Greding*, a. a. O. S. 54.).
Sie rühmt sich, schwanger zu seyn (*Greding*, a. a. O. S. 49.).
(880) Sie giebt eine baldige Niederkunft vor (*Greding*, a. a. O. S. 45.).
Sie küfst jeden, der ihr vorkommt, ehe die Monatreinigung ausbricht (*Greding*, a, a. O. S. 45.).
Hohe Röthe und Hitze des Gesichts mit fortwährendem Lachen (*Greding*, a. a. O. S. 51.).

Beobachtungen Andrer.

Lachen mit Winseln abwechselnd (*Greding*, a. a. O. S. 86.).

Er singt ganz fröhlich und trällert, die Nacht (*Greding*, a. a. O. S. 69.).

(885) Sie klatscht die Hände über den Kopf zusammen und singt; dabei Husten mit sehr zähem Schleime auf der Brust (*Greding*, a. a. O. S. 60.).

Oeftere Anfälle; Herumlaufen in der Stube bis zum Niedersinken (*Greding*, a. a. O. S. 60.).

Schreien und Umherlaufen, mit dunkelblauem Gesichte (*Greding*, a. a. O. S. 61.).

Gemüthsunruhe, Beklommenheit und Beängstigung (n. 1 St.) (*Becher*, a. a. O.).

Aengstlichkeit, Schreien und Umherlaufen (*Greding*, a. a. O. S. 61.).

(890) Schreien und Umherlaufen, mit Gesichtsblässe und Furchtsamkeit (*Greding*, a. a. O. S. 61.).

Furchtsamkeit, die sich mit öfterm Aufstofsen endigt (*Greding*, a. a. O. S. 61.).

Schreckhaftigkeit und Furchtsamkeit (*Greding*, a. a. O. S. 76.).

Schwatzhaftigkeit (*Greding*, a. a. O. S. 76.).

Stillschweigen: es grauet ihm ein Wort zu reden, das Reden wird ihm sauer, er spricht leise und mit schwacher Stimme (*Stapf*, a. a. O.).

(895) Leidet nicht, dafs man ihn anredet (*Greding*, a. a. O. S. 76.).

Er wird sehr ärgerlich, jede Kleinigkeit bringt ihn auf (n. 1 St.) (*Stapf*, a. a. O.).

Bei der geringsten Veranlassung ärgerlich, und dabei Aengstlichkeit und Herzklopfen mit schnellem, hörbaren Athem (*Becher*, a. a. O.).

Fröhlichkeit, Scharfsinnigkeit (*Gesner*, a. a. O.).

Wenn er beschäftigt ist, ist der Kopf heiter, aber wenn er nichts zu thun hat, ist er wie verdutzt, kann nicht recht denken und ist still und in sich gekehrt (n. 2, 15 St.) (*Franz*, a. a. O.).

(400) Geschäftige Unruhe; er nimmt vielerlei vor, wird's aber immer gleich überdrüssig, und es gelingt nichts (*Stapf*, a. a. O.).

Den ganzen Tag eine gewisse Gleichgültigkeit, so dafs er öfters die Stirne rieb, um sich deutlich zu besinnen und seine Gedanken zu fassen (*Becher*, a.a.O.).